영어 의료통역의 모든 것
산부인과에서 비뇨기과까지

이 책은 2016학년도 한국외국어대학교 교내학술연구비 지원으로 이루어진 것임.

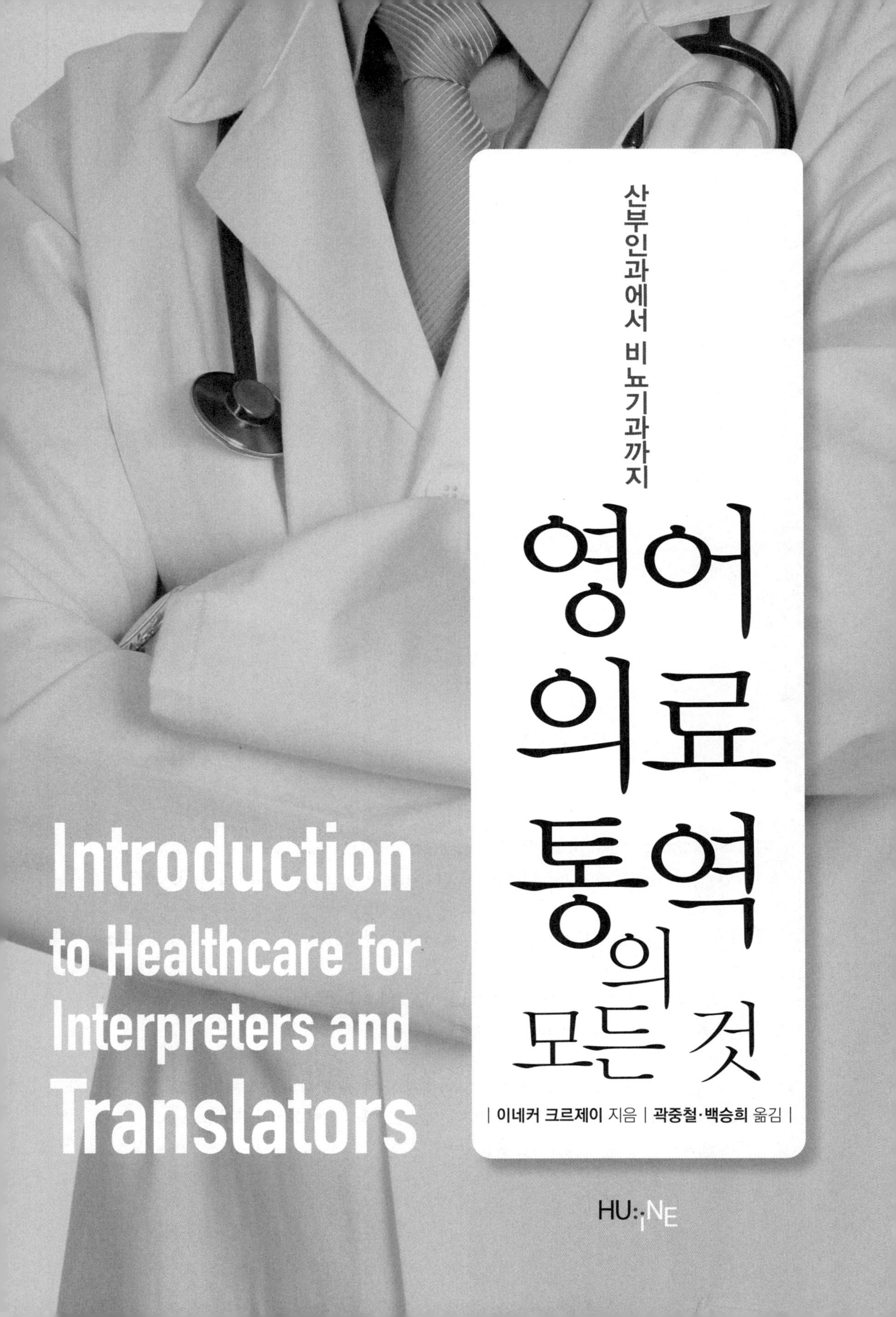

산부인과에서 비뇨기과까지

영어 의료통역의 모든 것

Introduction to Healthcare for Interpreters and Translators

| **이네커 크르제이** 지음 | **곽중철·백승희** 옮김 |

HUiNE

Introduction to Healthcare for Interpreters and Translators. By Ineke H.M. Crezee. John Benjamins Publishing Company, Amsterdam/Philadelphia 2013.

저자 인사말

친애하는 한국 독자들께

2013년 원서는 우선 정식으로 의료전문가 교육을 받지 못한 통·번역사가 의료 환경에서 일하거나 일을 시작할 때 지침서가 될 수 있도록 쓰여졌다. 의료통역 교육 담당자는 이 책을 통역사가 의료 환경에서 일할 수 있도록 해주는 교육과정의 교재로 쓸 수도 있을 것이다. 통·번역사가 탄탄한 의료 관련 기본 지식 없이 무작정 의료용어만 익히거나 인터넷만 검색하면 소용이 없다. 인체의 작용은 매우 복잡하고, 본서에서는 해당 장마다 이를 개괄적으로만 설명할 것이다. 그래서 통역사는 의사와 의료전문가가 환자와 환자 가족들에게 환자의 상태를 설명할 때 전반적인 내용을 이해할 수 있을 것이다. 이 책은 의료전문가가 아닌 의료통역사가 의료 체계, 해부학, 생리학, 그리고 흔히 접하는 질환에 대한 기초 지식을 쌓을 수 있도록 만들어졌다. 의학 분야는 마법의 양파에 비유할 수 있을 것이다. 이 책은 양파를 한 겹 한 겹 까듯이 전에 몰랐던 내용을 계속 밝혀 나간다. 하지만 이 책의 첫째 목적은 의료통역사가 관련 주제 분야를 더 잘 알고 일할 수 있게 하는 것이다. 두 번째 목적은 통역사가 계속 자기개발을 하면서, 계속 전문 기술을 발전시킬 수 있는 바탕을 쌓는 것이다. 이런 이유로 이 책은 전체적으로 상당히 평이한 말로 썼고, 제공되는 정보는 요점으로 한정해 독자들이 미로처럼 복잡한 의학의 세부 내용 안에서 헤매지 않도록 했다.

이 책은 기존의 2013년 원서와는 다른 의도로 만들어졌다. 2014년, 치료를 받기 위해 한국을 방문한 외국인 환자 수는 20,000명이 넘었다. 의료관광이라고도 불리는 이런 추세 속에서 한국으로 오는 외국인 환자 수가 해가 갈수록 점점 늘어나고 있다. 한국은 2020년이면 외국인 환자 수가 100만 명에 육박할 것으로 예측하고 있다.

그리고 현재 한국에는 약 110만 명의 외국인이 거주하고 있다. 한국의 보건복지부는 의료 전문 통역사의 필요성을 절감하고 2009년에 정부가 지원하는 의료통역사 양성 프로그램을 시작했다. 한국보건복지인력개발원은 2016년 10월 의료통역사 자격시험을 실시할 준비를 하고 있다.

또 현재 많은 한국인이 미국, 캐나다, 영국, 호주, 뉴질랜드 같은 영어 사용 국가에 살고 있다. 호주와 뉴질랜드에서 활동하는 한국어 의료통역사들은 지금 각급 병원의 통역 서비스 부서에 고용되어 한국인 거주자와 방문자가 처한 의료 상황에서 그들의 의사소통을 돕고 있다. 이런 상황은 다른 영어권 국가도 마찬가지다. 한국인이 영어 사용 국가로 이주하거나 영어 사용 국가에서 살다가 한국으로 돌아갈 때 그들의 진료 기록을 영어나 한국어로 번역해야 할 경우도 있다. 이 책은 영어와 한국어 사이 의료 번역을 하는 번역사들에게도 매우 유용할 것이다.

이 책은 미국 영어 철자법을 따랐다. 그래서 'αι'가 들어간 그리스어에서 유래된 단어는 원래 영국 영어에서 'ae'로 쓰이지만, 본서에서는 'e'로 표기 했음을 밝힌다. 필자는 미국 영어 철자가 아닌 철자가 참고문헌에 나올 수 있어 그런 철자를 색인에 포함 시키려고 노력했다.

필자는 또 특수 용어를 피하려고 노력했다. 일례로 이 책에서는 **의학 정밀 검사**(workup)라는 말 대신 **진단을 위한 (정밀) 검사**(diagnostic studies)라고 했고, **혈액검사**(blood work 대신 blood tests)의 경우도 마찬가지다.

지명도 높은 통·번역학 교수 겸 한국통번역사협회(KATI) 회장인 곽중철 교수께 깊은 감사의 말을 전하고 싶다. 곽 교수는 한국에서 이 책을 출판해야 할 필요성을 절감하고, 의료 통·번역 전문가로서 이 역서를 만드는데 전력투구했다. 또한 이 책을 진정 높이 평가하고, 높은 수준으로 번역이 완료될 수 있게 전력을 다해 주셨다. 필자의 공동 번역 제안을 수락해 주신 것을 큰 영광으로 생각한다.

공동역자인 백승희 선생께도 감사의 말을 전하고 싶다. 원서를 열심히 번역해주었고 역서의 완성도를 높이기 위해 곽 교수와 필자에게 연락을 계속하면서 상의했다.

마지막으로 필자의 부모, 한 크르제이(*Han Crezee*)와 네일리 반 흐로닝스(*Nelie van Groningen*)님께 감사 드린다. 그들은 내게 배움의 즐거움을 깨닫게 해주었고 내가 좋아하는 일이라면 뭐든 해보라고 늘 격려해 주었다.

이네커 크르제이(*Ineke Crezee*) 올림
2014년 풀브라이트 뉴질랜드 공중보건 부문 학자 지명자
2015년 12월 31일 오클랜드

영한 용어사전 형식에 대해

영어 단어와 구절은 6장부터 27장의 용어사전에 알파벳 순으로 나와 있다. 하나 이상의 한국어 번역은 쉼표로 나눠 표기했다.

경고문

이 책에 있는 내용을 개인적 조언이나 진단으로 이해하거나, 본서를 그런 용도로 사용하면 절대 안 됨. 질환 관련 정보는 일반적인 내용으로 쓰여짐. 제공된 정보는 가능한 사용법, 조치, 예방, 부작용, 약물의 상호작용, 의료 절차 전부를 포함하지 않음. 이 책의 정보가 총체적인 것이라고 보면 안 되고, 이 책은 질병, 잔병, 건강 상태, 치료 전부를 다루지 않음. 의료 질환의 치료와 약물에 대한 결정은 자격을 갖춘 의료전문가의 조언과 면담을 통해 이루어져야 함.

옮긴이의 말

2009년 초 보건복지부가 의료통역사 양성사업을 시작할 때 본 옮긴이가 번역, 출간한 [의료통역입문(Medical Interpreting and Cross-cultural Communication by Claudia V. Angelli, 한국외국어대학교 지식출판원)]이 의료통역관련 이론 교과서였다면 그 사업의 7년차 강의를 앞두고 2015년 초에 공저로 출간한 [병원에서 통하는 영어(곽중철/이정현 공저, 한국외국어대학교 지식출판원)]는 영어에 약한 의료인들을 겨냥한 초급 병원영어 교과서였다. 옮긴이가 한국의 의료통역관련 전문가로 소문이 났던지 2015년 여름 오세아니아의 의료통역 전문학자인 뉴질랜드 오클랜드 기술대학의 크르제이 교수가 자신의 저서를 한국어로 번역해보겠느냐고 의사를 타진해왔다. 중국어와 일본어로도 번역이 되고 있다고 했다.

책을 받아보니 그 내용이 실로 방대했다. 통역의 역사와 이론, 의료통역의 발전과정과 미래는 물론이고 각국의 문화적 배경과 병원환경 등이 깨알같이 기술되어 있었다. 이어서 산부인과에서 비뇨기과까지 총 17개 의료분야의 통역영어를 망라하고 있었다. 이네커 크르제이(Ineke Crezee)교수는 호주에 살고 있는 자신의 제자인 백승희를 초벌 옮긴이로 소개했다. 그로부터 6개월동안 백승희와 옮긴이의 번역씨름이 진행되었다. 정식 번역훈련을 받지 않은 백승희는 까다로운 옮긴이의 교정을 받아내며 끈질기게 번역을 이메일로 부쳤고, 옮긴이는 만사를 제치고 감수작업을 해낸 결과 이렇게 책을 내놓게 되었다.

옮긴이는 2009년부터 지금까지 당국과 동료 교수들에게 "기초 외국어 실력이 없는 의료인은 의료통역이 불가능하다"는 입바른 소리를 해왔다. 이 주장을 수긍하면서 영어의 기초를 닦은 의료인과 고급 의료통역을 하고 싶은 전문 통역사들에게 이 책을 자신 있게 추천한다. 중급 교과서답게 11장부터 27장까지 의료분야의 본문은 번역 없이 영어로만 나와있어 기초를 튼튼히 쌓은 독자들이라면 번역 없이 의료영어에 몰입해 익힐 수 있도록 했다.

이제 당분간 영어의료통역 교재는 이 역서를 능가할 책이 나오지 않을 것이다. 아무쪼록 이 책으로 공부하는 의료인 및 비 의료전공 통역사들이 이 땅의 영어의료통역을 한 단계 높이는 계기를 마련해 주기를 희망한다. 그래야 영어의료통역이 세상의 인정을 받는 어엿한 전문 직업이 될 수 있을 것이다.

옮긴이 곽중철

옮긴이의 말

뉴질랜드에서 병원 통역을 하면서 전반적인 의학 지식이 담긴 이 책의 초판을 처음 보았을 때 사막에서 오아시스를 만난 듯한 느낌을 받았다. 아무리 통역에 능숙하더라도 통역 환경에서의 배경 지식이 없으면 자신감이 크게 떨어지는 경우가 많다. 그런 의미에서 이 책은 병원 업무나 의료 관련 통·번역을 하는 사람들이 꼭 한 번 통독해야 하는 지침서가 아닌가 싶다.

뉴질랜드 통·번역 대학원에서 공부할 때 인연이 시작되었던 이네커 크르제이(Ineke Crezee)교수님께서 2015년 초 이 책을 한국어로 번역하는 작업을 해 보자는 제안을 하셨을 때 정말 기쁘고 영광스러웠다. 교수님의 이 저서는 완성도가 아주 높아 최근 외국인 의료 관광이 점점 더 활발해지고 있는 한국에 꼭 필요한 책이라는 생각이 들었기 때문이다.

또 어쩌다 보니 이 번역 프로젝트를 한국의 통·번역 분야 최고 전문가라는 곽중철 교수님과 함께 하게 되어 정말 감격스러웠다. 옮긴이가 뉴질랜드에서 자주 하던 문서 번역과는 달리 처음 해보는 영문저서 번역은 생각보다 훨씬 어려웠다. 더군다나 현재 한국의 병원에서 쓰이고 있는 자연스런 우리말을 고집하시는 곽 교수님은 부족한 옮긴이에게 끊임 없는 지도와 조언을 해주셨고 그

덕분에 번역작업이 더디지만 순조롭게 진행될 수 있었다. 저작 내용이 방대하고 전문적이라 어려움이 많았지만, 이네커 크르제이(Ineke Crezee)교수님의 지속적인 격려와 곽 교수님의 지칠 줄 모르는 지도 덕분에 번역작업을 무사히 마칠 수 있었기에 두 분께 깊은 감사의 말씀을 전한다.

한국의 크고 작은 병원에서 활약하는 통·번역사들이 정확한 통·번역이 필수인 의료 환경에서 이 책을 공부해 더 눈부신 활약을 펼칠 수 있으면 더 바랄 것이 없겠다. 끝으로 어디 있든 늘 나의 든든한 버팀목이 되어주는 사랑하는 우리 가족에게 이 책을 바친다.

옮긴이 백승희

Introduction to Healthcare for Interpreters and Translators

목 차

영어 의료통역의 모든 것

산부인과에서 비뇨기과까지

제2부 의료 환경에서의 통역

(Interpreting in healthcare settings)

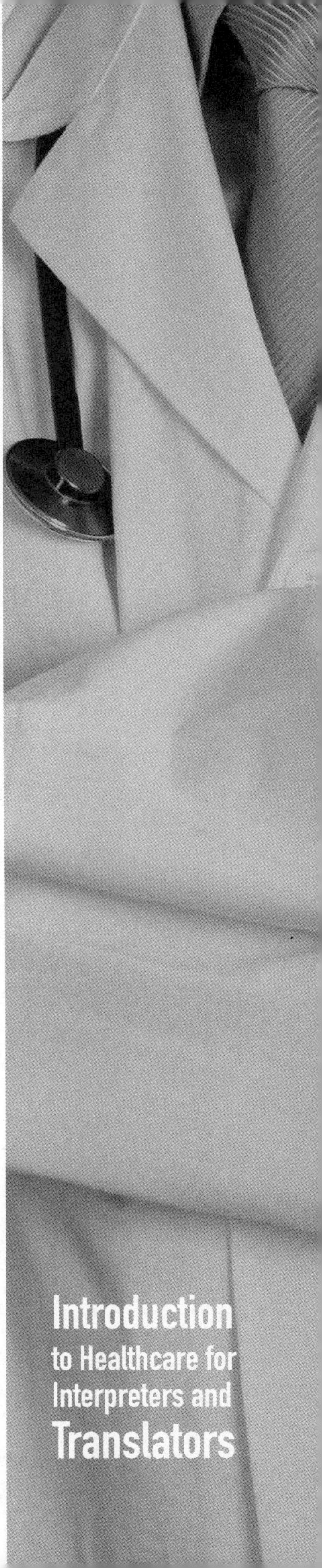

제3부 의료 전문 분야(Healthcare specialties)

부록(Appendix)

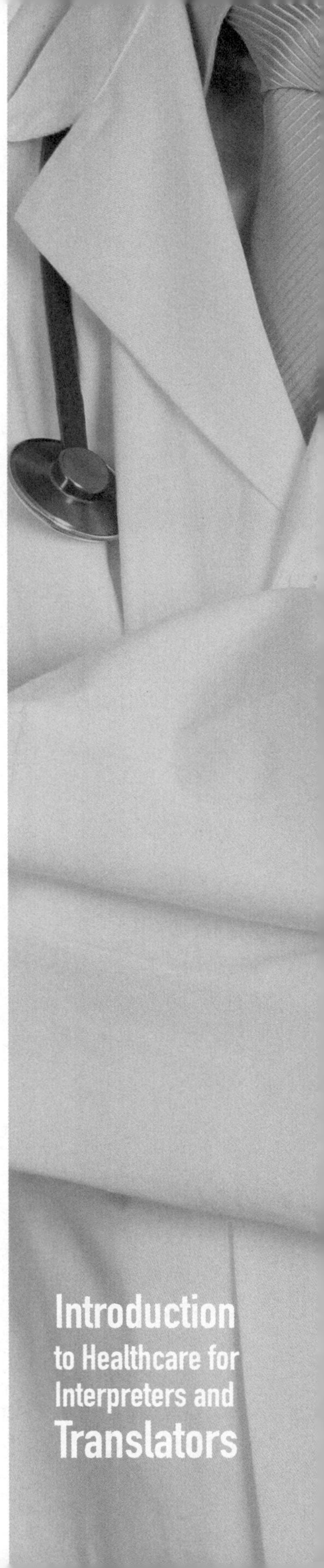

Introduction
to Healthcare for
Interpreters and
Translators

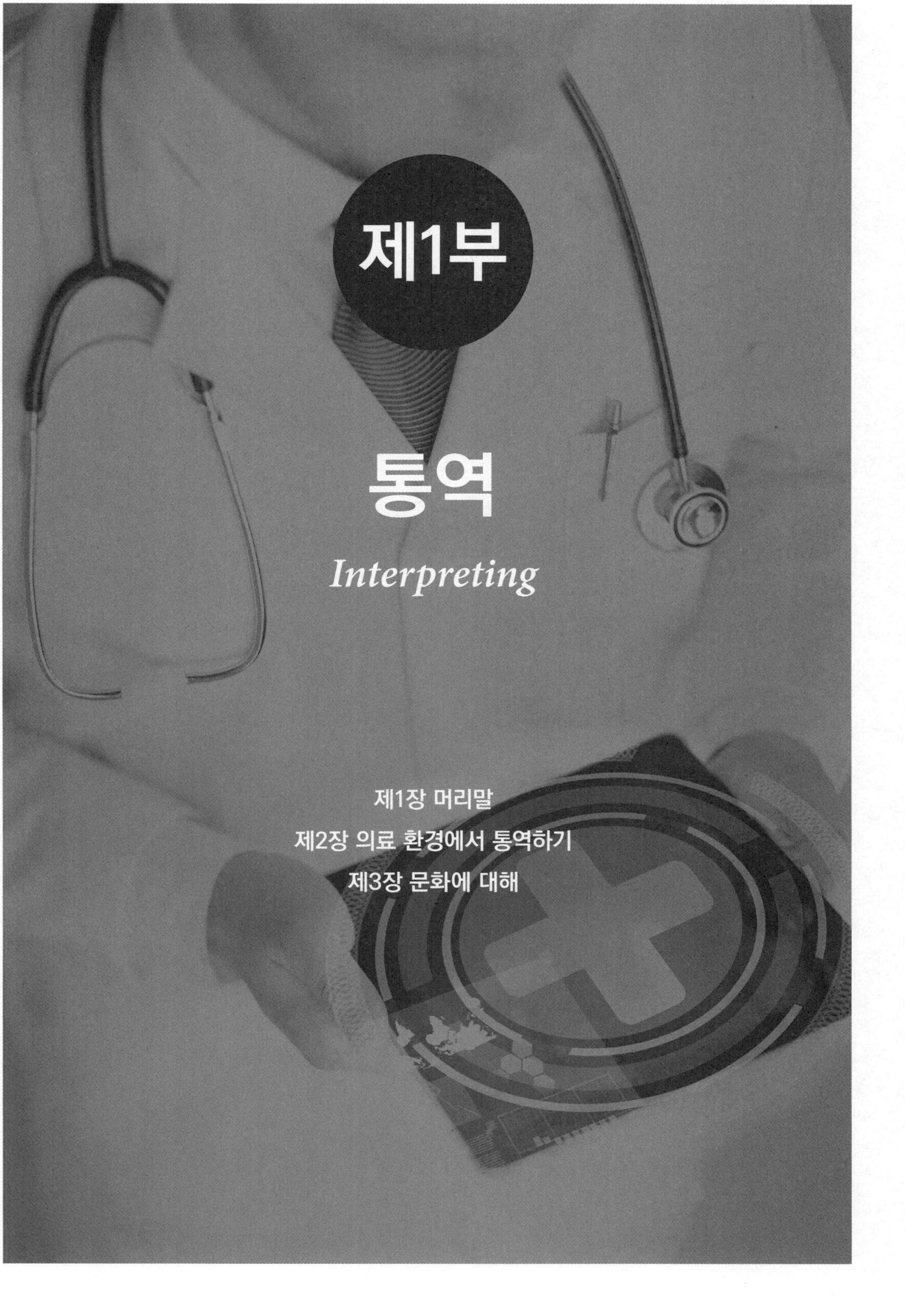

제1부

통역

Interpreting

제1장

머리말

1 본서 사용법

본서는 전체 3부로, 세부적인 내용으로는 28개장으로 구성되어 있다. 제1부는 의료통역을 간략하게 소개하고, 제2부는 의료 환경의 범위를 전체적으로 보여준다. 제3부는 신체 구조를 토대로 주요 신체기관, 질환과 질병, 검사와 치료를 설명한다. 일부 항목은 필요에 따라 다른 제목 아래 언급되는 경우가 있지만 덕분에 이해를 깊게 할 수 있기를 바란다. 학습과 이해를 돕고자 각 장을 요점 요약으로 마무리했다. 의료통역사 교육가들은 이 책을 교재로 사용할 수 있으며, 참고서로 활용하여 의료 관련 통역을 하러 가기 전 해부학, 의학용어, 가장 흔하게 접하는 상황들이 무엇인지 확인할 수 있다.

저자의 말에서 언급했듯이 이 책은 의료번역사들에게도 유용할 것이다. 의료번역사들도 성공적인 번역 작업을 위해서는 의료 환경과 의학용어를 확실하게 알 필요가 있다(Gonzalez-Davies 1998). 본서의 여러 섹션은 의료통역사와 그들이 실제로 접하는 문제들에 집중할 것인 바 의료전문가와 의료 사용자들이 모두 좁은 공간에서 마주하는 환경때문에 초래되는 압박감 같은 것도 포함된다. 번역사들은 보통 실제 현장에서 일을 하지는 않지만 번역 작업을 수행하기 위해서는 의료와 의학용어 기본 지식을 잘 이해할 필요가 있다. 번역사들은 본서의 제2부와 제3부에서 이런 내용을 찾을 수 있을 것이며, 번역사와 통역사 모두에게 해당되는 문화관련 문제점은 제3장에 기술될 것이다.

본 장과 다음 장에서는 통역 직종의 발달과 의료통역사의 수요에 초점을 맞출 것이다. 의료통역 분야의 광범위한 연구에 대해서는 아주 간략하게만 언급할 것이므로 더 자세한 내용은 추천 도서들을 참조하기 바란다. 의료통역 교육자들이 이 책을 교재로 사용하기를 바랄 수도 있으므로 본 장에서도 의료통역 교육을 다룰 것이다.

2 통역 직종의 발달

의료통역의 구체적인 측면들에 대한 토론에 앞서 통역이라는 직종이 어떻게 발달해 왔는지 전반적으로 생각해 볼 필요가 있다. 통역은 아마도 세상에서 가장 오래된 직업 중 하나일 것이다. 통역사의 존재는 성경에서 요셉이 통역을 통해 형제들과 대화를 나눴다는 내용에서 나온다(창세기 29-50장). 키케로, 플루타크, 헤로도토스와 같은 로마와 그리스 역사학자들도 통역사를 언급한다(Hermann 2002; Mair 2011).

고대붙터 현대까지 많은 작가가 번역 이론을 깊이 논의했지만, 이론가, 언어학자, 교육자들이 통역 이론에 관심을 보인 것은 비교적 최근이었다. 이런 맥락에서 통역 서비스는 오랫동안 당연하게 여겨지고, 큰 관심을 받지 못했을 것이라는 결론을 내릴 수도 있다. 또, 오랜 기간 통역사들은 단순한 이중언어 구사자로 취급되어 언어 능력이 필요한 상업이나 군대와 같은 일부 행사에서 임의로 통역일을 부탁받았을 것이다. 일 예로 쿡 선장의 뉴질랜드 상륙 중 타이티 사람인 투파이아가 조종사 겸 항해사이면서 통역사로도 활동했던 사례를 들 수 있다. 몇 세기동안 통역사의 수요가 명백하게 드러나지 않았던 까닭은 많은 나라 사람들이 다른 언어 사용자들과 의사소통하기 위해 하나의 공용어(혹은 공통어)를 사용하려고 노력했기 때문이다. 그 결과 유럽 여러 국가의 과학자들과 정치인들은 오랫동안 라틴어를 공통어로 사용했다. 유럽 여러 국가에서 르네상스와 민족주의 움직임이 나타난 것은 국가 정체성을 부활시키고 국어에 대한 관심과 강조 운동이 다시 일어나게 했다. 하지만 의학용어에는 라틴어(와 그리스어)의 흔적이 남아 있는 까닭에, 영어와 다른 언어 사이 의료통역을 하는 통역사들은 라틴어와 그리스어의 어근, 접사, 접미사를 확실하게 익힐 필요가 있다.

3 전 세계 통역사의 수요

통역사의 수요는 20세기 초반부터 전 세계적으로 증가하기 시작했다. 1차 대전이 끝난 후 오래 계속된 베르사유 조약 국제 협약 조건 협상에 통역사들이 고용되었다. 제2차 대전 이후, 여러 나라의 관계자들이 출석했던 뉘른베르크 재판과 같은 절차에도 통역사들이 필요하게 되었다. 최근에는 내전과 세계 여러 분쟁 지역에서 나타나는 불안과 교전으로 다른 나라에 새로 정착하려는 난민의 수가 증가했다. 반면, 세계화로 인해 유럽공동시장, 국제연합, 세계보건기구 같은 국제기구들이 등장했다. 이런 추세로 통역사와 번역사의 수요가 점점 더 증가하게 되었다.

특히 이주민들은 미국, 영국, 캐나다, 호주, 뉴질랜드와 같은 나라에서 언어적 다양성을 크게 하는데 기여했다. 길(Gill) 외 여러 학자(Gill, Shankar, Quirke & Freemantle 2009)는 영국의 경우 방언을 제외한 지역사회에서 사용되는 언어 300여개에 대한 통역서비스를 제공해야 하는 현실이 바로 언어적 다양성이라고 말한다. 그리고 매년 2,520,885건 정도의 일반 진료에 통역이 필요하다고 추산한다.

미국에서는 인구의 25%가 가정에서 영어가 아닌 다른 언어를 사용하고(미국 인구 통계국 2011), 약 4천 7백만 명이 영어 외 언어를 사용하고 있으며(Swabey

& Nicodemus 2011), 2천 4백만이 넘는 주민들이 영어를 아주 잘하지는 못한다고 한다(미국 인구 통계국). 미국의 첫 전화 통역 서비스는 1981년에 등장했고, 다른 많은 전화 통역서비스들이 이어서 생겼다. 현재 미국 법원과 병원에서는 대면, 전화, 비디오를 통한 통역 서비스를 광범위하게 사용하고 있다. 펠란(Phelan 2001)은 통역 서비스와 다양한 교육 프로그램을 개략적으로 잘 설명한다.

1970년대 호주에서는 다양한 문화, 인종, 종교, 언어적 배경 출신 이주민들로 인해 의료, 법정, 공공 서비스 환경과 같은 다양한 지역사회 맥락에서 일하는 통역사의 수요가 계속적으로 증가했다. 숙련도 변별과 개인 번역사와 통역사들의 수준 인증을 위한 평가 인증제인 국가 통번역사 인정 기관(NAATI)이 설립되었다(Chesher 1997). 이 기관은 지금도 번역 및 통역사들에게 교육, 인증, 자격증을 제공하고 있다. 헤일은(Hale 2007, 2012) 통역사들이 법정이나 의료 분야와 같은 특수한 환경에서 일을 하려면 특별 현장 교육이 필요하다고 주장한다. 본 저자도 이를 전적으로 지지하고 동의하면서, 의료통역사들이 의료 관련 환경에서 일을 할 수 있으려면 특별 교육이 필요함을 확신한다.

1980년대 후반, 뉴질랜드에서 대규모로 실시한 자궁경부암 연구 프로젝트에 영어를 모국어로 쓰지 않는(Non-English-Speaking Backgrounds, NESB) 많은 여성이 참가했는데 이와 관련해 논란이 있었다. 조사 위원회는 사후 조사에서 영어가 아닌 다른 언어 배경 출신 환자들과 상호 작용을 할 경우 훈련된 통역사들을 써야 한다는 결론을 내렸다. 이 논란 이후, 1996년 보건 장애인 복지법에 여건이 허락하면 훈련된 통역사를 고용해야 한다는 내용을 넣었다. 뉴질랜드 사회는 이후로 점점 더 다언어, 다문화화 되었고(Crezee 2009a, 2009b), 보도에 따르면 지역사회에서 사용되는 다양한 언어 서비스를 190개도 넘게 제공한다고 한다.

4 의료통역 연구

오늘날, 통역이라는 직종이 점점 더 인정을 받으면서, 통역사의 필요성은 전 세계적으로 인정받고 있다. 그 결과 통역사 직업 윤리와 표준에 대한 토론이 광범위하게 이루어 졌고, 토론 내용도 문헌에 나와 있다.

1980년대 이후 공공 서비스 분야 통역 관련 연구가 계속적으로 증가했고, 특히 의료 및 사법 관련 연구가 많았다. 헤일(Hale 2007)은 그런 연구들을 아주 잘 요약했다. 의료통역 분야에서 특별히 관심을 끈 것은 의료통역에서 비전문 통역사가 빠트린 중대한 내용에 관한 연구였다(Hale 2007, p. 200). 바스퀘즈와 자비에(Vasquez and Javier 1991), 캠브리지(Cambridge 1999)도 이 연구를 거론한다. 비전문 통역사의 사용이 의료전문가와 환자들의 의사소통에 상당한 영향을 끼친다는 점은 확실하다. 따라서 통역사들을 위해 개발된 다양한 윤리 강령은 (헤일(Hale)의 2007년 저서 개요 참조) 통역 중 윤리적 행동뿐만 아니라 지속적인 직업 개발과 교육도 강조하고 있다. 또한, 통역사가 합리적으로 사고해 자신의 전문 분야 수준을 벗어난다고 판단한 업무는 거절해야 함을 역설한다. 따라서 많은 연구가 통역사의 역할, 통역사가 의료전문가와 환자 사이 관계에 미치는 영향(Athorp & Downing 1996; Wädensjö 1998; Cambridge 1999; Bolden 2000; Meyer et al. 2003; Flores, Barton Laws & Mayo 2003; Flores 2005, 2006; Tellechea Sanchez 2005), 윤리적 딜레마(Kaufert & Putsch 1997; Angelelli 2004; Mason 2004; Hale 2005; Clifford 2005; Rudvin 2004, 20005)에 초점을 맞추었다. 뉴질랜드에서 그레이, 스투베와 힐더스(Gray, Stubbe and Hilders 2012)는 일반 진료 중 통역 서비스를 활용하는 방법의 툴킷을 개발했다. 호주에서는 네피어, 메이저와 존스톤(Napier, Major and Johnston)이 수화 의료 용어 사전을 펴냈다(AUSLAN 통역사들). 메이저, 네피어, 페라라와 존스톤(Major, Napier, Ferrara and Johnston)의 2012년 저서, 네피어, 메이저와 페라라(Napier, Major & Ferrara)의 2011년 저서, 존스톤과 네피어(Johnston and Napier)의 2010년 저서들도 참조하기 바란다. 의료통역 (교육)과 번역에 관한 다른 분야 참고 저서들은 다음과 같다. Bancroft 2013; Crezee,

Jülich and Hayward(forthcoming), Ferner and Liu 2009; Fischbach 1998; Holt, Crezee and Rasalingam 2003; Meyer 2001; Napier 2010, 2011; O'Neill 1991; Pöchhacker 2004; Roat 1999a, 1999b, 2000; Roberts-Smith, Frey and Bessel-Browne 1990; Roy 2002, Stewart 1995.

여러 학자들은 통역사가 중재한 의료 상담에서 일어나는 일에 관한 실증적 연구가 부족함을 언급했다(Angelelli 2008; Chen 2003; Swabey & Nicodemus 2011). 가장 큰 이유는 아마도 이런 연구의 성격상 면담에 참가한 의료전문가, 통역사, 환자 모두에게 윤리적 승인과 동의를 구해야 하는 복잡한 과정때문일 것이다. 따라서 환자들의 효과적인 의사 소통 권리 보호(와 통역사 윤리 강령 위반 가능성으로부터 보호)에 초점을 맞춘 연구는 대부분 첫 장애물에서 부딪히는 듯하다. 즉, 똑같이 환자의 권리를 보호하려는 윤리 위원회의 승인을 받는 것이 어렵다는 것이다. 이런 명백히 역설적인 상황은 해결책을 찾기까지 아직 시간이 걸릴 듯 하다. 제일 큰 이유는 통역사가 중재한 면담을 대규모로 진행한 연구만이 의료통역 업무에 실제 통찰력을 제공할 수 있는 통계적으로 의미있는 결과를 산출할 수 있다는 입장이다. 하지만 대규모 연구는 소규모 연구보다 윤리적 승인을 받기 힘든 경우가 많고, 소규모 연구는 연구자의 변수 통제가 용이하다. 임상 실험에서 윤리적 승인이 나는 이유는 예상되는 반대 의견보다 얻게 될 혜택을 훨씬 더 중요하게 보기 때문이다. 질적 통역 연구가 임상 연구와 같이 환자의 최종 상태를 중시한다는 점에서 두 연구는 비슷하다고 볼 수 있다.

5 의료통역 교육

한 가지 과제는 통역 교육자들이 자신이 익숙하지 않을 수도 있는 언어로 통역사들을 지도하는 것으로 지역사회에서 언어의 범위가 끊임없이 변화하는 가운데 그럴 필요성이 중대되고 있기 때문이다(Crezee & Sachtleben 2012; Slatyer 2014). 두 번째 과제는 학생들이 자신감을 가지고, 평생 학습자가 되어 통역 업무를 통해 더 성장할 수 있도록 의료통역을 가르치는 일이다. 의료 분야는 광대하고 복잡하다. 깊이 파고들수록 더 많은 내용이 들어있다. 그래서 의료통역사를 준비하는 학생들에게 혼란을 주거나 학생들의 사기를 떨어뜨리지 않고, 학생들이 자신감을 가질 수 있게 정보를 충분히 제공해 효과적이고 지속적인 발전의 길로 나가도록 해주는 것이 중요하다.

학습의 시작은 좋은 교재에서 출발한다. 본서는 학생들에게 수업 교재에 어떤 내용이 있었으면 좋을지 의견을 조사해 반영한 결과물이다. 학생들에게 의료통역을 지도하는 과정에서는 다음과 같은 문제에 직면한다.

- 오르기 힘든 에베레스트 산처럼 보이는 라틴어, 그리스어, 복잡한 과학 내용을 쉽게 오를 수 있어 보이는 흙 두덩처럼 만들어 준다.
- 학생들이 통역 연습할 때 즉각적인 피드백을 준다. 저자는 매우 효과적인 방법으로 축구 심판들을 훈련하는 친구에게 그것을 배웠다.
- 학생들이 실제 통역 현장에서 경험할 윤리적 딜레마 상황에 적응하고 대비할 수 있게 해준다.

저자는 교육자들이 학생들 보다 효과적인 학습을 경험하도록 하기 위해 계속 연구하기를 조언하는 바, 의료전문가나 의료통역사로서 도움이 될만한 개인 경험담을 들려주기를 당부한다. 무언극, 만화 그리기, 이야기하기는 아주 효과적인 교육 방법으로 지루할 수 있는 학습에 도움이 된다.

저자는 의료통역 교육을 할 때 상황학습모델(Gonzalez Davies 2004)을 채택해 그룹이나 조별 활동 같은 부분적인 협력 학습 형태로 지도해야 한다고 생각한다. 지도 시 다음 내용에 집중해야 한다.

- 의료 환경의 이론 지식과 의학용어
- 전문 통역사의 윤리강령 이론 지식과 실용 지식
- 동영상을 사용한 실제에 가까운 모의 통역 연습 기회 제공

교육자가 현업 의료통역사 겸 현업 의료전문가인 경우와 교육팀에 숙련된 통

역사와 숙련된 의료전문가가 있는 경우도 있을 것이다.

의료전문가 채용 시 그 의료전문가가 필요한 정보를 학생들에게 알기 쉽게 설명할 수 있는 능력과 실력을 갖췄는지 주의 깊게 살펴야 한다. 의료전문가가 학생들 수준을 고려하지 않고 지나치게 자세하게 설명하면 학생들에게 혼란만 초래할 것이다. 통역을 공부하는 학생들은 습득한 지식을 바탕으로 의료전문가와 환자 사이에서 편안한 마음으로 정확하게 통역할 수 있게 필요한 준비를 해야 한다.

수업에 동영상을 삽입한 프레젠테이션을 활용해, 병원에서 환자가 의사와 상담하는 장면이나 시술 받는 장면을 보여줘야 한다.

학생들은 동영상을 시청하면서 자신이 마취 병원에 와 있다는 착각을 할 것이다. 통역을 공부하는 학생들은 의료 환경 시뮬레이션 덕분에 누군가 현업 통역사들이 통역하고 있는 지역사회 현장으로 누군가 데려다 준 듯한 느낌을 받을 수 있다(Lave 1990, 1991, 1996; Lave & Wenger 1991). 학생들이 통역사로 활동하기 시작하면 실생활에서 이런 경험을 반복하면서 의료 환경 지식을 확실히 습득해 의료통역사로 성장할 수 있게 된다.

수업 중에 **혈관 조영검사용 카테터**(angiography catheters), **네뷸라이저 마스크**(nebulizer masks), **스텐트**(stents), **흡입기**(inhalers), **최대 호기량 측정기**(peak flow meters)와 같은 의료기를 돌려 보아야 한다. **카테터**(catheters)를 직접 손으로 한 번 만져보면 카테터 용어 통역이 훨씬 쉬워진다. 이런 실물교재는 의료 환경에서 구할 수 있다. 일례로 누가 실수로 카테터 봉지 하나를 열어 살균 효과가 사라지고 결국 사용을 못하게 되는 상황을 들 수 있다. 숙련된 의료통역사가 전문 통역사의 행동강령과 통역 연습 오리엔테이션의 지도를 맡아야 한다. 통역 연습 시 학생들은 두 명 또는 세 명이 한 조가 되어 영어와 **영어 외 언어**(English Other than English, LOTE)대본을 사용할 수 있다. 이 방법으로, 학생 '가'는 의료 전문의의 역할을 맡아 영어 대본을 읽고, 학생 '나'는 환자로서 영어 외 언어로 즉독 즉해를 한다. 반면 학생 '다'는 대본 없이 들리는 대화를 통역해야 한다. 이 연습을 통해 학생 '다'는 학생 '가'와 '나'로 부터 자신의 단어 선택과 통역에 대한 즉각적인 피드백을 받을 수 있다.

저자의 경험상 학생들은 이런 연습이 아주 재미있고 학습에도 효과가 있다고 생각한다(Crezee & Sachtleben, 진행 중인 연구). 저자와 동료들은 컴퓨터 랩실에서 블랙보드 콜라보레이트 보이스 오토링(Blackboard Collaborate Voice Authoring®) 기술을 사용해 학생들이 미리 녹음된 대화를 통역해서 녹음한다. 이 기술 덕분에 통역을 공부하는 학생들은 자신과 같은 언어로 통역하는 연습 파트너나 고향이나 다른 나라에 살고 있는 가족들이 자신이 녹음한 통역 연습을 들을 수 있어 구체적인 언어관련 피드백을 받을 수 있다.

통역 연습에 좋은 방법으로 현장 학습 형태를 들 수 있다. 일례로 저자가 학생들이 **언어치료사**(Speech LanguageTherapists, SLTs 자격증을 취득한 대학원 학생)들과 통역 연습을 할 수 있게 교외 수업을 한 적이 있었다. 학생들과 같은 언어를 구사하는 언어치료사들도 있었다. 학생들과 언어치료사들은 몇 시간 동안 통역사가 중재한 실제 상황 연습을 하면서 간섭하는 부모, 무능한 통역사, 언어능력에 문제가 있는 네 살짜리 어린이, 뇌졸중 환자 등의 역할을 맡았다. 수업을 3시간을 했는데 모두 즐거워서 시간 가는 줄 몰랐다. 정말 재미있었고 이런 현장 학습을 계획하는 일도 어렵지 않았다.

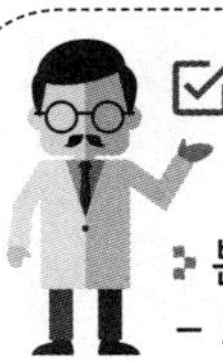

☑ 요약

- 본 장에서는 본서의 세 잠재 독자층을 알아보았다.
  - 의료통역사
  - 의료번역사
  - 의료통역 교육자
- 본 장에서는 통역 직종의 발달과 늘어나는 의료통역사의 수요도 살펴보았다. 여러 의료통역 분야 관련 저서들과 의료통역 교육의 과제도 간략하게 다루었다.

제2장

의료 환경에서 통역하기

본 장에서는 전문 통역사가 의료 환경에서 통역을 하면서 부딪힐 법한 과제를 살펴본 후, 의료통역사가 지녀야 할 기술, 능력, 지식을 전체적으로 알아볼 것이다. 의료통역 교육 시 이런 모든 분야를 다루어 통역을 공부하는 학생들이 필요한 지식을 넓히고 역량을 키울 수 있게 해주어야 한다.

1 의료 환경에서 통역하기

의료 환경에서는 숙련되고 능숙한 통역사들이 많이 필요하다. 안타깝게도 의료 기관이 소위 대리 통역자에게 통역 서비스를 맡기고 싶어하는 일이 너무 자주 발생한다. 환자와 같은 언어를 구사하는 방문자, 의료 보조원, 청소부에게 통역을 부탁하기도 한다. 이런 상황은 병원 직원이 다급해져 발생하는데, 환자가 시간을 지체할 수 없는 구명 수술을 받아야 하기 때문에 수술실로 급히 이동해야 하는 경우를 들 수 있다. 하지만 대부분의 경우에 훈련된 통역사를 고용하지 않는 실제 이유는 병원 직원이 보통 단일 언어 사용자라서 통역

시 수반되는 사항(언어 기술, 문화 지식, 통역 기술, 윤리강령의 이해)이나 의료 환경에서 비전문 통역사를 고용해 발생할 수 있는 위험요소를 잘 이해하지 못하기 때문일 것이다. 때로는 훈련된 통역사를 고용하는 데 드는 비용도 이유로 작용한다.

대부분의 국가에는 의료 통역 시스템이 있는데, 현장(대면) 통역, 전화 통역, 원격화상통역(미국의 My Accessible Real Time Trusted Interpreter(MARTI) 시스템 등)을 활용한다. 그러면 의료 통역 시 수반되는 사항과 훌륭한 의료통역사가 지녀야 할 자질에 대해 살펴보도록 하자.

2 다양한 의료 체계

대부분의 국가는 1차 진료와 2차 진료 단계로 의료를 제공하는 체계를 채택하고 있다. 각 나라의 의료 체계가 다른 주된 이유는 개발과 재정 지원의 역사적 배경 때문이다. 캐나다, 호주, 뉴질랜드와 같은 영연방 출신 국가들의 의료 체계는 주로 정부에서 재정을 지원받는 영국의 체계와 크게 유사하다. 반대로 미국의 의료 체계는 아직도 주로 민간 회사의 재정을 받고 운영되는데, 2010년 부담적정보호법(Affordable Care Act) 시행 이후 상황이 급속도로 바뀌고 있다.

대부분의 의료 체계는 초반에 환자들이 아플 때만 병원에 나타나고 질병 예방에는 거의 신경을 쓰지 않았다. 이를 '*벼랑 밑 아래 구급차 대기*' 체계라고도 한다. 질병 예방을 다루면서 신경을 쓰기 시작한 것은 최근이었다. 예방 관리는 교육, 검사, 예방책을 통해 이루어진다. 유방암 검진, 자궁경부암 검진 프로그램과 당뇨병 교육을 예로 들 수 있다. 제4장에서 제7장까지는 1차 의료와 병원 의료 환경을 다룰 것이다.

3 정확성

정확성은 수 세기 동안 통번역에서 화두가 된 개념이었고(Venuti 2000; Pöchhäcker & Shlesinger 2002) 그 토론은 아직도 진행되고 있다. 헤일(Hale 1996, 2004, 2007)은 그런 토론을 잘 요약했고, 중요한 의사소통의 화용론적 측면도 거론한다. 헤일은 통역사들이 발언의 의도를 이해한 후 다른 언어로 최대한 충실하게 표현해야 하는 매우 어려운 역할을 한다고 말한다. 모리스(Morris 1999, 헤일(Hale)의 2008년 책에서 인용)는 법정 통역에서 통역은 원어로 이야기하는 사람의 의도를 이해하고 원어 발언의 언표내적힘을 전달하려는 것이고, 그 이해는 어느 정도 개인적(주관적)일 것이라고 덧붙였다. 헤일은 이에 동의하면서, 다른 사람의 발언 의도를 확실히 알 수는 없겠지만 통역사들은 원어 발언을 자신이 이해한대로 충실히 통역하는 것이 최선이라고 역설한다(Hale 2008, p. 115).

의료통역사들은 정보가 교환되어야 하는 상황에서 일하는 경우가 대부분이다. 면담의 담화적 분석을 토론한 와덴스조(Wadensjö 1998, 2002), 메이어 (Meyer 2000, 2003), 테블(Tebble 1998, 2004)의 저서들도 참조하기 바란다. 앞서 말한 정보가 교환되는 상황은 다음과 같다.

- 의료전문가가 환자나 의뢰인에게 질문을 하여 정보를 캐내려고 하는 상황. 환자의 병력 기록을 알아볼 때 수술 후나 다른 치료 후 환자의 상태를 파악하려 할 때를 예로 들 수 있다.
- 의료전문가가 환자에게 합병증 예방과 몸 조리에 필수 지시 사항을 알려주는 상황. 의료전문가가 환자에게 두부외상 후 유의사항을 알려주거나 당뇨병에 걸린 환자에게 생활 환경 변화에 대해 이야기 하는 경우로 앞으로의 합병증 예방에 필수적이다.
- 의료전문가가 사전 동의서(informed consent)가 필요한 시술에 대한 정보를 환자에게 알려주는 상황. 이런 경우 환자는 시술로 얻게 될 혜택뿐 아니라 부작용, 위험 요소, 다른 대체 치료법에 대한 더 많은 정보를 의료전문가에게 물어볼 수도 있다.
- 환자가 질병과 병의 진행 과정, 앞으로의 치료 방법들, 약물과 같은 내용을 질문하

는 상황

- 아니면 상담 상황에서 통역사가 필요할지도 모른다. 환자와 의료전문가 혹은 상담사 사이에서 이루어 지는 면담은 정보 교환보다 환자의 느낌과 감정 표현과 그 표현을 전문가가 어떻게 이해하는지 위주로 전개된다.

의료통역사는 정확한 통역을 위해 해부학, 신체 구조 생리학, 흔한 질병과 질환, 진단과 치료 방법 뿐 아니라 수술 전 지시사항도 물론 잘 알아야 한다. 통역사는 **사전 동의서**(informed consent), 라틴어와 그리스어의 어근, 접사, 접미사를 포함한 흔히 쓰이는 의학용어에 익숙해져야 한다. 의료통역사는 관용적인 표현도 잘 알아야 한다. 여러 나라의 의료전문가는 환자들을 편하게 해주려고 관용적인 표현을 사용하기를 좋아하는데, 이런 표현을 비원어민은 모를 수도 있다는 점을 고려하지 못한 행동이다(Crezee & Grant 2013). 마찬가지로 환자는 증상을 일상적인 언어로 표현할 수 있는데 통역사는 정확하게 통역하기 위해 이런 표현을 이해할 필요가 있다. 일례로 스페인어 통역사들은 스페인어를 쓰는 여러 국가에서 쓰이는 다양한 표현에 익숙해질 필요가 있다.

통역사가 정보를 정확하게 통역하지 않으면 결과는 처참할 수 있다. 저자는 뉴질랜드에 거주하는 통역사가 중대한 외과수술이라는 말을 작은 수술로 옮겼다는 이야기를 들은 적이 있다. 가족들은 작은 수술이라고 믿고 동의서에 서명했다. 아이가 수술 후 중환자실로 옮겨졌을 때 가족들은 충격을 받았고 거짓 정보를 제공한 의사에게 불신감을 나타냈다.

정확성은 병력을 기록할 때도 중요하다. 스튜어트(Stewart 1995)가 본 대부분의 연구는 의사와 환자 사이 효과적인 의사소통과 환자 상태 호전 사이에 연관성이 있음을 보여주었다. 의료전문가는 환자가 아픈 부위에 대한 병력을 잘 이야기하지 못하면 기저 질환을 제대로 진단받지 못해 위험할 수 있다는 사실을 아주 잘 알고 있다. 잘못 진단하면 부적절한 치료 과정을 시작하거나 환자가 실수로 퇴원하게 되는 상황에 이를 수 있다. 결국 환자가 재입원하게 되거나 환자의 상태가 악화될 수 있다.

영어를 잘 구사하지 못하는 다른 나라 출신의 토착언어 구사자, 이민자, 방문자는 어떻게 질환이 생겼는지, 가족 병력이나 사회적 배경은 어떠한지 정확하게 설명하지 못할 수도 있다. 바꿔 말해, 그들은 의료전문가에게 정확한 진단과 최적의 치료를 위한 정확한 정보를 제공하지 못할 수도 있다는 것이다. 그래서 의학용어, 해부학, 생리학을 잘 아는 숙련된 통역사의 중요성을 과소평가해서는 안 된다. **가슴쓰림**(heartburn), **심부전**(heart failure), **심근경색**(heart attack), **심장마비**(cardiac arrest)의 차이를 모르는 통역사들은 이런 용어를 정확하게 통역할 수 없고 환자와 의료전문가에게 중대한 문제를 초래할 수 있다. 언급한 질환들의 차이점은 제17장과 제25장을 참조하기 바란다.

요약하자면 의료통역사는 정확하고 적절하게 통역하기 위해 해박한 기초 지식을 쌓아야 한다. 통역사는 현재 거주하는 나라와 환자의 나라 모두의 의료체계를 잘 알아야한다. 최소한 다음 사항에 익숙해야 한다.

① 환자 출신국의 의료 체계 구성과 절차의 과거와 현재 그리고 진료국가의 의료 체계 구성과 절차:

의료통역사들은 새로운 의료 체계 발전 사항이나 다른 나라의 현상을 알기가 힘든 경우가 있다. 환자가 의료 체계 구성을 이해하지 못하는 경우에는 아무리 출신국에서 현재 쓰이고 있는 의학용어로 통역을 해도 소용없다.

② 환자 출신국 의료 체계에서 일하는 생체 의학전문의와 일반 의료전문의와 진료국 의료 체계에서 일하는 다양한 의료 전문의

③ 환자 출신국가 및 진료 국가의 진료 예약 및 진료의뢰 체계

우리는 모든 나라에서 환자가 1차 진료 의사와 면담 후 전문의 진료를 소개 받는다고 생각할 수도 있다. 하지만 실제로 진료 예약과 의뢰 체계에는 엄청난 차이가 있고, 또 그 의료 체계의 자금 조달 방식에 좌우된다. 일부국가에서는 제1차 진료 의사가 없고 환자가 진료받을 필요가 있다고 생각하는 전문의를 스스로 찾아갈 수도 있다. 이런 환경에 익숙한 환자는 다른 의료 체계에서 비현실적인 기대치를 가질 수도 있다.

④ **사전 동의서**(Informed consent) 양식 및 법적 문서로서의 함의

사전 동의서(Informed consent)나 진료 합의서는 법적 문서이다. 이런 문서는 환자와 의료전문가 모두를 보호한다. 환자는 시술의 필요성, 예상되는 의료결과, 위험요소과 이점, 발생 가능한 부작용, 대체 치료법, 시술을 하는 전문가의 학력과 경험을 완전히 알기 전에는 시술을 받을 수 없다. **사전 동의서**(Informed consent) 절차는 의료전문가가 시술이 예상과 달리 진행될 경우 환자에게 시술에 동의하기 전 발생 가능한 위험요소를 알고 있었다고 말할 수 있는 점에서 의료전문가를 보호한다.

⑤ 시술 전후의 통상적 절차 및 지시사항

통역사는 정확한 통역을 위해 시술 전후의 통상적인 절차와 지시사항을 확실하게 이해해야 한다.

'**자정 후 입으로 아무것도 하지 않기**(Nothing by mouth after midnight)'라는 지시사항은 '일체 먹지 말고, 마시지 말고, 담배를 피지 말 것'이라는 뜻이다.

통역사가 심전도, 흉부 X선 검사와 같은 시술 전 통상적 검사의 절차에 정통한 것은 통역할 때 아주 유용하다. **위 내시경 검사**(gastroscopy)이나 **척주**(vertebrae)에 상응하는 단어가 없는 언어로 통역을 할 때는 더욱 그렇다. 일부 통역사는 **척주**(vertebrae), **조울증**(bipolar disorder), **개복술**(laparotomy), **시술 전 투약**(premedication)의 단어가 자신의 언어에 애당초 없기 때문에 늘 단어의 뜻을 풀어 설명해야 한다. 수화 통역사가 이제껏 접하지 못한 용어가 나오면 새로운 수화를 개발하는 것과 같은 이치다. 의학용어의 뜻을 풀어 설명하기 위해서는 용어의 개념을 잘 이해해야 한다.

4 나쁜 소식에 대한 공통적 반응 이해하기

통역사는 환자들이 병원에 입원할 때나 나쁜 소식을 접했을 때 여러 방식으로 반응한다는 것을 인식해야 한다. 병원이라는 환경은 환자들의 사회적 지위

를 벗기고 잠옷을 입혀 한 '통속'으로 만들어버리는 재주가 있다. 병원에서는 한 회사 이사님이 옆 침대에 있는 청소부 환자와 완전히 똑같이 보인다. 그래서 환자들은 위협감을 느낀 나머지 이에 대처하는 전략을 택할 수도 있다. 그 결과 일부환자는 욕을 하기도 하고 타인들에 대한 우위를 회복하려고 함으로써 주위 사람들을 짜증나게 한다. 다른 경우에는 환자와 친척들이 병원 직원들에게 욕을 하고 심지어 공격적으로 변하는데, 이런 행동을 하는 이유는 자신이나 자신이 사랑하는 사람이 진심으로 걱정이 되어 의료전문가가 최선을 다해 도와주기를 바라기 때문이다.

세계적으로 유명한 의사인 엘리자베스 퀴블러 로스(1969; Kübler-Ross & Kessler 2008)는 죽음을 받아들이려고 노력하는 말기 환자들의 이야기를 경청하면서 많은 시간을 보냈다. 그녀는 죽음의 5단계를 다음과 같이 설명했다.

- 부정: 아니야! 사실이 아니야! 검사 결과가 바뀌었을 거에요! 다른 사람의 검사 결과인 게 분명해요!
- 분노: 왜 나한테 이런 일이! 불공평해요! 저는 늘 건강하게 살았단 말이에요! 죽기엔 아직 너무 젊어요!
- 협상: 제가 지금 담배를 끊으면 나아질까요? 제가 기적 같은 식이요법을 해보면 나아질까요? 신앙으로 치유하는 사람을 찾아가면 나아질까요? 이제부터 매주 교회에 나가면 나아질까요? 등
- 우울: 환자가 내성적으로 변하고 말하기를 거부할 수도 있다.
- 수용/내성: 환자는 죽음을 받아들이지만 가장 가까운 사람들하고만 말하고 싶어할 수 있다. 많은 환자들은 상대를 정해 이야기하고 작별 인사를 할 것이다.

그런데 우리는 상실을 결국 수용하지 않는 사람들이 있다는 사실을 인정해야 한다. 사람들은 가끔 분노나 부정 같은 초기 단계로 계속 돌아가기도 한다. 상실이라는 단어를 '삶과 죽음'의 상황에만 국한해서는 안 된다. 상실이라는 말은 생식력 상실, 다른 병동으로 이동, 팔다리의 상실 등으로 광범위하게 사용된다.

의사와 통역사한테 문제가 될 수 있는 또 다른 상황은 환자가 암 선고를 받

고 바로 수술을 받아야 한다는 사실을 들은 후, 이를 부정하는 표현을 할 때이다. 일례로 한 여성이 유방암 진단을 받았을 때 전문의는 여성에게 상황을 설명하고 수술이 최선이라고 조언한다. 여성은 자신이 한 모든 질문과 의사의 설명 전부를 통역사가 그대로 통역한 후 수술에 동의한다. 수술 후 여성은 유방 한 쪽이 절제된 것을 본 후 충격을 받고 유방암이라는 말을 결코 들은 적이 없다고 주장한다.

환자가 이런 나쁜 소식을 부정하는 현상은 완전하고 정확한 통역의 중요성을 다시 한 번 강조해준다. 통역사가 완전하고 정확하게 통역하면 내용을 부정확하게 통역했다는 비난을 받지 않을 것이다. 의료전문가는 여성의 진술이 오역보다는 나쁜 소식에 반응하는 공통적 방법 중 하나인 부정에서 비롯되었음을 알 것이다.

의료전문가는 교육 과정에서 죽음의 5단계에 대해 배우는데 통역사도 배워야 한다. 통역사는 환자들이 어떤 소식을 접했을 때 왜 그런 행동을 하는지 알고 이해하면, 냉정하고 차분하며 침착할 수 있다.

통역사는 나쁜 소식을 접하고 의료전문가에게 화난 환자를 절대 책망해서는 안 된다. 통역사는 환자가 전립선 암에 대해 들은 적이 없다고 부정할 때 사적인 감정이 있다고 받아들이면 안 된다. 우울한 환자를 억지로 말하게 해서도 안 된다.

통역사는 사람들이 상실에 제각기 다르게 반응한다는 것을 이해하고 존중하는 것이 중요하다. 통역사는 전문의도 죽음의 여러 단계를 이해한다는 점을 인지하고 이 상황에 대처할 수 있는 전문의에게 맡기는 것도 중요하다.

5 문화 연결 담당자

통역은 단순히 언어만의 문제가 아니고(Hale 1996, 2004, 2007; Rudvin 2007) 환자의 문화적 배경을 이해하고 참작하는 것도 필요하다. 일부 문화에서는 여성이 성관계 후 출혈 혹은 질 출혈과 같은 부인과 문제로 진료를 받을 때 남성 통역사가 함께 있는 것이 부적절할 수도 있다. 출혈은 암을 암시할 수도 있으므로 여성이 이런 증상을 이야기하지 않으려고 하면 심각한 결과를 초래할 수도 있다. *우리는 환자의 통역사 성별 선호도를 존중해야 한다.* 마찬가지로 일부 문화에서는 환자가 의사에게 질문을 하면 안되지만, 다른 문화에서는 환자가 대단히 적극적으로 행동하는 것이 관례일 수도 있다. 또 다른 나라에서는 '저희가 더 이상 어떻게 해드릴 수가 없네요'라는 말이 추가 비용 청구를 의미할 수도 있다. 통역사는 그 문장을 정확하게 통역해도 문화관련 오해가 발생할 수 있으므로 이 때 문화 연결 역할로 발생한 의사소통 문제를 해결해야 한다.

우리는 자신의 문화적 신념이 옳다고 생각하기 때문에 다른 사람들이 자신의 신념을 갖고 있거나 가져야 한다고도 생각할지 모른다.

대부분의 사람은 건강이 나빠지면 곧바로 자신의 전통 문화적 신앙을 다시 믿는다. 인간이 위협을 느끼는 상황에 처하면 자신이 가장 잘 아는 것으로 돌아가는 모습은 어쩌면 자연스러운 현상처럼 보인다. 일부 인종의 지역사회 출신 환자는 불치병 진단을 받으면 재래신앙에 따라 치료하는 사람을 찾아갈 수도 있다. 다른 환자는 어떤 시기에 특정 질병에 걸리면 음양의 원리에 따른 전통적인 식이요법을 고집할 수도 있다.

의료통역사는 자신의 문화적 배경과 환자의 지역사회에서 통용되는 건강, 식이요법, 질병에 대한 행동과 태도의 문화적 신념을 알아야 한다. 그 지식을 바탕으로 건강에 대한 환자 출신국의 다양한 문화적 태도를 의료전문가에게 알려줄 수 있고, 환자 출신국과 진료국의 신앙의 차이점과 유사성도 파악할 수 있어야 한다.

문화적 차이는 비언어적 행동(눈 맞춤, 얼굴 표정, 물리적 거리, 접촉, 몸짓, 자세), 공손어법 사용, 어조, 전달 시 소리의 강도, 리듬 등 다양한 준 언어적 요소에도 영향을 미칠 수 있다. 이런 내용은 제3장에서 더 자세하게 논의할 것이다.

6 통역사 윤리강령

여러 통역 전문기구 및 의료계에서 언어 보급을 촉진하는 기구들은 윤리 지침을 만들었다. 미국의 전국보건통역위원회(NCIHC 2004, 2005)는 의료계에서 언어 보급을 개선하는데 지지하는 다학제 기구로 여러 이해관계자의 조언을 바탕으로 윤리 지침을 제시했다. 캐나다의 HIN(2007)기구와 미국의 IMIA/MMIA(1996)기구에서도 지침을 만들었다. 이런 전문 기구의 웹사이트 주소는 본서 참조 자료란에 나와있다. 다양한 강령을 비교해보면 유사성이 단번에 드러난다. 의료통역사가 이런 윤리 지침을 준수해야하는 중요한 이유는 의뢰인이 처한 상황 자체가 난처하고 어려울 수 있고, 이런 상황에 통역사가 자주 동석하기 때문이다. 헤일(Hale 2007)이 통역사의 윤리적 지침을 다양한 측면에서 토론한 내용을 참조하기 바란다.

전문 의료통역사는 기밀을 철저히 지켜야하는 필요성을 알고 있다. 전문 의료통역사는 자신이 속한 지역사회를 돌아 다니면서 'X씨가 중절 수술을 했다', 'Y씨가 정관수술할 생각이다', 'Z씨가 장암이 있다'라고 이야기하지 않는다.

통역사는 통역 업무를 했던 곳을 떠나는 순간 머리를 백지장으로 만드는 태도를 취해야 한다. 엄격하게 기밀을 지키는 통역사는 어디서나 존경과 신뢰를 받는다.

안타깝게도 비전문 통역사는 통역사 윤리강령에 구애를 받지 않는다고 생각하고, 업무의 기밀을 지켜야 하는 의무감을 가지지 않을 수 있다.

의료전문가는 비전문 통역사를 고용할 때 이런 통역사가 통역 시 정보를 빠트릴 수 있다는 점을 고려해야 한다. 이런 통역사는 의료 질환과 의학용어를 이해하지 못해 내용을 왜곡해 통역한 후, 체면을 차리기 위해 그래도 계속 통역하면서 내용을 잘못 통역할 수도 있다. 또 비전문 통역사는 환자에게 문제가 있다고 알려주기 싫어 의료전문가가 환자에게 전한 내용을 빼먹을 수도 있다. 일부 문화에서는 암이란 단어 언급 자체가 금기사항이다. 저자가 통역을 가르쳤던 많은 학생들은 환자의 가족들이 (나이든) 환자에게 나쁜 소식을 전하고 싶지 않아 암같은 단어는 통역을 하지 말라고 부탁 받았던 경험담을 이야기했다. 한 학생은 자신의 고국에서 암이 문화적 금기사항이라 **폐암**(lung cancer)을 **흉부 감염**(chest infection)으로 통역을 하는 경향이 있다고 실토한 적도 있다.

반면 전문 통역사는 환자에게 전달된 말을 통역해야 하는 윤리강령에 구애를 받는다. 전문 통역사는 어떤 이유에서든 완전히 편파적이거나 공정할 수 없는 상황이라면 이해관계의 충돌이 있음을 밝히거나 그 업무를 거절해야 한다. 그러므로 의료전문가는 전문 통역사를 고용하면 통역이 정확하고 공정하게 된다는 확신을 할 수 있다. 반면에 대리 통역사나 비전문 통역사는 그런 확신을 주지 못한다.

요약하자면 의료전문가들은 비전문 통역사들이 무지하거나 전문 윤리강령에 구애를 받지 않는다고 생각을 하고 이런 통역사를 고용해서는 안 된다. 즉, 이런 비전문 통역사들은 다음의 행동(다른 예들도 있음)을 보여줄 것이다.

- 정확성을 유지하지 않고(제2장 참조) 이해하지 못해 내용을 빠뜨리고, 내용을 바꾸거나, 자신이 임의로 판단해 포함되어야 한다고 생각하는 내용을 추가한다.
- 엄격하게 기밀을 지키지 않는다.
- 공정성을 유지하지 않음: 한 쪽(의뢰인이나 전문의) 편을 들고 싶어하고 실제로 말한 내용을 통역하지 않고 상대방이 듣고 싶어하는 내용으로 통역하려고 할 수 있음
- 환자의 개인적 관계 같은 잠재적 이해관계의 충돌을 밝히지 않는다.
- 의뢰인에게 정보를 제공함(예: 운전 면허 시험을 칠 때 통역을 맡아 시험을 치는 의뢰인에게 정답을 알려줌)
- 자신의 문화와 진료국의 문화 차이를 잘 모르거나 설명할 수 없어 의료전문가에게 문화적 배경지식을 알려 줄 수 없다.
- 삼각형 자리배치의 의사소통과 통역 시 1인칭 단수 사용이 필요함을 전문의에게 설명할 수 없다.
- 올바른 통역 방법을 사용하거나 의뢰인과 전문의에게 사용되는 다양한 통역 기법을 설명할 수 없다.

7 고지 의무

통역사는 가끔 완전한 기밀성 유지와 고지 의무라는 두 가지 다른 윤리적 행동지침들 사이에서 고민하게 되는 곤란한 상황에 처할 수가 있다. 고지 의무는 통역사가 환자의 생명이 위험할 수 있음을 알지만 의료전문가가 이 상황을 모른다는 사실을 알고 있을 때 알려야 함을 의미한다. 통역사가 고지 의무의 개념과 기밀성과 공평성에 대한 윤리적 지침을 조화시키는 것이 확실히 힘들 수 있다. 저자의 개인적 의견은 만약 통역사가 알리지 않으면 실제로 환자의 생명이 위험할 수 있는 심각한 위험요소가 있는지 따져봐야 한다고 생각한다. 고지 의무 관련 문제와 통역사의 다양한 행동강령과의 조화 문제는 폭넓고 깊은 토론이 필요하다. 헤일(Hale 2007)은 다양한 행동강령을 잘 논의하고 있다.

8 삼각형 자리배치에서의 의사소통

숙련된 의료통역사는 환자와 전문의 모두에게 가장 좋은 자리 배치를 설명할 수 있다. 통역사는 대화와 의사소통의 큰 흐름이 전문의와 의뢰인 사이에서 일어나야 한다는 것을 알고 있다. 통역사는 전문의와 의뢰인에게 동시 및 순차 통역과 같은 통역의 다른 방식을 알려줄 수도 있다. 3자 의사소통에 참여하는 모든 이가 기본 원칙을 알게 되면 통역사는 거의 눈에 띄지 않는 모습으로 비교적 원활하게 통역을 할 수 있어 대화가 자연스럽게 이어지고 전문의와 의뢰인이 정보를 교환할 수 있다.

비전문 통역사는 무의식적으로 의뢰인이나 전문의 한쪽 편을 들 수가 있다. 그 결과 의뢰인이나 전문의가 불편해하거나 소외된 느낌을 받을 수도 있다.

또, 비전문 통역사는 통역할 때 1인칭을 쓰지 않는데, 통역학자들은 1인칭을 쓰는 방법이 최적이라는데 동의한다(Scimone & Ginori 1995; Tebble 1998; Hale 2004, 2007). 보트(Bot 2005, 2007)는 통역사가 통역하는 상황에서 자신을 멀리하거나 보호하기 위해 3인칭 단수를 사용하는 경우가 때때로 있을 수 있다고 말했다. 비전문 통역사들은 이렇게 이야기 할 것이다. 그의 이름은 사무엘 스미스라고 그가 말했고 그는 그의 집에 다시 가기 전에 그를 봐서 기쁘다고 그가 말했다. 아무도 '그', '그의', '그(목적어)'가 누구를 지칭하는지 잘 모르므로 이런 통역 방법은 많은 혼란을 가져온다. 혼란은 당연히 정확성과 반대되는 개념이다.

훈련된 통역사는 전문의나 의뢰인이 하는 이야기가 아무리 이상해도 정확히 통역한다. 일례로 "나는 84살이고 아들 셋과 손자, 손녀 21명이 있어요" 혹은 "나는 자전거 손잡이에서 나오는 목소리를 들을 수 있어요" 같은 이야기다.

9 노트 테이킹(Note-taking)

숙련된 통역사는 발언을 완전하고 정확하게 통역하기 위해 노트 테이킹을 한다. 통역사는 날짜, 숫자, 이름, 질환 이름, 검사 결과 등을 기록한다. 우리의 단기 기억은 보통 숫자나 날짜 같은 세부 사항을 기억하지 못해 노트 테이킹 기술은 단어나 의뢰인의 마지막 월경 일, 혈압 수치, 약물 복용 관련 지시사항과 같은 중요한 내용을 저장하고 상기시켜주는 필수적 도구이다.

숙련된 통역사는 능숙하게 노트 테이킹을 할 뿐 아니라 의뢰인이나 전문의가 말한 내용 중 일부를 못 들었거나 사용한 용어를 잘 모르면 의뢰인과 전문의에게 이를 이야기할 것이다. 그 결과 숙련된 통역사는 고도의 정확성과 완전성을 유지할 수 있다. 통역기법, 기억력 훈련, 노트 테이킹에 관심이 있다면 이런 문제를 간략하게 소개한 시모니와 지노리(Scimone and Ginori 1995)의 저서를 참조하기 바란다. 그리고 학생들은 IV abs(intravenous antibiotics 정맥 주사), Ty(therapy의 줄인 말, 치료법), Tx(treatment을 쓰는 형태, 치료), Ry(recipe의 줄인말, 처방), Rx(prescription을 쓰는 형태, 처방전), SOB(shortness of breath, 호흡곤란)과 같은 흔히 쓰는 약자같이 의사와 간호사가 사용하는 노트 테이킹의 일부를 쓸 수도 있다.

10 용어

의료통역사가 일상적 표현, 관용구뿐 아니라 특수 용어의 지식을 잘 이해하는 것도 중요하다

일상적 표현을 알아야 하는 중요한 이유는 의료전문의가 이해가 쉽게 일상언어로 바꾸어서 이야기하기 경우가 자주 있기 때문이다. 통역사가 "**규칙적으로** (화장실에) **가나요?**(Are you keeping regular?)"나 "**온 몸이 좀 쑤시나요?**(Are you feeling a bit under the weather?)"와 같은 일상적 관용구를 잘 모르면 더 큰 혼란을 줄 수 있다. 저자는 산부인과 전문의가 유방염을 유방 관절염이라고 한다는 이야기를 들은 적이 있다. 관절염은 관절의 염증을 일컫는 말이므로 전문의의 발언은 아주 혼란스럽다.

통역사는 의학용어를 잘 알아야한다. 저자는 통역사에게 의료 지식이 필요없다고 주장하는 의료전문가들을 자주 본다. 하지만 기본 원칙은 자신이 이해하지 못하는 것을 통역할 수는 없다는 것이다. 의료통역사는 의학용어 지식을 쌓고 지식 범위를 넓히도록 열심히 노력해야 한다. 현재 나와 있는 자료도 잘 알고 있어야한다. 대부분 국가에서 의료 서비스는 훌륭한 자료를 공유하고 있고, 인터넷의 출현으로 많은 정보를 쉽게 접할 수 있게 되었다. 하지만 다시 강조하건 데 의학용어의 기본 지식이 탄탄해야 이런 자료를 최대한 활용할 수 있다. 본서는 흔히 접하는 의학용어 목록을 각 해당 장에 싣고 있다.

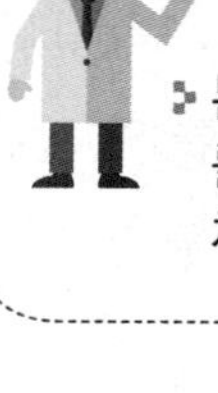

요약

- 본 장에서는 의료환경에서 전문 통역사가 부딪힐 법한 여러 과제 중 일부를 살펴보았다. 숙련된 의료통역사가 갖추어야하는 기술, 능력, 지식도 전체적으로 알아보았다.

제3장

문화에 대해

1 문화

문화란 무엇인가? 여러 인류학자와 작가들이 문화를 다양하게 정의하고 있다. 1871년 인류학자 테일러(E.B. Tylor)는 문화를 "지식, 믿음, 예술, 도덕, 법, 관습 및 인간이 사회의 한 구성원으로서 습득한 능력과 습관을 포함하는 복잡한 총체"라고 정의했다. 키싱(Keesing 1981, p. 518)은 문화를 "공유하는 생각의 체계, 개념과 규칙의 체계, 인간이 사는 방식이 분명하게 드러나고 표현되는 의미"라고 정의했다.

헬먼(Helman 1990, p. 2)은 문화가 다음의 내용을 포괄한다고 주장한다.

> 문화는 특정 사회의 한 구성원인 개인이 물려받는 외연적이고 내연적인 지침이고, 세계를 보고 감정을 느끼는 방법, 타인, 초자연력이나 신, 자연 환경과의 관계에서 행동하는 방법을 개인에게 알려준다. 문화는 기호, 언어, 예술, 의식을 통해 그 지침을 다음 세대에게 전달하는 방법도 제공한다.

본 장에서는 의료통역사의 업무와 관련한 문화의 두 가지 중요한 측면에 초점을 둘 것이다.

- 문화적 신념의 영향이 끼칠 수 있는 의사소통의 측면
- 질병과 건강, 행동, 식단 등에 대한 태도와 같은 건강 관련 문화적 신념

2 구두 의사소통의 문화적 영향

특정 문화의 의사소통 규칙을 따르는 사람은 자신과 완전히 다른 의사소통 규칙을 정상이라고 보는 사람과 의사소통을 할 때 오해가 생길 수 있다. 이런 경우는 각기 다른 말을 쓰는 사람들과 수화 사용자들에게 발생한다. 수화 통역사는 청각장애 문화를 잘 알 필요가 있다(cf. Meador & Zazove 2005).

문화는 내용, 전달 방법과 화용론을 포함한 여러 방식으로 의사소통에 영향을 끼친다(van Dijk 1977; Candlin 2003; Candlin & Gotti 2004a; Candlin & Gotti 2004b; Hale 1996, 2004, 2007; Hofstede 2003; Scollon & Scollon 2001; Bowe & Martin 2007; Dysart-Gale 2007; Tate & Turner 2003). 말의 내용에 미치는 문화적 영향은 외연성과 내연성의 수준, 직접성의 수준, 주제의 용인성, 금기 성향을 띠는 특정 주제(보통 성과 죽음 관련 주제)와 연관이 있을 수 있다. 말이 전달되는 방법에 미치는 문화적이고 교차 언어적 영향은 의사소통의 비 언어적이고 준 언어적 측면 모두를 포함할 수 있다.

의사소통의 비언어적 측면은 자세, 근접성, 시선, 눈 맞춤, 얼굴 표정, 몸짓과 심지어 옷 맵시도 포함하며 이에 국한되지 않는다(Grice 1975; Searle 1969, 1975).

- 눈맞춤: 일부 문화에서는 여성이 남성과 이야기할 때 오해를 받지 않기 위해 남자의 눈을 쳐다보지 않는다.
- 신체적 친밀감: 일부 문화에서는 화자가 상대방에 아주 가까이 다가가 이야기하고 만약 상대방이 개인적 공간을 확보하기 위해 물러서면 화자가 아주 불쾌하게 생각

할 수도 있다.

- 신체 접촉: 일부 문화에서는 이야기하는 상대방과 신체접촉이 용인되지만, 다른 문화에서는 결코 용인 되지 않고, 오히려 그런 행동은 다르게 오해 받을 수 있다.
- 얼굴표정: 일부 문화의 화자는 가끔 미소 같은 얼굴 표정을 완전히 오해하는 경우가 있다. 일례로 라오스어 통역사는 태국의 난민 수용소에서 난민 두 명을 통역한 경험담을 이야기했다. 난민들은 그들의 끔찍한 여정에 대해 계속 미소를 띠며 이야기했다. 유엔난민기구(UNHCR) 최고대표 직원은 면담 후 통역사에게 난민들의 이야기는 충격적이지만 난민들이 계속 미소를 띈 점을 의아해 했고, 그들이 과연 진실을 말한 건지 의구심이 들었다고 토로했다. 통역사는 직원에게 난민들의 문화에서는 상대방에게 말할 때 분노나 슬픔을 표현하면 아주 무례한 일이라고 설명했다.
  난민들은 상대방이 이야기를 부정적으로 받아들이지 않게 하기 위해 미소를 띄었다고 했다. 대부분의 영어 원어민은 당연히 미소를 분노, 수줍음, 슬픔의 표현이 아니라 행복의 표현으로 받아들인다.
- 손짓: 손짓도 오해할 수 있다. 북유럽 국가에서는 사람을 부를 때 손가락을 위로 하지 않고 아래로 해서 손짓하면 매우 무례하다고 보는 경우가 있다. 하지만 대부분의 문화에서는 사람을 부를 때 손가락을 아래로 하여 손짓하고 동물을 부를 때 손가락을 위로 하여 손짓한다.

문화적 태도는 소리의 음량 및 강도, 어조, 음 높이, 리듬, 전달 시 말의 속도, 대답 전 잠시 멈춤, 문장 강세, 억양, 흐름 등의 의사소통의 준 언어적 측면에도 영향을 끼친다. 소리의 음량과 강도는 구어 메세지를 전달하는 방법의 한 측면이다. 각 문화는 소리의 강도를 다르게 이해한다. 일부 문화에서는 작은 목소리로 말해 상대방에게 존중을 표현한다. 반면 다른 문화에서는 작은 목소리로 말하면 상대방이 수줍음의 표시로 이해 하거나 심지어 짜증을 낼 수도 있다. 의도와 정 반대로 말의 표현을 이해하면 의사소통에 문제가 생길 수 있다. 오해의 소지가 있는 구어의 다른 측면으로는 자연스러운 구어의 리듬 및 말의 전달 속도를 들 수 있다. 일부 언어에서만 나타나는 자연스러운 구어의 리듬은 다른 언어 사용자에게 칭얼대거나 억양 없는 목소리로 들릴 수 있다. 말의 전달 속도도 다른 언어 사용자에게 오해를 불러 일으킬 수 있다. 일부 청자는 "말을 너무 빨리 하네. 긴장되거나 화가 났나 보다." 라고 생각할 수 있지만, 화자의 언어 사용자 집단에서는 그 속도가 정상일 수 있다.

일부 언어의 화자는 상대방이 대답하기 전 잠시 머뭇거리면 질문을 진지하게 고민했다고 받아들인다. 반면 다른 언어의 화자는 상대방이 오랫동안 머뭇거리면 망설인다고 생각하거나 무슨 말을 해야 할 지 모른다고 받아들일 수 있다. 난민지위 공판이나 법정 심문과 같은 상황에서는 심지어 화자의 신뢰성에 좋지 않은 영향을 끼칠 수도 있다.

영어처럼 강세 중심의 언어는 강세를 통해 핵심어를 강조하는데, 다른 문화의 주민들은 영어 사용자를 무례하다고 볼 수 있다. 마찬가지로 일부 언어 사용자는 습관적으로 아주 큰 목소리로 말을 하는데, 이런 언어에 익숙하지 않은 사람은 무례하고 공격적이라고 생각할 수 있다.

요컨대 준 언어적 특징은 청자가 구어를 이해하는 방법에 지대한 영향을 끼칠 수 있고, 특히 문화적 배경이 다른 청자라면 더욱 그럴 것이다.

3 통역이 미치는 영향

통역사는 통역 업무를 하기 전 다음의 질문을 해봐야 한다.

- 그 문화적 배경 출신의 화자는 존경심을 어떻게 구어, 얼굴 표정과 자세 등으로 표현할까?
- 원어민은 분노를 어떻게 표현할까?
- 화자와 다른 문화배경 출신의 의료전문가가 화자의 몸짓, 자세, 얼굴 표정 중 오해할 만한 점은 없을까? 반대로 화자가 의료전문가의 몸짓, 자세, 얼굴 표정 중 오해할만한 점은 없을까?

통역사가 이런 차이점을 숙지하면 다문화 의사소통에서 발생할 수 있는 함정을 눈치챌 수 있다. 통역사는 그런 함정의 이해 정도가 주관적일 수 있고, 화자마다 개성이 있다는 점을 늘 명심해야 한다.

4 문화와 건강

헬먼(Helman 1990)은 여러 사회의 구성원들이 건강 관련 해부학과 생리학을 문화적으로 어떻게 다르게 정의하는지 자세하게 설명한다. 해부학 관련 문화적 신앙은 이상적인 체형, 옷 입기와 몸 치장법, 몸의 내부 구조, 몸의 기능에 대한 신앙을 좌우한다. 문화적 신앙은 균형과 불균형의 개념을 포함한다. *음양*의 신앙 체계는 꽤 잘 알려져 있고, 여기서 음은 어둠, 습함, 물, 여성을 나타내고, 양은 뜨거움, 불, 남성을 상징한다(Helman 1990, p. 20).

세계보건기구(WHO)는 건강을 병과 질환을 앓지 않는 상태만이 아닌 완전한 신체, 정신, 사회적 안녕의 상태라고 잘 정의했다(WHO 1948). 문화적 신앙은 결혼, 인간 관계, 가족 관계, 자녀 양육 태도, 교육과 가장 중요하다고 보는 건강과 같은 삶의 중요한 부분에 보이는 우리의 태도에 영향을 끼친다.

어떤 사람은 다른 나라로 이주한지 수십 년이 지나서 삶의 많은 부분이 정착한 나라에서 동화되었음을 느끼지만 건강이 나빠지면 다시 자신의 본래 문화적 태도를 보일 수도 있다. 동남아 출신 여성은 병원에서 출산 후 위생과 주산기(周産期) 감염 예방을 위해 곧바로 샤워를 하라고 해도, 자신의 어머니와 할머니가 출산 후 샤워를 하면 뼈에 바람이 드는 산후풍의 위험을 말했던 생각이 나서 결국 샤워 하기를 거부한다. 이민자가 건강에 대한 자신의 본래 전통적인 관례 및 신앙을 계속적으로 고수하는 수준은 정착한 나라에서 보낸 시간, 나이, 학력 등과 같은 여러 요소에 따라 달라진다. 그래서 중국 출신 여성 의사는 교육 과정에서 배운 의학 지식이 중국의 전통적 신앙을 바꿔 출산 후 샤워를 할 수도 있다.

그렇다면 건강 관련 전통적 신앙은 무엇이며 이는 의료통역사한테 어떻게 문제가 될 수 있을까?

5 건강 관련 문화적 신앙과 통역사에게 미치는 영향

건강 문제에 대한 우리의 태도는 어머니와 할머니로부터 대대로 내려온 문화적 신앙에 깊은 영향을 받았을 가능성이 있다.

통역사는 건강과 질병에 대한 의뢰인의 전통적 사고와 일하고 있는 의료 체계에서 권고하는 접근법 모두를 알고 있어야 한다. 그러면 통역사는 의사소통에 심각한 문제가 발생할 경우 문화적 배경지식을 알려줄 수 있다. 통역사가 통역 중 문화와 언어적 측면을 절충하는 방법을 통역 전문가의 역할 면에서 논한 내용은 루드빈(Rudvin 2004, 2007)과 디사트-게일(Dysart-Gale 2007)의 저서들을 참조하기 바란다.

미국, 캐나다, 영국, 호주, 뉴질랜드와 같은 나라에서 병원 체계의 문화는 성격상 대개 생의학적이다. 이 말은 질병이 영혼이나 나쁜 주문 때문에 생긴다고 보지 않고, 과학적으로 입증되지 않은 자연 치료법도 받아들이지 않는다는 뜻이다. 앞서 언급한 나라의 의료체계에서 교육을 받은 사람은 과학적 증거를 믿기 때문에 재래신앙에 따라 치료하는 사람과 입증되지 않은 한방 치료를 믿는 사람을 쉽게 받아들이지 못할 수도 있다. 그래서 병원 직원은 문화적 오해를 하고 환자가 믿고 있는 '분명히 그릇된 신앙'에 화를 낼 수도 있다.

5.1 질병과 질환(의학적 질환)

질병은 무엇인가? 우리는 질병을 당연히 건강이 부재한 상태로 정의할 수 있다. 하지만 개인과 문화는 질병을 각자 다르게 정의 내린다. 감기가 아주 빈번하게 나타나는 문화에서는 감기에 걸리면 아프다고 생각하지 않는다. 이런 문화에서는 누가 감기 때문에 병가를 내면 못마땅하게 생각할 것이다.

많은 사람은 의학적 질환이 있으면 곧 아픈 사람이라고 생각하지는 않는다. 환자는 의료전문가가 질환이나 질병을 진단해도 그다지 개의치 않을 수도 있다. 환자는 통증이 없으면 아픈 사람이라 생각하지 않는 게 보통이다. 이런 환자는 질환이 상당히 진행되어 치료를 할 수 없는 상태나 심각한 합병증이 생긴 후에야 의사를 찾아갈 수도 있다.

당뇨병(diabetes)은 질병과 질환에 대한 문화적 태도가 다르게 나타나는 일례다. 일부 환자는 당뇨병을 진단 받은 후 약을 복용하고 생활 방식 중 특히 식단을 바꾸라는 권고사항을 듣지만 스스로 건강하다고 느껴 처방된 치료 계획을 따르지 않을 수도 있다. 환자는 당뇨병 특성상 약의 효과를 못 느끼고 약을 그만 복용할 수도 있다. 환자는 아프고 나서야 병원을 찾아 가지만 그 때는 이미 **신부전**(renal failure)말기나 **괴사**(necrosis)에 이를 수도 있다.

5.2 환자의 행동

환자의 행동규범은 문화마다 다르게 나타난다. 일부 문화에서 환자는 침대에 누워 혼자서는 어떤 일도 하면 안 된다. 다른 문화 출신의 간병인은 이런 행동에 짜증이 나지만 활짝 웃으면서 참으라고 배워 그냥 계속 간호할 수도 있다.

여러 병원 직원은 입원한 환자에게 자유로이 움직이고 뭐든 스스로 하려는 노력을 하라고 권장하는데, 이런 방법은 **욕창**(bedsores), **경축**(痙搐, contractures), **흉부 감염**(chest infections), **혈전증**(thrombosis)과 같은 여러 합병증의 위험요소를 줄인다는 사실이 입증되었다. 아픈 사람이 누워만 있고 힘을 쓰면 안 된다고 배웠던 환자는 이런 의과학적 믿음에서 비롯된 태도에 당황할 수도 있다.

문화의 오해는 의사의 지시사항 불이행으로 나타나기 쉽다. 환자는 **당뇨병**(diabetes)을 진단받고 운동해야 한다는 의사의 지시가 있었지만 의사의 지시사항을 무시하고 아픈 사람에게 도움이 된다고 생각해 대부분의 시간을 누워서, 의자에 앉아서 보낼 수도 있다.

5.3 통증에 대한 문화적 태도

통증을 표현하는 방법은 효과적인 의사소통에 또 하나의 장애물이 될 수 있다. 일부 문화 출신 환자는 소리치고, 고함지르고, 신음 소리를 내면서 통증을 표현하고, 다른 문화 출신 환자는 이를 악물고 통증을 조용히 참아야 한다고 배웠을 수 있다. 후자는 전자를 '칭얼대는 사람'으로 보고 괄시할 수도 있다. 한 이슬람 남성은 저자에게 아픈 티를 내야 사람들이 음식과 선물을 들고 병원을 찾는 선행을 베푼다며 통증 표현의 중요성을 이야기한 적이 있다.

5.4 질병의 원인

의료전문의는 질병과 질환의 과학적 원인을 찾으려고 한다. 원인이 규명되지 않은 질병들은 현재 연구가 진행 중이다. 치료의 근본 원칙도 과학적 증거를 바탕으로 한다. 환자의 출신 문화에서는 악령때문에 질병이 생긴다고 믿을 수 있다. 다른 문화에서는 어떤 적수가 나쁜 주문을 걸었다고 믿는다. 이런 문화 출신 사람은 질병을 치료하기 위해 주문을 풀거나 다른 정령을 동원해 건강에 반격을 가하는 방법만이 타당한 치료법이라고 생각한다. 저자는 **흑색종**(melanoma)을 앓던 환자의 가족들이 병원에서 환자를 데리고 나가 같은 인종 출신이 살고 있는 지역사회에서 재래신앙에 따라 치료하는 사람을 찾아 가는 바람에 의사와 간호사가 몹시 당황했던 일을 기억한다.

마찬가지로 일부 인도차이나 출신 산모는 출산 후 나오는 질 분비물을 말리는 데 도움이 된다는 전통적인 산후조리법인 마더 로스팅(mother roasting, 부엌 화덕 바로 옆에 침대를 마련해 산모를 지내게 해 산모의 체온이 떨어지지 않고 출산으로 벌어진 신체 일부를 조여주게 하는 것; 역주)을 아직도 따라 할 수 있다. 한 통역사는 아파트 창문 밖으로 연기가 나와 화재가 의심되어 소방 대원들이 출동했던 사건을 이야기했다. 소방 대원들이 아파트에 진입했을 때 침대에 누워있는 여성을 발견했다. 침대 밑에는 여성이 출산 후 나오는 질 분비물을 말리기 위해 사용한 검게 타고 있는 석탄 조각이 있었다.

이런 신앙은 임산부의 행동에서 많이 나타난다. 쿡제도(Cook Islands) 출신 여성은 아기가 탯줄을 목에 감고 태어날 것을 우려해 신분 확인용 팔찌(팔찌 및 반지와 벨트와 같이 몸에 하는 원형으로 생긴 모든 것) 착용을 거부한다고 알려져 있다.

5.5 아플 때와 건강할 때의 식단

여러 뿌리 깊은 문화적 신앙은 우리가 아플 때나 건강할 때 먹는 음식으로 표면화된다(Helman 1990).

많은 방문자가 취사 도구를 가지고 병원을 찾는 모습은 결코 우연의 일치가 아니다. 나이 든 뉴질랜드 마오리족 환자는 병원에서 나오는 음식을 거부하고 돼지 고기와 푸하(푸른잎 채소의 한 종류)를 보면 기운을 차릴 것이다.

중국 환자는 죽을 가장 선호한다. 동남아시아 환자는 음양의 원리를 자주 따른다는 관련 증거가 많다(Adams & Osgood 1973). 동남아시아 출신 환자는 음양의 불균형이 질병을 일으키기 때문에 균형을 이룰 수 있는 식단을 선택해야 한다고 생각한다. 흥미롭게도 동남아시아 출신 환자는 겨울과 여름에 감기가 들면 각각 다른 식단을 따르기도 한다. 동남아시아 지역 출신 사람은 밥이 불균형을 일으키지 않는 평이한 성질의 음식이라 일년 내내 먹을 수 있는 유일한 음식이라고 생각한다.

환자가 다른 치료법 대신 자신의 신앙에서 통용되는 특수 식단과 특정 치료법만 고집하면 해로운 효과가 나타나거나 치료 처방전에 영향을 줄 수 있다. 중국 여성은 출산 후나 월경 과다 증상이 나타나면 전통적으로 몸을 다시 튼튼하게 해 준다는 특정 약초가 들어간 원기 회복용 국을 먹는다. 그런데 일부 병원 관계자는 산모가 먹는 전통식에 든 생강과 참기름이 모유로 나와 아기의 **황달**(jaundice)을 더 심하게 할 수 있고, 특히 생강이 아기의 몸에 들어가 **빌리루빈**(bilirubin)을 분해하는 작용에 영향을 준다는 흥미로운 이야기를 했다. 저자는 일부 산부인과 의사가 산모에게 아기의 황달이 더 심해지는 원인을 민족 전통 음식 때문이라고 사실대로 말하지 않고 모유 수유 때문이라고 말한 뒤 모유 수유를 중단하라는 권고한 이야기를 들은 적이 있다.

5.6 통역사의 문화 연결 역할

통역사는 의사소통의 차이가 생기면 이어주는 역할을 한다고 흔히들 말한다. 우리는 문화적 태도가 다른 배경 출신 사람들 사이 의사소통에 다양한 방법으로 영향을 끼칠 수 있음을 살펴보았다.

환자는 의사의 권고사항이 자신의 문화적 신앙에 어긋나면 따르지 않을 수도 있다. 동남아시아 출신 산모는 출산 후 *산후풍*이 올 수 있다고 믿어 바로 샤워를 하라는 의사의 지시 사항을 듣지 않을 수도 있다. 산모는 지시 사항에 꽤 당황한 기색을 보이고, 의사와 같은 권위적인 사람의 말을 거부하면 무례하기 때문에 직접적인 거부 표현은 하지 않을 수도 있다.

당뇨가 있는 환자는 아픈 사람은 누워만 있어야 한다고 굳게 믿어 운동과 활발한 생활을 하지 않을 수도 있다. 환자는 의사가 질환을 진단한 것과 권고한 생활방식 사이에 분명히 모순이 존재한다는 점을 이해하지 못할 수도 있다. 환자는 권고 사항을 따르지 않는 방식의 반응을 보일 수도 있다.

통역사는 질병과 건강에 대해 상이한 문화별 태도 때문에 발생할 수 있는 의사소통 문제와 의사의 지시 사항을 불이행하는 상황을 잘 파악하는 역할을 맡아야 한다. 통역사는 환자의 문화적 배경 집단에서 통용되는 신앙을 잘 알 필요가 있다. 통역사는 진료 국가의 병원 문화와 의료전문의가 따르는 과학적 접근법도 잘 알아야 한다.

통역사는 앞서 언급한 내용을 습득할 때 선입견을 가져서는 안 된다. 일부 마취과 전문의는 침술의 이점을 전적으로 믿고 직접 침을 놓을 수도 있다. 어떤 새 이주민은 출신국에서 의사 교육을 받아 건강과 질병에 대한 과학적 접근법을 함께 공유할 수도 있다. 환자는 인생 경험, 자란 환경과 가족 배경, 취업 경험, 이주한 나라에서 보낸 시간에 따라 각자 다른 모습으로 살아간다.

통역사는 문화적 배경의 차이점을 토론하기 위해 통역 전이나 후에 의료전문가에게 브리핑을 하는 시간을 만들도록 해야 한다. 하지만 이런 브리핑은 실제로 통역 전후에 잘 이루어지지 않는데, 정신과 전문의는 다른 분야 전문의보다 통역 전이나 후에 통역사와 브리핑을 받으려 더 노력하는 듯하다. 의료전문가가 질병과 건강과 관련해 문화적 신앙이 미치는 영향을 알게 되면 통역사의 문화적 지식의 중요성을 인지할 수 있을 것이다(Crezee 2003).

마지막으로, 통역사가 통역 시 문화적 신앙의 차이를 지적하지 않으면 심각한 의사소통 문제가 발행할 수 있다. 우리는 문화적 태도의 성격상 자신의 신념이 정상이라 생각하고 다른 사람들이 자신의 신념을 갖고 있거나 가져야 한다고 생각한다. 이런 이유로 사람들은 상대방이 건강 문제를 완전히 다르게 볼 수 있다는 생각을 하지 못한다. 일례로 호주 병원에서 한 여성은 불치병에 걸렸고 더 이상 손을 쓸 수 없다는 이야기를 들었다. 그 여성의 출신국가에서 그 말은 환자가 비용을 더 지불하기만 하면 의사가 온갖 노력을 다할 수 있음을 뜻한다. 환자의 남편이 지갑을 꺼내자 의사는 화를 내며, '지금 제 말을 이해 못하시는 것 같은데 돈이 여기서 왜 나옵니까! 이제 더 이상 어떻게 해드릴 수가 없습니다.'라고 말했다. 그러자 환자의 남편은 지폐를 더 꺼냈고, 남편과 의사 모두가 매우 언짢아지게 되었다. 만약 통역사가 이 상황에 있었다면 문화적 차이점을 모두에게 설명해 의사소통의 문제가 발생하는 일을 막을 수 있었을 것이다. 통역사는 이때 우선 손을 들어 문화적 배경 지식을 알려줘도 괜찮은지 모두의 허락을 구해야 한다. 통역사는 일반적인 진술을 하기에 앞서 자신의 설명이 주관적일 수 있고 사람마다 개성이 있다는 사실을 알려야 한다. 통역사는 문화적 배경 지식을 두 언어 모두로 통역해야 한다. 그러면 환자와 전문의는 어떤 말이 오갔는지 알 수 있고 필요하다면 그 내용에 동의하거나 반대할 수 있을 것이다.

의료환경에서 통역사가 중재하는 문화적 의사소통에 관심이 있다면 이를 깊게 토론한 베틀(Battle 2002), 엔젤렐리(Angelelli 2004), 텔레체 산체스(Tellechea Sánchez 2005), 헤일(Hale 2005, 2007), 루드빈(Rudvin 2004, 2007), 핌, 슬레싱거, 제트마로바(Pym, Shlesinger and Jettmarová 2006), 보위와 마틴(Bowe and Martin 2007), 디사트 게일(Dysart-Gale 2007), 리, 란스베리, 설리번(Lee, Lansbury and Sullivan 20005), 림, 모텐슨, 펭, 류, 퀴(Lim, Mortensen, Feng, Ryu and Cui 2012) 및 다른 저서들을 참조하기 바란다.

요약

- 본장에서는 의료환경에서 통역사가 중재한 다문화적 의사소통에 문화가 끼칠 수 있는 일부 영향을 살펴보았다.

  - 의사소통의 문화적 측면
  - 건강과 질병 관련 문화적 신앙

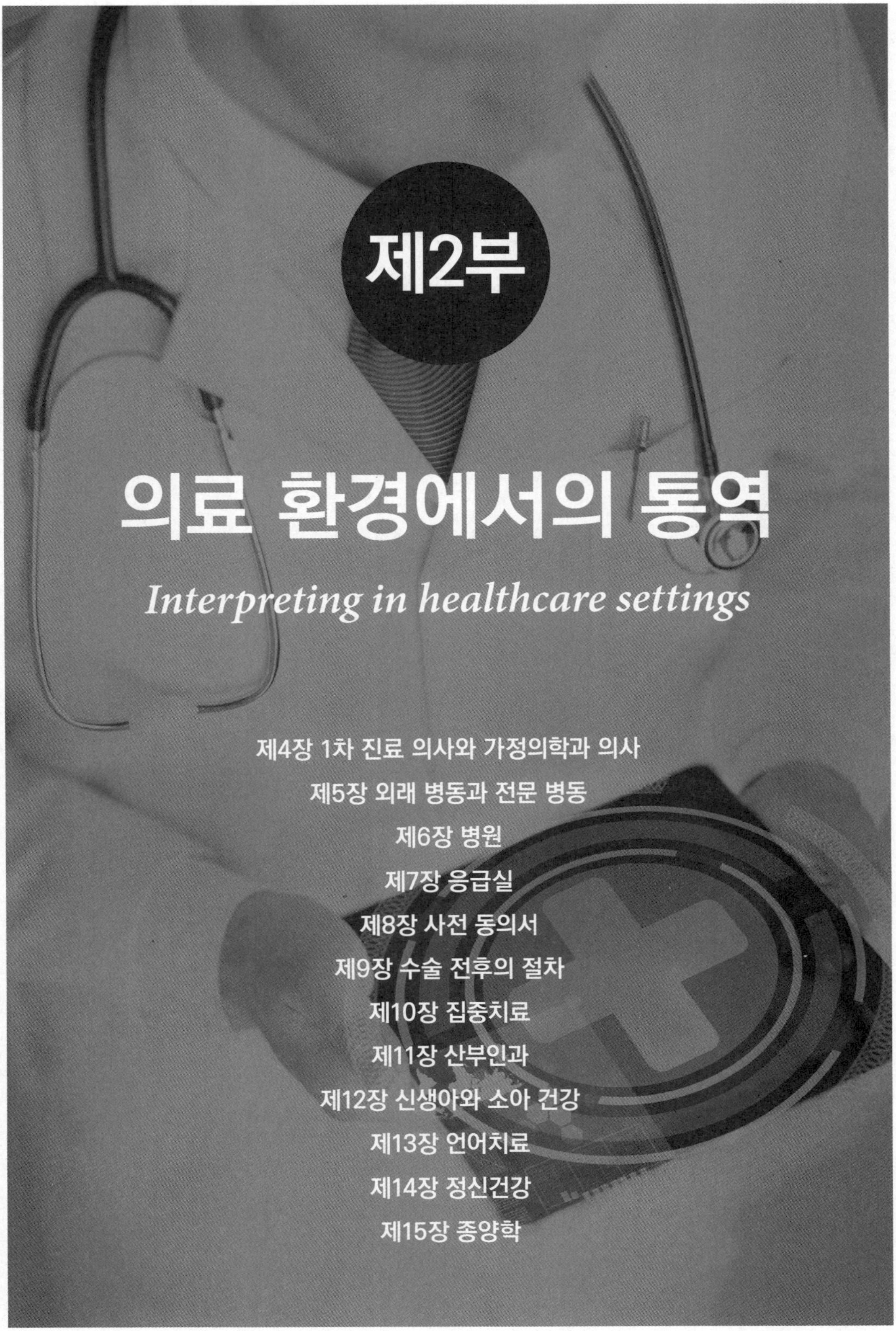

제2부

의료 환경에서의 통역

Interpreting in healthcare settings

제4장

1차 진료 의사와 가정의학과 의사

Primary physicians and Genral Practitioners

본 장에서는 영어 사용 국가에서 활동하고 있는 통역사들에게 영어 의료환경에서의 1차 진료를 간략히 소개할 것이다. 제2장에서 언급했듯이 각국의 의료 체계가 서로 다른 주된 이유는 재정 지원 상의 차이와 관련이 있다.

본서를 쓸 당시 미국의 1차 진료와 2차 진료(아래 참조)의 의료 서비스는 주로 민간병원에서 제공되고 있었고, 환자는 의료 비용 대부분을 의료 보험 급여로 지불하고 있었다. 미국 연방 정부는 보호 대상이 되는 네 집단에 대해 의료 혜택을 제공한다.

1) 현업 군인과 가족들
2) 참전 용사
3) 상선(商船)
4) 보호구역에서 거주하는 미국 원주민

정부는 1, 2, 4 집단 만을 위한 전용 의료 시설을 운영하고 있다. 연방 정부의 공금(시에서 관리)은 저소득층(**메디케이드** Madicaid 해택), 노인층(**메디케어** Medicare

해택), 장애인(**메디케어** Medicare 해택)의 의료를 보장하는데 쓰이고, 의료 서비스는 민간병원에서 이루어진다.

1 1차 진료 의료 제공자

대부분 국가에서는 1차 진료를 주로 지역 사회에서 제공하고, 2차 진료를 대체로 전문의사가 공공병원, 민간병원, **집단 의료원**(Group Practices, 여러 다른 분야의 의사들이 모여 같은 부지에서 의료 서비스를 제공하는 형태; 역주) 등에서 제공한다.

국가에 따라 사람들은 1차 진료 의사를 1차 진료 제공자(미국, 캐나다) 또는 주치의(미국, 캐나다)라고 부른다.

미국의 대부분 주에서 환자는 1차 진료를 1차 진료 의사나 **상급전문간호사**(Advanced Registered Nurse Practitioner, ARNPs)에게 받고, 주에 따라 2차 진료를 공공병원, 민간병원, 외래 환자 전용 **집단 의료원**(Group Practices)에서 받는다. 외래 환자 서비스는 병원과 외래 병동 집단 의료원에서 받을 수도 있다.

대부분의 환자는 건강에 이상 증상이 있거나 예방 진료가 필요할 때마다 1차 진료 의사를 찾아가 조언을 구한다. 환자는 1차 진료 의사로부터 **고혈압**(high blood pressure), **당뇨병**(diabetes), **천식**(asthma), **만성 폐쇄성 폐질환**(chronic obstructive lung disorder)과 같은 만성 질환의 정기적 진료와 치료도 받는다.

2 병력 기록

1차 진료 의사는 환자가 병원을 방문하면 무슨 일로 병원에 왔는지 물어볼 것이다. 의사는 다음과 같은 질문 할 것이다.

- 오늘 무슨 일로 내원하셨나요? 어떻게 오셨나요?

  What is the problem you have come to see me with today? What brings you in today?

- 지금 통증이 있으세요? 통증이 있다면 통증의 느낌은 어떤가요?(아래에서 언급될 통증의 성격을 반드시 정확하게 통역해야 함)

  Are you in any pain? If so, what is the pain like?

- 이상한 감각 증세가 느껴지나요?

  Are you experiencing any abnormal sensations?

- 얼얼하거나 찌릿찌릿한 곳이 있나요? 저린 곳은 있나요?

  Is there any tingling or pins and needles? Any numbness?

- 몸에 통증이 있거나 불편한 곳이 있나요?

  Any pain or discomfort anywhere in your body?

- 지금 열이 나나요? 아니면 열이 났었나요?

  Do you have a fever or have you had a fever?

- 열을 쟀나요? 언제 쟀고 체온은 몇 도 였나요?

  Did you take your temperature? When and what was it?

- 같이 사는 사람들이나 가족 중에 아픈 사람이 있나요?

  Are other people in the house or in the family sick as well?

- 같이 사는 사람들이나 가족(또는 같은 학교 다니는 사람) 중에 같은 증상으로 아픈 사람이 있나요?

  Are other people in the house or in the family (or at school) sick with the same symptoms?

- 식욕의 변화가 있었나요?

  Have you had any change in appetite?

- 특정 음식이 갑자기 싫어지고 냄새 조차 맡기 싫어졌나요?

  Have you developed a dislike or aversion to any particular foods?

- 몸무게가 줄었나요? 몸무게가 늘었나요?

  Have you lost weight? Gained weight?

- 목이 아파요?

  Do you have a sore throat?

- 기침을 하나요?

  Do you have to cough?

- 가래가 나오나요? 가래의 성분과 색깔은 어떤가요?

  Do you bring up any phlegm? What does it look like?

- 콧물이 나오나요? 콧물의 성분과 색깔은 어떤가요?

  Do you have a runny nose? What does the discharge look like?

- 귀가 아파요? 귀에서 액체가 나오나요?

  Do you have an earache/sore ear? Is there any discharge from your ear?

- 속이 메스꺼운가요? 구토를 하나요?

  Do you feel nauseated? Do you have to vomit?

- 변 보는 것은 어떤가요?

  How are your bowel movements?

- 화장실을 규칙적으로 가나요?

  Do you move your bowels regularly?

- 설사를 하나요?

  Do you get diarrhea?

- 대변이 형태를 갖추어/부드럽게/가늘게/설사처럼 나오나요?

  Are your stools formed/soft/loose/watery?

- 장이 민감한 편인가요?

  How are your bowel movements?

3 통증

의사는 통증에 대해 다음과 같은 질문할 수 있다.

- 통증의 위치는 어디인가요?
  Where is the pain?
- 통증이 언제 시작되었나요?
  When is the pain?
- 통증은 무엇을 할 때 느껴지나요? 통증을 유발시키는 요소가 무엇인가요?
  What brings on the pain? What triggers the pain?
- 통증이 다리 아래나 어깨로 전달되나요?
  Does the pain shoot down your leg or up your shoulder?
- 통증이 다른 부위나 사방으로 퍼지나요?
  Does the pain spread or radiate anywhere?
- 무엇이 통증을 완화시키나요?
  Does anything make it better?
- 무엇이 통증을 악화시키나요?
  Does anything make it worse?
- (신체 부위)가 부은 것 같나요/말랑하거나 염증이 있나요?
  Does your … feel irritated/tender or sore?

통증의 정확한 성격을 파악하고 정확히 통역하는 것이 중요하다. 통증은 다음과 같이 묘사될 수 있다.

- 둔한 통증
  a dull ache

- 만성적 통증
  nagging
- 쑤시는 듯한 통증
  a stitch
- 표피 통증과 심부 통증
  superficial or deep-seated
- 바늘로 찌르는 듯한 통증
  stinging
- 극심한, 참을 수 없는, 몹시 괴로운 극심한 고통
  severe – excruciating, unbearable, intolerable, patient is in agony
- 경미한/가벼운/중간 정도의 통증
  slight/mild/moderate
- 가슴을 벨트로 쪼이는 것처럼 누르는 듯한 무거운 느낌의 통증
  heavy – crushing, like a belt is tightened round the chest
- 칼로 날카롭게 에이는 듯한/찌르는 듯한/도려내는 듯한/살을 에이는 듯한 통증
  like a knife – sharp/stabbing/piercing/cutting
- 맥박 치듯 있다 없다를 반복하는 통증
  pulsating – coming and going like a pulse
- 두드리는 듯한, 욱신거리는 통증
  pounding/throbbing – beating or drumming
- 타는 듯한, 화끈거리는 통증
  hot – like a burning or searing sensation

4 새 환자

1차 진료 의사는 새 환자를 만나면 우선 가족력, 사회력, 병력, 수술 내력, 산부인과 내력을 파악할 것이다.

의사는 집안 내력이 있는 질병, 유전병, 환자에게 유난히 취약한(다른 사람보다 걸릴 성향이나 확률이 더 큰 경우) 특정 질환을 중심으로 가족력을 살펴볼 것이다.

의사는 다음과 같은 통상적인 질문을 할 것이다. 다음 열거된 질환의 증상이 가족력에 있습니까?

- 알레르기(습진, 두드러기, 건초열, 비염, 콧물, 결막염, 눈물 증상)나 천식
  allergies(e.g. eczema, hives, hay fever, rhinitis/runny nose, conjunctivitis/watery eyes) or asthma
- 간질
  epilepsy
- 당뇨병
  diabetes
- 고혈압
  high blood pressure(hypertension)
- 유방암과 같은 특정 암
  certain cancers(such as breast cancer)
- 신장병
  kidney disease

의사는 환자의 건강에 영향을 주는 요인과 건강상의 문제에 직접적으로나 간접적으로 영향을 주는 요인을 토대로 사회력을 살펴볼 것이다. 주된 요인으로는 흡연과 음주를 들 수 있고, 인간관계 문제와 직장에서의 문제 때문에 생기는 스트레스도 건강상의 문제를 야기하는 요인으로 본다. 의사는 그런 정보를 질문을 통해 알아내려고 할 것이다. 일부 질문은 상당히 민감한 내용을 포함한다. 의사가 '**하루에(일주일에) 담배 몇 개피 피우세요?**(How many cigarettes does the individual smoke per day or per week?)'와 '**하루에(일주일에) 술을 얼마나 마시세요?**(How many units of alcohol does he or she drink per day or per week?)'라는 질문을 환자에게 하면 솔직한 답을 듣지 못하는 경우가 있어 의료전문가는 보

통 이 점을 감안하여 판단한다.

환자의 사회력과 관련해 묻는 통상적인 질문은 다음을 들 수 있다.

- 흡연하시나요? 흡연량은 어느 정도인가요?
  Do you smoke? If so, how much do you smoke?
- 현재 금연 중이시라면 금연 전 흡연량은 어느 정도였고, 언제부터 금연하셨나요?
  If you have stopped smoking now, how much did you use to smoke and when did you stop smoking?
- 음주 하시나요?
  Do you drink alcohol?
- 음주량은 어느 정도이고 얼마나 자주 드시나요?
  How much alcohol do you drink and how often?
- 현재 금주 중이시라면 금주 전 음주량은 어느 정도였고, 음주를 얼마 동안 하셨나요?
  If you have stopped drinking now, how much did you use to drink and for how long?
- 마약(중독성 유무 포함)이나 약을 복용하시나요?
  Do you use drugs (hard drugs/soft drugs)?
- 어떤 마약이나 약을 복용하시나요?(코카인, 헤로인, 대마초(아편), 엑스터시(MDMA), 프소이드에페드린, 암페타민, 처방 진통제)
  What type of drugs do you use?(cocaine, heroin, cannabis/marijuana, ecstasy/MDMA, pseudoephedrine, amphetamines, prescription painkillers)
- 얼마나 자주 그 약을 복용하고 복용량은 어느 정도인가요?
  How often do you take them and in what dosage?
- 현재 일 하고 있나요?
  Are you currently employed?
- 일터에서 스트레스를 받고 있나요? 스트레스의 원인은 무엇인가요?
  Are you experiencing any stress at work? What is causing the stress?

- 집에서 스트레스를 받고 있나요? 스트레스의 원인은 무엇인가요?
  Are you experiencing any stress at home? What is causing the stress?
- 인간관계에서 스트레스를 받고 있나요? 스트레스의 원인은 무엇인가요?
  Are you experiencing any stress in your relationships? What is causing the stress?
- 주거 형태는 어떤가요?
  What is your home situation like?
- 본인 명의의 집에서 살고 있나요?
  Do you live in your own home?
- 세 들어 살고 있나요?
  Do you live in rental accommodation?
- 다른 사람들과 하숙이나 같이 살고 있나요?
  Do you live with other people as a boarder or roommate?
- 노숙자인가요?
  Are you homeless?
- 집에 몇 명이나 살고 있나요?
  How many people live in your house?
- 집에 흡연자가 있나요?
  Do any of them smoke?
- 집에 보호자(당신을 도와주고 돌봐주는 사람)가 있나요?
  Do you have support(i.e. people who are willing and able to help you and/or look after you) at home?

병력 기록은 이전에 앓았던 질병에 대한 질문을 통해 이루어질 수 있다.

- 심장병(협심증, 가슴통증, 심근경색, 심부전)
  heart disease(angina pectoris/chest pain; heart attack; heart failure)

- 당뇨병(인슐린 의존형과 인슐린 비의존형)

  diabetes(insulin-dependent or non-insulin-dependent)

- 혈액 순환 질환(혈전증, 출혈, 동맥경화)

  circulation problems(thrombosis; bleeding; narrowing of the arteries)

- 소화 질환(궤양, 변비, 설사, 가스 참)

  digestive(ulcers; constipation; diarrhea; gas)

- 폐 질환(결핵, 천식, 폐렴, 기관지염, 만성 폐쇄성 폐질환)

  lungs(tuberculosis; asthma; pneumonia; bronchitis; chronic obstructive lung disease)

의사는 환자의 수술 내력을 과거 수술에 중점을 두고 수술의 종류, 부위, 시기를 알아볼 것이다. 의사는 다음과 같은 시술에 대해 물어볼 수 있다.

- 고관절 전치환술

  total hip replacement

- 충수 절제술("충수 제거 수술을 받았나요?")

  appendectomy("Have you had your appendix out?")

- 담낭 절제술("쓸개 제거 수술을 받았나요?")

  cholecystectomy ("Have you had your gallbladder taken out?")

- 임신 중절 수술(소위 말하는 낙태)

  terminations of pregnancy (this is the medical term for the lay word "abortion")

- 제왕 절개 수술

  C-sections(Cesarian sections)

- 복강경 검사(외과 전문의가 광섬유관인 복강경을 통해 복부 안을 들여다보는 작은 시술)

  laparoscopy(minor operation where the surgeon looks inside the abdomen through a fiber optic tube called a scope)

의사는 환자의 산부인과 내력을 알기 위해 임신 경험, 출산, 자연유산과 중절 수술에 초점을 맞춰 환자에게 질문을 한다. 이와 관련한 더 자세한 설명은 제10장과 제26장을 참조하기 바란다.

1차 진료 의사는 환자의 정신 건강에 관한 질문을 할 수도 있다.

- 요즘 사는 게 어떠세요?
  How have you been feeling about life lately?
- 식욕의 변화가 있었나요? 식욕이 없나요? 예전보다 더 많이 먹나요?
  Has your appetite changed? Have you lost appetite? Are you eating more than before?
- 우울한가요?
  Have you been feeling down?
- 스트레스를 받고 있나요? 잠은 잘 자나요?
  Are you experiencing any stress at the moment? Are you able to sleep?
- 머리 속에서 목소리가 들리나요?
  Do you hear voices in your head?
- 정신병동, 급성 정신진단 검사실, 정신 병원에 입원한 적이 있나요?
  Have you ever been admitted to a psychiatric ward/acute assessment unit/psychiatric hospital?
- 입원한 시기는 언제였고 이유는 무엇이었나요?
  When and what for?
- 현재 복용 중인 약이 있나요?
  Are you currently on any medication?

통역사가 환자의 말을 정확히 통역하고 의사가 환자에게 한 질문을 정확히 통역해 환자에게 전달하는 중요한 임무를 맡았음을 다시 한 번 강조한다. 이를 위해 통역사는 현재 통용되는 두 언어의 의학용어를 잘 알아야 한다. 통역사는 문화 차이와 건강 문제에 대한 다른 문화적 태도도 숙지하여 필요에 따라 의료전문가에게 이를 알려 줄 수 있어야 한다.

5 신체 검사

1차 진료 의사는 잠정적 진단을 내리기 위해 몇 가지 검사를 통해 환자를 살펴볼 것이다(활력징후 바이탈 사인, vital sign) 확인과 간호사를 통해 키와 몸무게 측정 기록도 포함).

- **진맥**(Pulse): 간호사는 '**맥박을 잴게요**(I will take your pulse)'라고 말할 것이다. 의사는 맥박 수치를 통해 맥박의 강약(심장이 강하게 뛰는지 약하게 뛰는지와 혈압이 높낮이를 알 수 있음), 맥박의 속도, 맥박의 규칙성을 알 수 있다.
- **혈압**(Blood pressure): 간호사는 '**혈압을 잴게요. 혈압이 전보다 올랐네요/높네요/낮네요**(I will take your blood pressure; your blood pressure is up (higher than normal)/high/low)'라고 말할 것이다. 혈압 수치가 120/80이면, 120은 수축기 혈압(최고혈압) 수치이고 80은 이완기 혈압(최저혈압) 수치를 나타낸다. 의사는 혈압과 관련한 몇 가지 질문을 할 수도 있다.
- 흡연 하시나요? 담배를 얼마나 피우시고, 얼마나 자주 피우시나요?
  Do you smoke? How much/how often do you smoke?
- 커피와 진한 차를 많이 마시나요? 하루에 커피나 차를 얼마나 마시나요?
  Do you drink a lot of coffee/strong tea? How much coffee/tea do you drink in a day?
- 식생활에 염분 섭취량은 얼마나 되나요?
  How much salt do you take in your food?
- 현재 복용 중인 약은 무엇인가요? (천식 흡입기도 포함)
  What medications are you on at the moment?
  (This includes asthma inhalers)

- 많은 양의 출혈이 있었나요? 과다월경 증상이 있나요?
  Have you lost a lot of blood/do you have very heavy periods?
- 신장 문제가 가족력에 있나요?
  Is there a family history of kidney problems?
- 앉았다 갑자기 일어나면 어지럽나요?
  Do you feel faint when you get up suddenly?
- 머리에 압박감이 느껴지나요? 머리가 조이는 듯한 느낌이 드나요?
  Do you feel any pressure/tightness in your head?
- **청진**(Auscultation): 의사는 청진기로 환자의 가슴과 아랫배에서 들리는 소리를 들을 것이다. 의사는 비정상적 숨소리, 비정상적 심장 소리, 장의 활동 신호가 들리는지 확인할 것이다.
- **폐 청진**(Auscultation of the lungs): 의사는 환자에게 **'숨을 깊게 쉬세요**(Take a deep breath)'라고 지시하고 숨 소리를 들을 것이다.
- **심장 청진**(Auscultation of the heart): 의사는 환자의 심기저부(心基底部)에 청진기를 대고 심장 박동수를 잴 것이다. 의사는 이를 통해 **심장잡음**(heart murmurs, 비정상적 심장음)과 불규칙한 심장 박동같은 문제가 있는지 알 수 있다.
- **타진**(打診, Percussion): 의사가 환자의 가슴과 아랫배를 두드려서 둔하고 빈 소리가 나는지 들어보는 진단 방법이다. 이 때는 보통 통역이 필요 없다.
- **촉진**(Palpation): 의사가 몸에 **돌출 부위와 튀어난 부위**(lumps and bumps)의 정상 여부를 확인하기 위해 직접 만져보는 진단 방법이다. 의사는 목이나 서혜부를 만져 임파절과 임파선이 커졌는지 살펴볼 것이다. 의사는 간이 있는 곳도 만져볼 것이다. 의사는 환자에게 **'여기 누르면 아파요?**(Does it hurt if I press here?)'라는 질문을 할 것이다.

6 검사

검사는 성격에 따라 1차 의료 의사 병원과 병원 외에서 행해진다. 환자는 1차 의료 병원에서 검사서을 받은 후 혈액검사는 가까운 혈액검사실에 가고 X선 검사와 초음파 검사는 가까운 방사선 전문의에게 가라는 지시를 받을 수도 있다.

1차 의사가 하는 검사는 다음과 같다.

- 자궁경부암 검사(pap smears)
- 혈당검사(blood glucose tests) : 환자의 혈류 내 당량을 검사
- 소변검사(urine tests) : 당, 단백질, 케톤을 검사
- 최대 호기량 측정 검사(peak flow test) : 천식 환자의 최대 호기량을 검사
- **심전도(electrocardiogram, ECG or EKG)** : 심장의 전기적 활동을 기록

1차 진료 의사가 환자에게 진료 의뢰서를 주면서 병원 외에서 받으라고 하는 검사는 다음을 포함한다.

- **흉부 X선 검사(chest x-ray)** : 가슴 안에 있는 장기(심장, 폐, 기관(氣管), 횡격막)의 구조를 검사하는 가슴 부위의 X선 검사
- 복부 초음파(ultrasound of the abdomen) : 고주파 음파를 사용한 촬영. 하복부위에 젤을 뿌린 후 감지기를 움직여 하복부에 있는 장기를 검사. 환자는 초음파 검사 전 방광을 꽉 채우라는 지시를 받을 수도 있음.
- 혈액검사(blood tests) : 통상적으로 이루어지는 혈액검사 종류:
  - 일반 혈액검사(Complete Blood Count, CBC), 특히 혈색소(Hemoglobin, 용어 사전 참조) 측정
  - 백혈구(white blood cells)와 혈소판(platelets)(용어 사전 참조)
  - 요소(urea)와 전해질(electrolytes)

- 티록신(thyroxin)과 갑상샘자극호르몬(TSH) 수치 : 갑상선 호르몬 양과 혈액 내에 갑상샘 자극 호르몬 양 검사
- 간기능검사(liver function tests) : 간이 정상적으로 작동하는지 확인
- 콜레스트롤 검사(cholesterol test) : page 348 참조
- 적혈구 침강 속도(erythrocyte sedimentation rate, ESR) : 주로 몸에 염증이 있는지 여부를 확인하는 혈액검사

- 소변검사(urine tests) : 1차 진료 의사가 일부 소변 검사를 할 수 있음(임신여부와 당과 단백질 여부를 검사 시험 막대기를 이용해 알아보는 간단한 검사)

7 예방접종 일정

부모는 아이의 예방 접종을 위해 1차 진료 의사를 찾아가고, 1차 진료 의사는 우선 아이가 예방 접종을 해도 괜찮은지 검진을 할 것이다. 보통 예방접종은 간호사가 주사한다. 병원에서는 부모에게 예방 접종 후 아이가 아프면 의사에게 연락하라고 지시한다.

8 건강 교육

1차 진료 의사는 건강 교육 분야에서 중요한 역할을 맡고 있다. 의사는 환자에게 의학 질환을 설명하고, 지시사항, 의학 질환을 통제하는 방법, 적신호에 대처하는 방법, 따라야 하는 식단과 운동, 전문가 조언을 받을 수 있는 곳 등도 알려 준다. 1차 진료 의사는 환자에게 해줄 수 있는 진료 의뢰와, 환자를 앞으로 도와주고 조언해 줄 수 있는 기관에 대한 설명도 할 것이다.

통역사가 지시사항과 조언을 아주 조심스럽고 정확하게 전달하는 것이 중요하다. 통역사는 상황에 따라 환자의 문화적 배경 정보를 1차 진료 의사에게 제공할 수 있다.

9 진료 의뢰

1차 진료 의사는 검진 결과를 토대로 잠정적 진단을 내리고 다음과 같은 결정을 내릴 수 있다.

- 의사는 환자를 치료하고 지켜본다. 환자는 처방전을 받고 지시사항을 들은 후 집으로 돌아간다. 환자는 병원에 한 번 더 방문하라는 권고를 들을 수 있다.
- 특정 분야를 더 전문적으로 보는 의료전문가에게 환자의 진료를 의뢰한다. 의사는 의료 장소(외래 수술병동(의사의 소견으로 환자가 결국 수술을 받아야 한다고 판단되는 경우), 내과 전문병원, 병원 응급실, 지역사회 내 다른 의료전문가)로 진료를 의뢰한다.

미국에서 일부 보험 회사는 환자가 진료받을 필요가 있다고 생각하는 전문의를 스스로 찾아갈 수 있게 허용되지만, 대부분의 보험 회사는 환자에게 1차 진료 의사의 진료 의뢰서를 요구한다.

본 장에서는 1차 진료 의사가 전반적인 의학 지식을 통달하고 있고, 대개의 경우 1차 진료 의사가 잠정적 진단을 내리지만 추가 검사와 치료가 필요하다고 판단되면 환자를 전문의에게 진료 의뢰하는 경우도 있음을 잘 보여준다.

10 통역사와 번역사들께

통역사는 항시 환자의 대답을 듣고 통역해야 하며 환자가 대답도 하기 전에 '네', '아니오'라고 맘대로 대답해서는 안된다. 일례로 임신한 여성을 통역한 통역사를 들 수 있다. 조산사가 환자에게 **'배가 아픈가요?**(Do you have a pain in your abdomen?)'라고 물었을 때 통역사는 환자에게 질문을 통역해 전달하지도 않고 성급하게 '*네, 네, 네*'라고 대답했다. 여성은 분만실로 급하게 옮겨졌고 다른 통역사가 분만실에 들어갔다. 병원 측은 환자에게 모든 질문을 충실하게 통역해 전달한 두 번째 통역사 덕분에 예상했던 대로 조숙산통이 아니었다는 사실을 알게 되었다. 알고 보니 여성은 그 당시 요로 감염증에 걸려 소변을 눌 때마다 화끈거리는 증상만 있었다.

'**술을 마시나요?**(Do you drink alcohol?)'라는 질문에서 '술'이란 단어는 일부 사람들에게 혼란을 초래할 수가 있다. 뉴질랜드에서 공공병원 결핵 병동에서 일하는 간호사는 일부 문화와 언어 배경의 환자가 맥주를 술로 생각하지 않는다는 이야기를 통역사를 통해 들었다. 많은 환자들은 항결핵약 복용 중에 술을 마시지 말라는 지시사항을 들었지만, 맥주는 술이 아니라는 잘못된 생각에 결국 계속해서 맥주를 마셨다. 그래서 일부 통역사는 앞으로 '술'을 '*술과 맥주*'로 통역하기로 했다.

환자가 피는 실제 담배량을 묻는 질문과 관련해 통역사는 의뢰인이 하루에 담배 두 갑을 피는 사실을 알더라도 의뢰인이 실제로 대답한 대로 통역해야 한다. 직업에 대한 질문을 하는 주된 목적은 의뢰인의 스트레스, 우울증, 제정적 어려움의 유무를 파악하기 위해서다. 환자는 실직하거나 해고되었을 수가 있다. 환자는 실직으로 인해 상실 과정의 여러 단계를 거치기도 한다(제2장 참조). 일부 환자는 장기간의 실직으로 우울증을 앓을 수도 있다.

주거 환경은 발병의 주된 요인이 될 수도 있다. 발 디딜 틈 조차 없는 복잡한 주거 환경에서 살고 있는 아이들은 세균과 바이러스 감염에 노출되어 있다. 가족들이 외풍이 심한 쪽방에 살면서 곰팡이가 핀 침대 매트리스에서 잠을 잘 수 밖에 없는 상황일 수도 있다. 많은 가족들은 집에서 흡연자가 핀 담배를 흡입해 간접 흡연자가 될 수 있다. 흡연(직접과 간접 모두)은 **소아 천식**(childhood asthma), **영아돌연사증후군**(crib death, SIDS), **폐암**(lung cancer)과 연관이 있으므로 이와 관련된 질문은 모두 중요하다.

☑ 요약

- 본 장에서는 1차 진료 의사와 관련해 살펴보았다.
  - 내력 기록 (병력, 수술 내력, 가족력, 사회력, 정신건강 내력)
  - 신체 검사
  - 진단을 위한 통상적 검사

제5장

외래 병동과 전문 병동

Outpatient clinics and specialist clinics

사람들은 대부분 건강에 이상이 생기면 1차 진료 의사를 찾아간다. 대개의 경우는 1차 진료 의사가 환자를 검진하고 진단과 치료도 한다. 하지만 의사는 환자의 질환이 자신의 전문 분야가 아니고, 환자의 상태가 불안정 하거나 증상의 차질이 없고, 다른 진단의 가능성이 있다고 판단하면 전문 병동의 전문의에게 환자의 진료를 의뢰한다.

본 장에서는 외래 병동이란 말이 외래 환자가 보통 공공병원과 연결되어 있는 병동에서 의료 치료와 조언을 받는 곳을 의미한다. 환자는 외래 병동을 방문해 전문의나 전공의(專攻醫)로부터 의료 상담, 검진, 검사를 받는다. 외래 병동은 **당뇨병**(diabetes)과 **만성 폐쇄성 폐질환**(chronic obstructive lung disorders)과 같은 만성 질환을 앓는 환자의 후속 관리를 맡을 수도 있다. 1차 진료 의사는 환자의 진료를 의뢰하기 전 공공병원이나 민간 전문 병원의 해당 전문의와 환자의 질환을 상의한 후 환자에게 진료 의뢰서를 발행해 준다. 진료 의뢰서에는 환자의 병력과 지금 앓고 있는 질환의 내력이 간략하게 기재되어 있다.

전문의와의 의료 상담은 아주 숙련된 의사로부터 의료 상담을 바로 받을 수 있고, 대개의 경우 진료 예약도 빠른 시일 내에 할 수 있다는 장점이 있다. 일부 환자는 전문의의 비용을 감당할 수가 없거나, 의료 보험에서 그 비용을 보상해 주지 않는다는 통보를 받기도 한다.

일부 국가의 공공 병원은 크기에 따라 외래 병동에서 모든 분야의 전문 병동의 진료를 할 수 있다. 작은 마을에 있는 병원은 일반 외래 병동만 있고, 그보다 좀 더 큰 병원은 수술 외래 병동과 의료 외래 병동이 있을 수 있다. 큰 도시에 있는 일반 병원은 외래 환자에게 **내분비계**(endocrinological) 문제나 **비뇨기과계**(urological) 문제와 같은 광범위한 분야의 외래 진료 서비스를 제공할 수도 있다. 수술 병동은 수술 전(수술 전 검사 담당)과 수술 후(수술 후 환자의 상태를 주시)의 서비스를 제공하고, 의료 병동은 수술 없이 통제 가능한 환자의 질환을 파악하고 지켜보는 데 중점을 둔다.

1 외래 병동

정부에서 지원받는 의료 체계를 채택한 국가에서 흔히 볼 수 있는 외래 병동들을 간략하게 소개하면 다음과 같다.

- 산전 관리과(Prenatal)

산전 관리과 병동에 임신 중인 여성의 검진을 의뢰한다.

- 산부인과(Gynecology)

여성의 산부인과계 문제가 전문 상담이 필요하다고 판단되면 산부인과 병동에 여성의 진료를 의뢰한다. 일부 병원은 특수 **질 확대경 검사**(colposcopy) 병동을 갖추고 있어 전문의가 질 확대경 검사(자궁이나 질부를 보는 검사)를 할 수도 있다.

- 신경과(Neurology)

중추 신경계나 말초 신경계에 영향을 미치는 문제가 있는 것이 의심되면 신경과 병동에 환자의 진료를 의뢰한다.

- 순환기내과(Cardiology)

심장 관련 문제(**관상 동맥 질환**(coronary artery disease), **심장 판막**(heart valve) 이상, **심장 리듬**(heart rhythm) 이상)가 있음이 의심되거나, 시술 전후의 심장 검사와 활동 중 심전도 검사(**홀터 심전도**(Holter monitoring)라고도 함, 심장박동을 기록하고 혈압도 장기간 기록하는 검사)가 필요하면 순환기내과 병동에 환자의 진료를 의뢰한다.

- 정형외과(Orthopedics)

뼈와 관절에 이상(**고관절 골관절염**(osteoarthritis of the hip joint)로 인해 **고관절 전치환술**(total hip replacement)을 해야하는 상황)이 있음이 의심되면 정형외과 병동에 환자의 진료를 의뢰한다. 많은 환자는 **골절**(fractured(broken) bone) 후 후속 치료를 받으러 정형외과 병동을 찾는다.

- 비뇨기과(Urology)

전립선(prostate) 이상이나 **재발성 요로감염**(recurring urinary trac infections)등의 문제가 있으면 비뇨기과 병동에 환자의 진료를 의뢰한다.

- 내분비내과(Endocrinology)

갑상샘 항진증(hyperthyroidism, 갑상샘 호르몬이 과도한 질환)과 당뇨병 등과 같은 호르몬 분비 체계에 이상이 있을 때 내분비내과 병동에 환자의 진료를 의뢰한다.

- 성 건강과(Sexual Health)

성 건강 교육, 성병 예방, 성병 치료를 위해 성 건강과 병동에 환자의 상담과 진료를 의뢰한다.

- 가족계획 상담과(Family Planning)

임신을 원하거나 임신을 원하지 않는 부부가 피임, 임신 등의 조언을 받을 수 있도록 가족계획 상담과 병동에 환자의 상담과 진료를 의뢰한다.

- 치과(Dental)

환자가 심각한 급성 치아 관련 문제가 있으면 치과 병동에 환자의 진료를 의뢰한다.

- 성형외과(Plastic Surgery)

화상 환자가 화상으로 인해 몸에 화상 흉터가 심하면 재건 수술을 받을 수 있도록 환자의 진료를 의뢰한다. 의사는 **피부암**(skin cancers)치료와 신경, 힘줄, 피부 재건, **구개열**(cleft palates) 교정, **돌출귀**(protruding ears) 교정와 같은 수술이 필요한 환자도 성형외과 병동에 진료를 의뢰한다.

- 신장내과(Renal)

신장내과에 신장에 문제가 있는 환자의 진료를 의뢰한다. 일부 환자는 **신부전**(renal failure) 말기라 투석을 받아야 할 수도 있다.

일부 외래 병동은 **당뇨병**(diabetes)과 **천식**(asthma)과 같은 만성 질환을 앓는 환자의 건강 검진을 하고 의학적 도움을 제공한다. 아래 병동을 예로 들 수 있다.

- 요실금 전문 병동(Incontinence Clinic)

특수 요실금 전문 간호사는 환자에게 방광 조절법을 가르치고 **요동력학 검사**(urodynamics, 방광압을 측정하는 검사)도 할 수 있다.

- 당뇨 전문 병동(Diabetes Clinic)

당뇨 전문 간호사는 환자에게 인슐린 주사를 스스로 놓는 법과 자가 혈당 수치 측정법을 알려 준다. 또 병원 소속 영양사는 특별 식단에 대한 조언을 해준다.

- 안과 전문 병동(Eye Clinic)

이 병동은 환자의 눈 관련 질환을 치료한다.

- 천식전문 병동(Asthma Clinic)

천식 환자나 천식을 앓는 자녀를 둔 부모는 천식 상태를 주시하고 조절하고, 천식 관련 조언을 듣기 위해 천식전문 병동을 찾는다.

- 결장조루술 전문 병동(Colostomy Clinic)

결장조루 전문 간호사는 환자가 일시적으로나 영구적으로 장이 피부 밖으로 돌출된 상태에서 **결장조루술**(colostomy)을 받은 부위를 관리하는 방법, 채변 봉투를 바꾸는 방법, 올바른 식단법 등을 알려준다.

- 산소호흡기 전문 병동(Oxygen Clinic)

그 지역에서 산소호흡기에 의존하는 환자를 관리하고 주시한다. 병동은 환자에게 **산소공급기**(oxygen concentrators)를 제공하고 산소를 공급한다.

2 외래 병동과 전문 병동 관계자

외래 병동과 전문 병동의 관계자는 미국의 주마다 다르지만 일반적인 병원 관계자는 주(州) 공인간호사, **상급전문간호사**(Advanced Registered Nurse Practitoner, ARNPs), 의료전문의를 들 수 있다. 병동은 의료기술자, 의료 보조, 전문의 과정을 밟고 있는 전공의를 고용하기도 한다.

3 외래 병동과 전문 병동에서의 절차

환자는 1차 진료 의사와의 의료 상담 후나 병원과 외래 병동을 전에 방문한 후 후속 상담을 받으러 오라는 지시를 받고 병동에 찾아 간다.

의료 직원은 환자가 병동에 도착을 알리고 나서 환자의 체중을 확인할 수도 있다. 의료 직원이 환자의 체중을 파악하려는 이유는 보통 다음 세 가지를 들 수 있다.

- 체중의 증가는 환자가 식욕을 되찾았다는 신호 혹은 회복의 신호가 될 수 있다. 정반대로 체중의 감소는 환자가 식욕을 잃었다는 신호가 될 수 있고, 결국 환자의 상태가 악화 되었음을 암시할 수도 있다.
- 체중의 증가는 환자의 몸에 수분이 과도하게 축적된 신호로 볼 수 있다. 이런 이유로 병동에서는 임신여성, 심장 질환 환자, 신장 질환 환자의 체중 확인을 다른 검사와 함께 한다.
- 의사는 환자에게 필요한 약의 양을 환자의 체중에 맞춰 계산한다. 작은 체구의 여성이 자신보다 훨씬 큰 체구의 여성에게 처방된 약의 양대로 복용하면 과다 복용하기 쉬울 수 있고, 여성에게 부작용이 더 많이 나타날 수도 있다.

병동에서는 환자의 체중 측정뿐 아니라 환자의 내력을 기록하고, 신체 검사와 통상적 검사도 할 수 있다(1차 진료 의사가 행한 절차와 거의 비슷함).

외래 병동 시설에서는 아래 검사를 할 수 있다.

- **영상 진단 검사**(Imaging)

X선 검사(x-rays), **자기공명영상**(magnetic resonance imaging, MRIs), **컴퓨터 단층촬영**(computed tomography, CTs), **양전자 단층촬영 검사**(positron emission tomography (PET) scans), **초음파**(ultrasound), **도플러 검사**(Doppler tests)

- **기관지 내시경 검사**(bronchoscopy), **대장 내시경 검사**(colonoscopy), **질 확대경 검사**(colposcopy), **위 내시경 검사**(gastroscopy), **눈 검사**(eye examinations), **폐기능 검사**(lung function testing), **청력 검사**(hearing testing) 등

특정 의학 분야와 자주 접하는 질환과 치료법에 대한 자세한 내용은 본서의 관련 장을 참조하기 바란다.

4 통역사와 번역사들께

병동(clinic)의 단어 번역은 쉽지 않을 수 있다. 일부 언어에는 '병동'이란 단어가 작은 병원을 뜻하는 다른 말에 불과하다.

일부 국가에서는 외래 병동의 개념 자체가 없다. 일부 국가에서는 대개 1차 진료 의사의 진료 의뢰서 없이 진료를 받을 필요가 있다고 생각하는 민간병원의 전문의를 직접 찾아간다. 가끔 환자는 복용해야 할 필요가 있다고 생각하는 약(항생제 포함)을 약국에서 스스로 구입하는 경우도 있다. 일부 국가에서는 1차 진료 의사가 1차 진료를 담당하는 의료 체계를 따르지 않아 외래 병동으로 환자의 진료를 의뢰하는 개념을 전달하기 쉽지 않을 수 있다.

"**외래 환자**(outpatient)"라는 단어도 오해를 불러 일으킬 수 있다. 외래 환자는 말 그대로 집에서 병원으로 찾아온 환자로, 병원에서는 환자의 내력을 기록하고 환자를 검진하고 검사한 후 집으로 보낸다(후속 상담 예약 유무 무관). 외래 환자는 병원에 입원하지 않은 환자를 뜻한다. 외래 환자는 병원에 입원을 하게 되면 바로 입원 환자가 된다.

입원 환자는 병원의 특정 의료과의 보호 아래 최소한 하룻밤 이상 입원하는 환자를 지칭한다. 담당 의료과는 환자를 치료한 후 퇴원 허락과 동시에 환자를 1차 진료 의사의 보호로 돌려 보내는 책임을 맡는다.

'당일 입원 환자'는 특정 시술만 받기 위해 병원을 방문해 당일만 입원하는 환자를 일컫는다.

환자와 통역사는 전문의를 만나기 전 대기실에서 꽤 오랜 시간 기다려야 할 수도 있다. 통역사는 통역 업무를 맡을 때 이 점을 고려해야 한다. 환자가 전문의가 아닌 전공의로부터 진료를 받는 경우가 흔하다. 환자를 보는 의사들은 환자의 상태를 전문의와 상의해야 할 때도 있는데, 이 모든 시간도 환자와 통역사의 병원 대기 시간에 포함된다.

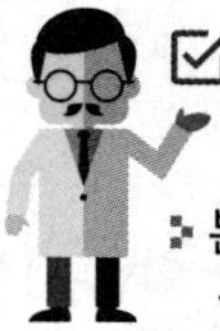

☑ 요약

- 본장에서는 외래 병동과 전문 병동에 대해 알아 보았다.
  - 다른 전문분야(의료, 수술, 가족, 사회, 정신 건강)
  - 병동에서 일하는 의료 관계자
  - 시술과 진단을 위한 통상적 검사

제6장

병원

Hospitals

통역사는 환자가 병원에 입원했을 때와 입원 수속을 밟을 때 처음 병원으로 호출되는 경우가 많다. 본 장에서는 미국의 의료 체계가 지속적으로 변화한다는 점을 고려하여 매우 일반적인 정보만 실었다. 그런데 미국 병원 체계의 기원은 대부분 영어 사용 국가들처럼 영국에서 추적할 수 있다. 일부 전문가들(cf. Risse 1999; Wall, n.d.)은 북서 유럽과 북미 내에 있는 국가에서 병원 문화의 기반을 넓게 살펴보면 다음과 같다고 묘사한다.

- 환자의 격리: 중세 유럽 때부터 행해진 관습으로 아픈 사람은 병원(영어 단어 'hospitals'의 어원은 게스트 하우스(guest houses)임)에 격리되어 남녀 종교인이나 수도자들로부터 보살핌을 받았다.
- 의과학적, 생체의학적 접근: 진단과 치료는 과학적 근거를 바탕으로 이루어지고 문화적 신념을 참작하지 않는다.
- 환자 위주의 접근: 의료진은 환자의 가족보다 환자 개인에게 집중한다.

환자를 돌보는 기준과 의료 직원의 직업 윤리 측면에서는 모든 병원이 일관

되고 한결같다고 기대할 수 있음을 강조할 필요가 있다. 하지만 앞서 살펴본 세 가지 측면은 나라마다 상이하게 나타나 문화 간 문제를 초래할 수 있고, 그 문제는 통역사에게 영향을 미칠 수 있다. 그래서 그 문제에 대해 앞으로 더 깊이 토론할 것이다.

1 환자의 격리

서양 문화에서 환자를 병원에 격리시켜 의료전문가의 치료를 받게하는 경향은 특이하다고 볼 수 있다. 헬먼(Helman 1990, p. 70)은 환자가 가족과 지역 사회로부터 지속적으로 정신적 지지를 받는 환경에서 떨어져 한 번도 만난 적 없는 치유자의 돌봄을 받는다고 서술한다. 대부분 서양 국가에서는 사랑하는 사람과 함께 병원에 가서 한 번에 두 명의 방문자로 한정된 면회 시간에만 병원에 머물고, 환자를 돌보는 일이 직업인 병원 직원들이 자신이 사랑하는 사람을 잘 돌볼 것이라는 믿음을 가지고 병원을 떠난다. 간호사는 환자를 보살피는 자신의 업무를 수행하는 데 방해 받지 않기 위해 환자의 가족들이 면회 시간에만 병원을 방문하기를 바란다. 다만 소아과 전문 병원은 예외로 아이의 부모를 의료 팀의 구성원으로 보고 부모가 아픈 아이와 24시간 같이 지내는 경우가 많다.

병원에서 환자를 격리하고 전문의의 보호 아래 두고 오는 경향은 모든 나라의 공통된 현상은 아닐 수 있다. 아픈 친척을 병원에 혼자 두고 오는 행동은 여러 나라에서 온 새 이민자들 입장에서 보면 사회적으로 용납될 수 없다. 나이 든 부모를 병원에서 홀로 밤을 지내게 한 자식은 불효라고 손가락질 받을 것이다. 이런 이유로 일부 문화 출신 보호자는 환자를 돌보기 위해 환자와 함께 지내게 해 달라는 요구를 병원에 할 수도 있다. 환자의 격리가 용인된 규범이 있는 의료 체계에서는 이런 요구가 오해받을 수 있다.

2 의과학적 접근

대부분 서양 국가에서 질병의 진단은 과학적 증거를 바탕으로 이루어진다. **의과학**(medico-scientific)이란 단어도 의료진이 과학적 증거를 바탕으로 환자의 치료를 처방함을 의미한다. 제3장에서 언급했듯이 환자의 태도는 상이한 문화와 종교적 신념 체계에서 비롯된 갈등, 상호 간의 오해나 불신을 불러 일으킬 수 있다. 일부 이주민은 질환이 생기면 자가 진단하고 자가 치료까지 할 지도 모른다. 이런 환자는 자신만의 신념을 바탕으로 몸이 어떻게 작동하는지 자가 진단을 내린다. 마찬가지로 그들이 선택한 치료법은 과학적으로 입증되지 않은 통속 신앙과 민간 요법(Helman 1990; Jackson 2006; Camplin-Welch 2007)에 근간을 두었을 수 있다. 환자는 처음 선택한 요법으로 원하던 효과를 얻지 못하면, 약초상, 재래신앙에 따라 치료하는 사람, 투시력자, 주술사와 같은 다양한 대체 치유자에게 도움을 요청할 수 있다. 환자는 보통 의학적 치료를 최후의 수단으로만 여긴다.

환자가 병원에서 진단을 받고 대체 치유사를 찾아 병원을 떠나는 일은 아주 흔하게 발생한다. 일부 안타까운 경우는 환자의 대체 치유법이 실패해 병원으로 돌아올 때이다. 병원 직원은 환자가 다양한 문화적 신앙과 통속적 신앙때문에 고질적인 문화적 신념이 배여 있는 대체 치료법을 강구한다는 자체를 이해하기 힘들 수 있다. 그래서 통역사는 이 때 병원 직원에게 문화 연결 역할을 하며 문화에 대한 설명을 해주어야 할 수도 있다.

3 환자 위주 접근

서양 사회에서는(cf. Hofstede 1980) 대부분 환자가 어떤 질환이 있다고 의사에게 말한다. 의사는 치료법을 설명한 후, 제시한 치료법에 대한 결정권을 환자에게 주고 일반 시술이나 자칫 위험할 수 있는 시술을 하기 전에는 환자의 동의

(사전 동의서)를 받을 것이다.

반대로 일부 다른 사회에서는 환자 가족이 환자에게 최선이 무엇인지 이미 먼저 결정해 놓고 정작 환자 자신은 자기가 어떤 질환을 앓고 있고 무슨 상황에 처해 있는지 나중에야 알게 되는 것이 용인된 절차일 수 있다. 한 태평양 섬의 주민 지원단체 직원은 암을 이겨낼 수 있는 근원적 수술이 필요했던 한 섬 출신 젊은 여성의 경우를 이야기했다. 그녀의 가족들은 수술 계획 소식에 격분해 재래신앙에 따라 치료하는 사람의 도움과 조언을 구하러 가겠다고 고집했다. 여성은 자신이 원하던 치료를 받기 위해 가족들을 피해 숨어야 했다.

이런 상황은 갈등과 오해를 불러 일으킬 수 있고, 가족들이 통역사에게 실제 진단 내용을 환자에게 통역하지 말라는 부탁을 하며 압박을 가할 수 있다. 가족들은 통역사에게 통역사 윤리강령을 위반하라는 요구를 하지 말고 통역사를 통해 의료진을 찾아가야 한다.

4 병원 직원

병원의 일부 공간에서는 간호사, 의료진, 기술 지원 직원 모두 파란색이나 초록색 복장, 혹은 일반 복장을 똑같이 하고 있어 누가 누군지 분간하기 어려울 수가 있다. 이런 경우 통역사는 누구와 같이 일을 하는지 알기 위해 명찰을 주의 깊게 살펴야 한다. 입원병동 환경에서는 수간호사가 통역사 담당일 경우가 많고, 병원 내 외래병동에서는 접수 직원이 통역사 담당자이다.

5 간호사

미국에서 활동하는 통역사는 다양한 간호사와 함께 일하게 될 것이다.

- **공인간호보조원**(Certified Nursing Assistants, CNAs)

몇 개월 교육을 받고 보통 변기 치우는 일과 같이 직접 환자를 돌보는 기본 업무를 수행한다.

- **간호조무사, 공인실무간호사**(Licensed Practical Nurses, LPNs), **공인간병전문간호사**(Licensed Vocational Nurses)

1년 정도의 교육을 받고 **공인간호보조원**(CNAs)의 모든 업무와 정맥 주사 놓기, 일반 주사 놓기, 환자 경과 평가와 같은 고차적 간호 업무를 수행한다.

- **공인간호사**(Registered Nurses, RNs)

2년 과정 학위(Association of Science in Nursing, ASN)나 4년 과정 학위(Bachelor of Science in Nursing, BSN)를 취득하고, 하차적 간호 직원 업무와 간호사 지도, 의료기기 작동, 약 처방, 수술 보조, 치료 계획 관리 같은 더 고차적 업무도 할 수 있다.

- **상급실무간호사**(Advanced Practice Registered Nurses, APRNs)

상급 학위 취득 간호사로 진료 특정 분야를 전문으로 한다. 상급 공인간호사로는 마취과 전문공인간호사(Certified Registered Nurse Anesthetists, CRNAs), 조산과 전문공인간호사(Certified Nurse Midwives, CNMs), 전문 공인간호사(Advanced Practice Nurses, APNs), 정신과와 정신건강 전문공인간호사(Certified Nurse Specialists for Psychiatric/Mental Health, CNS/PSYCH), 상급전문간호사(Advanced Registered Nurse Practitioners, ARNPs)를 들 수 있다. 상급실무간호사(APRNs)는 대개 어느 정도 독립적으로 일하면서 의사의 간접 지도 하에 환자를 진료한다.

- **임상 간호사**(Nurse practitioners, NPs)

최소 학사 학위를 취득한 후 석사나 대학원 과정도 취득한 간호사로 '상급전문간호사(ARNPs)'라고도 불린다. 또한 약 처방과 병원에 환자의 진료 의뢰하고, 환자를 병원 입원시킬 수 있는 권한이 있어 보통 의료진과 비슷한 업무를 한다.

- **조산사**(Midwives)

여성의 임신 기간, 출산, 출산 후에 여성을 지도하도록 교육 받은 진료인력이다. 미국에서는 조산사의 교육 프로그램과 조산사의 업무 범위를 결정하는 법률이 주마다 다르다.

- **개인간호사**(Private nurses, Private duty nurses)

개인 환자를 돌보고 보통 진료 때마다 요금을 청구하는 제도를 채택한다. 이런 간호사는 특정 질병을 전문으로 다룰 수도 있다.

- **노인병 전문간호사**(Geriatric nurses)

노인 환자의 진료를 전문으로 하는 공인간호사이다.

- **방문간호사**(Visiting nurses)

공중보건 기관과 병원에 소속되어 공중 위생을 장려하고, 특히 환자의 집을 방문해 환자의 주치의가 권고한 치료를 한다. 이런 간호사를 공중보건 담당 간호사(Public health nurses)라고도 한다.

6 의료진

통역사는 의대를 아직 졸업하지 않은 의대생과 최근 자격증을 취득한 의사, 전문의, 자격을 갖춘 전문의와 같은 다양한 수준의 의사와 함께 일하게 될 것이다.

미국에서 최근 자격증을 취득한 의사는 선택 전공 분야에 따라 **전공의**(resident)로 3년~8년의 교육을 받는다.

전공의의 첫 과정을 **수련의**(intern)라고 한다. 전공의는 병원 교육 과정에서 외래 환자를 많이 진료하고 입원 환자 진료를 거의 도맡아 보는데, 항상 **담당의**(attending physician)라고 불리는 선임 의사의 지도하에 진료가 이루어진다. 전공의는 팀을 이루어 일을 하고, 전공의 때 폭넓은 분야를 접하기 위해 보통 여러 분야에서 교대 근무를 한다. 입원 병동 소속 담당의는 전공의 한 팀과 함께 일하며 전공의의 업무를 지도하고 일을 하면서 전공의를 가르친다. 외래 병동에서는 한 전공의가 한 담당의와 팀을 이룰 수도 있다.

입원 환자는 **입원 환자 전문의**(hospitalists)도 보게 될 것이다. 입원 환자 전문의는 위독한 입원 환자의 진료를 전문으로 한다. 의사의 전공 분야는 **종양학**(oncology)과 같은 질병, **위장학**(gastroenterology)과 같은 장기 체계, **노인병학**(geriatrics)과 같은 연령 집단이 아닌 진료의 위치(병원)에 중점을 둔다.

7 전문의

전문의(Specialists)는 특정 전문 분야에 여러 해 교육 지도를 받아 특정 분야 지식을 갖추고, 특정 전문의 학회(미국 산부인과 이사회(the American Board of Obstetrics and Gynecology)등)의 회원들로부터 전문의로 인정받은 의사이다.

8 병원 직원

입원 수속 직원(Admitting Staff)은 입원 부서나 접수계에서 일한다. 입원 수속 직원은 입원에 필요한 정보의 수집과 기록을 책임진다. 입원 수속 직원은 환자에게 건강보험, 인종, 선호 언어 및 여러 인구통계 관련 내용을 물어 볼 것이다.

사제(Chaplain)는 대부분의 병원에서 근무하는 성직자(임명 유무 포함)다. 사제는 다양한 신념과 신앙을 가진 환자들에게 영적 간호를 한다. 사제는 병원 직원으로 일 하거나 병원에서 부르면 오는 형태로 일을 할 수도 있다.

9 의료 직원

- **영양사**(Dietitian): 병원의 영양과에서는 모든 환자의 식사를 준비한다. 하지만 영양사는 특정 환자들의 의학적 질환에 특별히 맞춘 개별 식사 준비를 책임진다.
- **모유수유 상담원**(Lactation Consultant): 보통 간호사나 조산원이고, 모유 수유하는 산모를 책임지는 특수 업무를 맡고 있다.
- **작업치료사**(Occupational Therapist, OT): 빨래, 목욕, 샤워, 옷 입기, 옷 벗기, 식사 준비, 화장실 가기 등의 자기 스스로 돌보는 일과 일터 활동을 포함한 일상 생활 업무를 환자가 할 수 있게 도와 주도록 교육받은 의료 종사자이다. 작업치료사는 지지대, 휠체어용 램프, 핸드 레일과 같은 적응 기구를 제공하는 일도 한다. 지역사회에서 일하는 작업치료사는 승강 좌변기, 욕조에 놓는 널빤지, 휠체어용 램프, 벽에 핸드레일을 설치하는데 대해 조언을 할 수 있다.

- **약사**(Pharmacist): 병원 소속 약사는 약 재고를 점검하고, 환자의 약 차트를 주시하고, 입원 환자에게 줄 약 재고가 있음을 간호사에게 확인 시켜 준다. 여러 병원에서는 외래 환자를 위한 약국도 있어 퇴원한 환자와 병원의 외래 병동을 찾은 환자가 그 약국을 이용한다.
- **물리 치료사**(Physical Therapist): 환자가 수술 후나 뇌졸중과 같은 심각한 질환을 앓은 후 환자의 몸의 움직임을 돕도록 교육받은 의료 종사자이다. 물리 치료사는 수술 후 환자가 심호흡 연습하는 일을 돕도록 호출 받을 수도 있다.
- **언어치료사**(Speech Therapist): 보통 뇌졸중과 두뇌 손상과 같은 생리적 사건 이후 정상적인 구두 의사소통에 문제가 있는 환자를 치료하는 전문가이다. 언어치료사를 언어 병리학자(Speech Pathologist)라고도 한다. 제13장도 참조 바란다.

- **사회 복지사**(Social Worker): 질환이나 장애로 인해 사회, 가정, 재정적 문제가 있는 환자를 돕도록 특별히 교육 받은 전문가이다.

10 병원 절차

병원을 처음 찾은 사람은 병원 절차가 당황스럽고 혼란스러울 수 있는데, 진료국가에 새로 온 이민자에게는 더욱 그럴 수 있다. 병원 절차는 나라마다, 병원마다 상이하다. 또, 각 부서와 입원 병동마다 절차가 따로 있을 수도 있다. 본서에서는 통상적 절차에 대해 아주 대략적인 개요만 소개할 것이다.

11 입원

11.1 종류 - 응급입원과 예약입원

환자가 시급히 처치를 요하는 응급 증상이 있으면, 환자는 구급차에 실려 병원 **응급실**(Emergency Department, often called the Emergency Room or "ER")로 옮겨질 수 있다. 응급실에서는 실려온 환자를 안정시켜야 한다. 안정화는 환자의 상태가 더 나빠지지 않게 하는 일을 말한다. 그리고 나서 환자는 치료 후 집으로 보내 지거나, 계속적인 치료를 위해 입원할 수 있다.

응급입원은 통역사, 환자, 환자의 가족들에게 스트레스를 가중시킬 수 있다. 통역사는 응급입원인 경우 밤낮을 가리지 않고 호출될 수 있다. 통역사는 자다가 깨어 정신이 몽롱하고 잠이 덜 깬 상태로 병원에 도착한 와중에도 모든 내용을 매우 정확하게 통역해야 한다. 또, 환자와 환자의 가족들은 아주 긴장하고 예민한 상태라 통역사가 침착한 상태로 통역에 집중하기 어려울 수 있다. 더욱이 통역사는 통역 업무와 통역 중 예기치 못하게 나올 용어에 대해 준비할 시간과 기회가 없을 수 있고, 환자와 환자 상태에 대한 배경 정보도 거의 모를 수 있다.

하지만 통역사가 환자와 환자 가족들에게 모든 질문을 아주 정확하게 통역하는 것이 필수적이다. 통역사는 일부 경우에 의료진이 특정 비언어적 단서를 이해하지 못해 전반적인 내용을 이해하지 못하고, 결국 정확한 진단을 못할 수 있음을 알아차릴 수 있다. 통역사가 이 때 문화 연결 역할로 의료전문가에게 특정 비언어적 표현에 대해 해명하는 일도 중요하다.

예약입원의 경우에 환자는 특정 시술과 검사를 위해 정해진 날에 병원에 오라는 연락을 미리 받는다. 예약입원은 대체로 통역사와 환자에게 스트레스를 덜 준다. 통역사는 언제 환자가 입원하고 입원하는 원인을 미리 연락 받을 수 있어 보통 면담을 위해 미리 준비할 수 있는 시간이 있다. 마찬가지로 환자는 입원을 좀 더 준비할 수 있어서 스트레스를 덜 받을 수 있다.

12 입원 과정

환자가 예약입원에 맞춰 입원 병동에 도착하면 간호사는 사용할 침대와 옷과 소지품을 보관할 장소로 환자를 안내할 것이다. 간호사는 환자에게 일부 입원 절차를 설명하고 병실 배치도를 보여 줄 수 있다. 그 후 간호사는 비교를 위해 체중, 신장, 혈압, 체온, 호흡율, 심박수, 맥박 등의 기준기록을 한다. 기준기록을 위한 추가 검사는 병동의 종류와 환자의 상태에 따라 **최대 호기량 측정기**(peak flow meters), **심전도**(electrocardiogram, ECG), **혈당 수치**(blood glucose reading) 검사를 들 수 있다. 간호사는 차트에 검사 결과를 기록할 것이다.

간호사는 이어서 간호력 기록을 할 수 있다. 질문은 대개 환자의 정신과 신체 상태에 초점을 둔다. 간호사가 환자의 입원 이유, 입원에 대한 생각, 삶의 걱정과 스트레스(직장, 보조금, 집에 두고 온 어린 아이들, 인간 관계 문제 관련 걱정), 보호자의 유무, 종교와 문화적 신념, 환자가 특별한 요구와 습관을 확실히 알고 있는지 확인하는 것이 중요하다. 간호사는 환자에게 요리, 집안일, 정원일 등의 일상 생활 활동을 아직 할 수 있는지 물어볼 것이다.

병원에서는 물품의 도난과 손상의 책임을 지지 않기 때문에 환자에게 입원 시 보석, 노트북, 휴대폰과 같은 귀중품을 가지고 오지 말라는 지시를 한다.

간호사가 간호력 기록을 마취면, 의료진은 환자를 보러 올 수 있다.

13 환자에게 병원에서 가장 중요한 곳

- **간호사실**: 간호사실은 간호사가 환자의 기록을 보관하는 중심 지역이다. 의료진은 여기 와서 환자에 대한 기록을 할 수도 있다.
- **병실**: 병실은 1인실, 2인실, 4인실 이상일 수 있다. 병실은 자물쇠가 달린 개인 물품 보관함이나 바퀴가 달린 침대 옆 탁자가 있고, 의자 몇 개와 옷장도 있다. 화장실과 샤워실은 보통 다른 환자들과 같이 써야 한다. 일부 병실에는 변기 의자(변기 겸용 의자)를 갖추고 있다.

14 퇴원

의료진은 환자의 입원 기간이 끝나면 퇴원 날짜와 방식을 결정할 것이다. 환자는 거의 대부분 집으로 퇴원하여 1차 진료 의사로부터 후속 진료를 받는다. 일부 환자는 해당 외래병동 의사로부터 후속 진료를 받거나, 방문 간호사를 보라는 진료 의뢰서를 받을 수 있다.

통역사는 약, 식단, 후속 진료, 일상 생활 활동에 대한 퇴원 특별 지시사항을 통역할 필요가 있을 수 있다. 일부 환자는 무거운 짐 들기, 청소기 돌리기, 성생활같은 특정 일상 생활 활동을 피하라고 권고 받을 수 있다. 통역사는 환자의 건강을 위험에 빠뜨리지 않기 위해 그런 지시 사항을 당연히 정확하게 통역해야 한다. 이 때 다른 문화적 태도를 해명하는 일은 중요할 수 있다. 일례로 일부 문화에서는 아프다는 말과 운동을 해야 한다는 말을 같이 들으면 양립할 수 없다고 판단할 수가 있다. 통역사는 문화 연결 역할로 의료전문가 관계자에게 그 내용을 해명하고, 환자의 언어로 그 내용 통역도 할 필요가 있을 수 있다. 통역사가 잠재적 문제를 의료전문가에게 알리면, 의료전문가는 그 문제에 대해 환자에게 이야기할 수 있다.

15 재활

재활은 병원과 지역사회 환경 모두에서 의료 치료의 중요한 부분이다. 재활은 환자, 서비스 사용자, 가족 간병인이 일상 생활 측면에서 가장 연관 있다고 여기는 개인 자율성을 회복시키는 과정(Sinclair & Dickinson 1998, p. 27)이라고 정의된다. 재활은 일반적으로 개인의 신체와 정신적 자립, 안정, 삶의 질에 중점을 둔다. 이 절에서는 노인 환자가 **기종**(emphysema) 같은 만성 질환과 **뇌졸중**(stroke)이나 수술 후 나타날 수 있는 신경학계 증상과 관련해 장기간 재활이 필요한 경우가 흔한 까닭에 **노인병학**(geriatrics)도 다룰 것이다.

통역사는 **심근경색**(heart attacks), **심장재활**(cardiac rehabilitation), **뇌졸중**(strokes), **척수외상**(spinal cord injuries), **신경재활**(neurological rehabilitation)을 앓는 환자의 회복을 돕고, 장기 장애로 고통받는 환자와 암 수술 후 회복 중인 환자를 진료하는 의료전문가와 함께 일할 수 있다. 브래돔(Braddom 2011)은 다양한 환경에서 이루어지는 재활치료를 잘 요약했다.

재활치료사와 노인병 전문 센터에서의 통역은 주로 정확한 정보 교환에 중점을 둔다. 의료전문가는 보통 환자의 요구와 목표를 평가하는 것을 시작으로 환자가 현재 할 수 있는 일과 하고자 하는 일을 알아볼 것이다. 치료사는 평가 후에 치료 계획을 시작하고, 환자와 환자의 가족들과 이를 상의하고 싶어 할 것이다.

16 의료전문가

- **입원 환자 전문의**(Hospitalists): 병원에 주재하면서 1차 진료 의사 대신 병원에 입원한 환자의 진료를 책임지는 의사이다.
- **중환자 전담 전문의**(Intensivist): 보통 중환자실에 있는 위독한 환자의 진료를 전문으로 하는 의사이다.
- **노인병 전문의**(Geriatrics): 노인의 건강을 전문으로 하는 의학 전문의이다.
- **작업치료사**(Occupational Therapist, OT): 근육 질환을 치료하는 교육 과정를 마친 의료전문가이다. 제6장과 제21장도 참조하기 바란다.
- **언어치료사**(Speech(Language) Therapist): 관련 내용은 제13장을 참조하기 바란다.
- **족병**전**문의**(Podiatrist): 발, 발목, 하퇴(下腿)부위 질환의 평가 및 치료와 발과 발목 수술을 전문으로 하는 의료전문가이다.
- **영양사**(Nutritionist): 영양과 식단을 지도한다.
- **영양사**(Dietitian): 공인 영양사와 자격증을 딴 영양사가 있고, 식단과 영양을 지도한다.

17 물리치료

물리치료사는 근육 질환을 치료하는 교육 과정을 마친 의료전문가로 환자의 상태를 평가한 후 여러 치료법을 사용해 환자를 도와줄 수 있다. 재활 물리치료는 보통 환자의 힘, 지구력, **가동범위**(range of motion, ROM)를 향상시키는 운동을 통해 이루어 지고, 걷는 데 도움을 주는 목발과 보행기를 사용해 걷기, 휠체어 사용법, 휠체어에서 침대, 변기, 자동차로 옮기는 방법을 환자에게 가르친다. 다른 치료법으로는 운동, 전기자극, 마사지, 테이핑, 붕대 감기, 열기나 냉기 가하기를 들 수 있다.

물리치료사는 환자에게 특정 운동을 하라는 지시를 하고 일부 움직임을 행할 때 통증이 있는지 물어볼 수 있다. 물리치료사는 환자에게 **구부리고**(flex/bend) **뻗으라고**(extend/stretch) 지시할 수 있다. 물리치료사는 구부리고 뻗으라는 용어를 직접적으로 쓰지 않고 다음과 같이 지시한다. "**발가락을 구부리세요**(Curl up your toes)", "**주먹을 쥐세요**(Make a fist)", "**제 손을 잡고 힘껏 꽉 쥐세요**(Grab my hand and squeeze as hard as you can)"

18 작업치료사

작업치료사는 병원, 요양소, 지역사회 내 다양한 장소에서 의뢰인들과 일할 수 있다. 작업치료사는 의뢰인이 일상 생활과 일 환경에서 업무 수행 능력을 향상시키도록 도와주는 일을 목표로 한다. 의뢰인의 집에 찾아가는 작업치료사는 의뢰인의 일상 생활 활동을 돕기 위해 기구 및 장비 설치를 권장할 수 있다. 장비로는 의뢰인이 휠체어로 집을 나갔다 들어올 수 있게 하는 램프, 승강 좌변기, 욕조에 놓는 널빤지, 샤워 의자, 미끄럼 방지 매트, 핸드레일을 포함한다.

19 통역사와 번역사들께

통역 시 제공되는 정보는 환자의 치료에 영향을 미칠 수 있기 때문에 통역사가 모든 질문과 대답을 정확하게 통역하는 것이 중요하다. 일례로 간호사는 전공의, 담당의, 병원 소속 외과의사, 영양사, 공중보건 담당 간호사, 상담 전문가, 당뇨 교육 간호사, 물리치료사 등의 의료전문가와 자주 연계해 일을 함께 한다. 적절한 치료가 계속될 수 있도록 이런 모든 통역에는 필요한 모든 정보를 다 포함시키는 것이 중요한다.

저자는 수술 부서와 의료 부서에 대한 간단한 이야기로 본 장을 마무리 하고자 한다. 저자는 많은 의료통역 학생들이 **의료적**(medical)이라는 말의 이중적 의미에 익숙하지 않음을 알게 되었다. 병원에서 보통 **의료적**(medical)이라는 말을 **수술적**(surgical)의 반대 뜻으로 사용한다. 수술적 치료는 수술이고, 의료 적 치료는 약, 관찰, 운동, 안정과 같은 비수술적 치료 방법을 포함한다.

20 영한 용어사전

activities of daily life(ADL)	일상 생활 활동
acute admission	(영국, 호주, 뉴질랜드) 응급 단기 입원
admission to hospital	병원 입원
admissions	입원
Admitting Clerk	입원 담당 직원
Advanced Practice Registered Nurse(APRN)	상급실무간호사
baseline recordings	기준기록
booked admission	예약입원
Chaplain	사제
checkup	(건강)검진
family room	가족방
Dietitian	영양사
discharge	퇴원
District Nursing Service	지역 간호 서비스
emergency admission	응급 입원
Emergency Department	응급실
Emergency Services	응급 서비스
Geriatric Nurse	노인병 전문 간호사
Geriatrician	노인병 전문의
Hospitalist	입원 환자 전문의
Intensivist	중환자 전담 전문의
tests; lab tests	검사; 실험실 검사
Lactation Consultant	모유수유 상담원
Licensed Practical Nurse (LPN)	공인실무간호사
medical records	의료 기록
medical ward	의료병동
Nurse Practitioner (Np)	임상 간호사

nursery	신생아실
nurses' station	간호사실
Nursing Assistant	간호 보조원
Nutritionist	영양사
Occupational Therapist (OT)	작업치료사
Orderly	잡역부
Outpatients' Clinic	외래병동
patient's room	병동
pharmacist	약사
physical examination	신체 검사
Physical Therapist; Physiotherapist	물리치료사
Podiatrist	족병전문의
Primary Care Physician (PCP)	1차 진료 의사
range of motion (ROM)	가동범위
Registered Nurse (RN)	공인간호사
scheduled admissions	예약입원
sluice room; utility room	의료폐기물 처리실; 다용도실
Social Worker	사회복지사
Speech Therapist; Language Therapist	언어치료사
sterile room; treatment room	무균실; 치료실
surgical ward	수술실, 외과병동
Visiting Nurse; Public Health Nurse	방문 간호사; 공중보건 담당 간호사
ward	-실[병동]
Ward Clerk	병동사무원

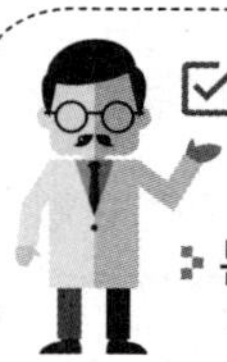

요약

- 본장에서는 병원 환경을 살펴 보았다.
  - 입원과 퇴원 절차
- 의료 치료, 간호, 보건 계열, 재활에 관여한 의료전문가

제7장

응급실

Emergency Departments or ERs

응급부서(Emergency Department, ED)는 보통 **응급실**(Emergency Room, ER)이라고 부른다. 일부 병원에는 인가를 받은 외상 센터가 있어, 고도의 전문 외상 의료진, 진단용 기구, 외상 전문 외과의사가 대기하고 있다. 이런 병원은 보통 중경상을 입은 환자를 실은 헬기가 착륙하는 헬기 이착륙장도 가지고 있다.

통역사가 응급부서에서 통역을 하게 되면 현실적 난관에 직면하게 된다. 응급실 통역에 난관이 발생하는 요인 중 하나는 정확성이 필수적인 통역에 통역사가 급하게 호출되어 준비할 시간이 거의 없거나 준비를 아예 못할 수 있다는 점이다. 통역사에게 할 수 있는 조언은 의사의 질문과 환자의 대답 모두를 그대로 통역하고 분명하지 않은 점은 해명을 요구하라는 것이다. 더욱이 통역사는 끔찍한 사고, 가정폭력 사건, 위급 의료 상황에 직면할 수 있다. 이런 상황에서는 보기 거북한 부상, 눈에 보이는 출혈, 스트레스를 많이 받고 있는 매우 아픈 환자와 그 상황에서 환자와 똑같이 스트레스를 받고 있는 환자 주위 친척들과 병원 직원들을 만날 수 있다. 그리고 통역서비스는 의사가 환자의 친구들과 가족들에게 환자가 죽었다는 이야기를 할 때도 필요할 수 있다. 의사는 "**환자가 사망하셨습니다**(He has passed on)", "**저희가 더 이상 할 수 있는 일이 없**

었습니다(There was nothing more we could do)", "**저희는 할 수 있는 모든 시도를 다 했습니다**(We tried everything we could)", "**아주 급작스러웠습니다**(It was very quick)"와 같은 표현을 쓸 수 있다.

응급실은 긴장감과 불안감으로 가득 차 있다. 그럼에도 불구하고 통역사는 냉정하고 차분하며 침착해지려고 노력해야 내용을 정확하게 통역할 수 있다. 정확성의 수준은 의료진이 일어나는 상황을 명백하게 파악하는 데 도움을 주어 결국 정확한 진단에 도달하는데 도움을 줄 것이다. 의료진이 정확한 진단을 내리면, 적절한 치료도 시작할 수 있다. 정확한 정보를 입수하지 않거나 정보가 통역사를 통해 잘못 전달되면 매우 안타까운 결과를 초래할 수 있다.

본장에서는 응급실에 입원하는 통상적 이유와 통상적 질문 중 일부를 보여줄 것이다. 통상적 시술과 검사도 살펴 볼 것이다. 이에 앞서 응급실에서 자주 보게 되는 일부 직원을 영어 알파벳 순서대로 열거한다.

1 응급부서 직원들

응급부서에서 처음 보게 되는 사람은 접수계 직원일 것이다.

입원 담당 직원(Admitting Clerk)은 임상의가 아니고, 환자가 병원을 찾은 이유와 건강보험 유무를 물어보며 환자를 등록한다. 미국에서는 모든 응급부서가 환자의 지불 능력이나 법적 지위에 관계없이 환자를 받도록 법적으로 규정되어 있다. 입원 담당 직원은 환자의 입원 내력도 확인할 것이고, 개인 의료 기록을 확인할 수 있다. 많은 병원에서는 이제 전자 환자 기록을 보관하고 있다. 환자 이름의 철자를 말할 필요가 있을 수 있다. 로마자를 쓰지 않는 러시아어, 중국어, 한국어, 아랍어, 힌디어로 통역하는 통역사는 환자의 이름을 표기할 때 주의해야 한다. 언어마다 여러 표기 체계가 있을 수 있고 환자 본인이 전에 입원했을 때 표기를 다르게 했을 수 있기 때문이다. 입원 담당 직원은 환자가 가슴통증, 호흡곤란, 출혈, 의식 불명의 증상을 보여 즉시 응급 처치가 필요하다고 판단되면 공인간호사를 부를 것이다. 입원 담당 직원은 환자에게 신원 팔

찌를 주고, 신원 팔찌는 보통 환자의 이름과 의료 기록 번호가 적혀 있는 손목 밴드 형태를 하고 있다.

- **응급실 영상 전문가**(Emergency Room Imaging Specialists): **자기공명 영상촬영**(MRI scan)과 **컴퓨터 단층촬영**(CT)을 책임 지도록 교육받은 직원이다.
- **수련의**(Intern)/**전공의**(Resident): 병원 체계에서 처음으로 전문 경험을 쌓는 의사이다. 수련의는 **담당의**(Attending Physician)에게 보고하고 스스로 확신이 서지 않는 내용을 담당의와 자주 확인한다.
- **방사선 촬영 기사**(Radiographers): X선 검사 장비를 다루는 특수 교육을 받은 의료직원이다. 방사선 촬영 기사는 X선 부서로 가지 못한 중환자의 X선을 찍기 위해 보통 휴대용 X선 장비를 들고 응급부서를 찾는다.
- **공인간호사**(Registered Nurse): **환자분류**(triage, 치료 우선순위를 정함)와 관찰의 경험이 있는 응급부서 소속 간호사이다. 간호사가 특수 외상 전문 간호사인 경우도 있다.
- **보안요원**(Security Guard): 격분하는 사람들과 술에 취해 난동을 부릴 수 있는 환자, 친구들, 가족들이 있는 응급부서에서 자주 볼 수 있다. 보안요원은 보통 진료시간 후에 접수계를 맡아주고 병원 시설을 찾는 방문자 등의 출입을 단속한다.
- **기술자**(Technicians, Techs): 많은 응급부서가 고용하고 있고 기초 응급처치 제공에 필요한 기술적 업무를 수행한다.
- **외상팀**(Trauma Team): 외상 환자를 전문적으로 다루는 의사와 간호사가 있는 특별 팀으로 많은 병원에 외상팀이 따로 있다. 외상 팀에는 **외상 전문의**(Trauma Specialist or Traumatologist, 외상외과 전문 의사)가 포함되어 있다.

2 응급부서 구역

- **구급차 구역**(Ambulance Bay): **응급구조원**(ambulance officers/paramedics)이 환자를 싣고 내리는 곳으로, 보통 들것을 이용한다.

- **칸막이실**(Cubicles): 환자 분류 구역에 침대와 산소 같은 장비를 갖춘 작은 공간으로 환자를 칸막이실에 격리해 둔다. 칸막이실은 벽이나 커튼으로 하나씩 분리되어 있다.
- **접수계**(Front Desk): 입원 담당 직원이 일하는 곳으로 보안요원도 이 곳을 지킬 수 있다. 응급부서를 찾는 모든 이는 접수계에 보고해야 한다. 통역사도 접수계에 도착을 보고해야 한다.
- **헬기 이착륙지**(Helipad or Helicopter Pad): 넓고 개방된 공간에 응급 헬기 서비스(**헬기수송**(MedEvac Helicopter)이라고도 함)가 이착륙하는 곳이다.
- **관찰실**(Observation Bay or holding bay): 환자에게 약을 주고 얼마동안 관찰하고, 의료진이 환자를 퇴원시켜 집으로 보낼지 다른 병동으로 옮길지 결정할 때까지 환자가 머무는 곳이다.
- **소생실**(Resus Room)에서 resus라는 말은 **소생**(resuscitation)의 약어로 말 그 대로 '**되살림**(bringing back to life)'을 뜻한다. 응급실에서는 중환자를 응급소생실로 바로 옮기고. 응급소생실에서는 환자를 안정(의사가 환자의 상태를 더 악화되지 않게 함)시키고 소생(의사가 환자를 살아 있게 하거나 소생시킴)시킨다. '**소생**(resuscitation)'의 과정은 **심장 마사지**(cardiac massage 및 호흡과 산소 조절(**심폐소생술**(CPR)), 환자에게 투여되는 액체, 혈액, 약을 조절, 환자의 심장 세동을 멎게 하여 심장 박동을 정상화 시키기도 하고, 환자에게 **인공호흡기**(ventilator or respirator), **호흡기**(breathing machine)를 적용한다.
- **환자분류 구역**(Triage area)에서 **환자분류**(triages)는 우선적으로 치료가 요구되는 환자와 치료를 즉시 받지 않고도 생존할 확률이 높은 환자를 분류하는 일을 말한다. 평가는 질병과 부상의 종류, 심각성, 치료를 위한 병원의 장비 유무를 기준으로 이루어진다.

  만약 병원 직원이 환자를 치료할 수 있는 장비가 없다는 결론을 내렸다면, 환자는 그 장비가 있는 다른 병원으로 이송될 수 있다. 이 때 환자는 구급차나 헬기로 이송될 수 있다.
- **대기실**(Waiting Room): 엄밀히 말해서 응급실 밖에 있는 구역으로 의학적 질환이나 수술적 질환의 위급 정도가 덜 한 환자가 앉아서 기다리는 곳이다. 환자는 자신

의 이름이 불려지면 환자 분류 구역에 가 먼저 진단을 받는다.

3 응급부서 입원

환자는 대개 **응급 서비스**(Emergency Services)에 응급 상황을 알리는 전화를 한 후 구급차에 실려 응급실로 오게 될 수 있다.

환자는 응급실을 스스로 찾아갈 수도 있고(진료 의뢰서 없이 환자 스스로 결정해 방문), 친구들이나 가족들이 데려와 응급실에 오게 될 수 있다. 일부 위급 환자는 응급실을 1차 진료 의사가 응급실에 진료 의뢰를 할 수 있고, 이 때는 1차 진료 의사가 환자의 병원 이송을 위해 구급차를 부를 수 있다.

응급실 직원은 스스로 응급실을 찾은 환자의 경우 환자의 질환이나 문제에 대한 배경 지식이 전혀 없을 것이다. 반대로, 응급실 직원은 1차 진료 의사의 진료 의뢰를 받아 응급실을 찾은 환자와 구급차 직원이 싣고 온 환자의 경우 환자가 도착하기 전 질환이나 내력을 미리 알고 있을 것이다. 일례로 1차 진료 의사는 **급성 가슴통증**(acute chest pain)이 있는 환자를 진료하고 환자가 **심근경색**(heart attack)을 앓고 있다고 의심되면 응급실 의사에게 전화를 걸고 간단한 진료 의뢰서를 작성한 후 구급차를 불러 환자를 싣고 응급실에 가도록 할 수 있다.

4 응급부서에 입원하는 통상적 이유 일부

응급부서에 입원하는 이유는 다음을 들 수 있다.

- 의료적 문제(medical problems): 4.1을 참조 바람
- 외상(trauma) (정형외과적 문제 (orthopedic problems) 포함): 4.2를 참조 바람
- 수술 처치가 필요한 경우(issues requiring surgical intervention): 4.3을 참조 바람

아래에서는 각 범주의 가장 통상적 질환을 의료적 문제 이름부터 열거한다.

4.1 통상적 의료적 문제(medical problems)

1) **과민증**(Anaphylaxis)과 **극심한 알레르기 반응**(severe allergic reaction)은 "알레르겐(allergens, 알레르기 유발 물질)"에 대한 반응으로 생명을 위협할 수 있다.

원인: 음식(해산물, 땅콩, 딸기, 초콜릿, 우유), 약, 벌침을 포함한 알레르기 유발 물질

증상: 몸이 지나치게 반응해 모든 혈관이 넓어지고 혈압이 급격하게 떨어지게 된다. 환자의 몸에 두드러기가 날 수 있고 환자가 의식을 잃을 수 있으며, 처치를 빨리 하지 않으면 심지어 죽을 수도 있다. 응급 서비스를 부를 필요가 있다.

응급부서에서는 다음과 같은 질문을 할 수 있다.

환자가 질문에 답할 수 없을 수 있으므로 목격자에게 질문을 할 수 있다.

- 무슨 일이 있었나요? 환자가 어디에(정원, 부엌, 식사하는 방) 있었나요? 환자는 무엇을 하고 있었나요? 환자는 무엇을 먹고, 마시고, 흡입하고 있었나요?
  What happened; where was the patient(garden, kitchen, dining room), what was the patient doing, what was the patient eating, drinking or inhaling?
- 환자에게 원래 알레르기가 있었나요?
  Does the patient have any known allergies?
- 알레르기가 환자의 가족력에 있나요?
  Do allergies run in the family?

치료: 환자의 혈압을 높이는데 도움이 되는 혈관을 수축시키는(좁혀주는) **아드레날린**(adrenaline)이 처방되는 경우가 거의 대부분이다.

2) **천식**(Asthma)은 아주 흔한 질환으로 특히 어린이에게 자주 나타난다. 천식은 **기관지**(bronchi, **호흡관**(breathing tubes))가 좁아져 환자가 숨을 내쉴 때(호기, 呼氣) 어려움을 겪는 질환이다. 천식 발작은 생명을 위협할 수 있다.

원인: 발작은 꽃가루, 먼지, 다른 알레르기 유발 물질을 들여 마시거나, 운동할 때, 감염되었을 때, 찬 공기를 들여 마실 때 촉발될 수 있다.

증상: 환자의 기관지는 유발 물질에 반응해 과민반응을 일으켜 좁아지고 점액을 분비한다. 그러면 환자는 숨을 내쉬기가 힘들어 지고, 숨을 내쉴 때 마다 천명(쌕쌕거리는 소리를 냄)이 있거나 기침을 할 수 있다. 어린이는 보통 기침을 많이 하는데, 특히 밤에 많이 한다.

응급부서에서는 다음과 같은 질문을 할 수 있다.

- 천식이나 건초열이 가족력에 있나요?
  Is there a family history of asthma or hay fever?
- 본인이 알레르기가 있으시거나 알레르기가 가족력에 있나요?
  Have you got any allergies or is there a family history of allergies?
- 발작을 유발시키는 것은 무엇인가요?
  What triggered (brought on) this attack?
- 전에 비슷한 발작이 있었나요?
  Have you had a similar attack before?
- 복용하는 약이 있나요? 있다면 무슨 약인가요?
  Are you on any medication? What?
- 최대 호기량 측정 검사(peak flow test, 손에 쥘 만한 크기의 장비인 최대 호기량 측정기로 환자의 최대 호기량을 측정)를 언제 마지막으로 했나요?
  What was your last peak flow (maximum amount of air the patient is able to breathe out, measured by a small hand-held device called a peak flow meter)?

치료: **기관지 확장제**(bronchodilators)라는 약을 사용해 기도를 열어준다. 기관지 확장제는 **흡입기**(inhalers)나 **분무기**(nebulizers) 형태로 처방될 수 있다(제18장 참조). 환자의 몸에 나타난 최악의 고비 상황을 이겨내기 위해 환자에게 **스테로이드**(steroids, **히드로코르티손**(hydrocortisone)) 정맥주사를 놓는다.

3) **기관지염**(Bronchitis)은 기관지(호흡관)의 염증이다(제18장, page 325-326 참조).

4) **가슴통증**(Chest pain)

주의: 가슴통증은 가슴에 통증을 뜻하므로 항시 그렇게 통역해야 한다. 가슴통증의 원인은 다양할 수 있어 '**심장통증**(heart pain)'으로 통역하면 절대 안 된다.

원인: 가슴통증은 아래에서 비롯될 수 있다.

- 위(stomach): 위산은 복장뼈 뒤가 화끈거리는 느낌을 초래할 수 있다.

이를 보통 **가슴쓰림**(heartburn)이라고 하고, 보통 **역류**(reflux)때문에 발생한다(아래 내용 참조).

- 식도(esophagus): 위산은 식도로 다시 올라 가 식도에 화끈거리는 느낌을 준다. 이를 보통 역류(reflux)라고 한다. 역류때문에 염증이 생기면, 의사는 이를 보통 식도염(esophagitis)이라고 부른다(식도에 생긴 염증).
- 늑골(肋骨)사이 근육: 기침을 심하게 오래 하거나 근육 파열이(라켓 경기 중) 원인이다.
- 폐: 흉막(胸膜, 폐 외곽을 둘러싸고 있는 막)에 생긴 염증이나 색전증(塞栓症, embolism, 매우 큰 혈전)이 원인이다. 호흡 관련 통증이 있을 것이다.
- 심근(心筋): 관상동맥이 좁아지거나 완전히 막혀 심근에 충분한 산소를 공급받지 못하면 가슴에 통증이 생기고, 턱, 목, 팔에도 통증이 퍼질 수 있다. 이를 협심증

(angina pectoris)이라고 한다.

응급부서에서는 아래의 질문을 할 수 있다.

- 통증이 언제부터 있었나요?
  When did the pain start?
- 복통이나 위궤양을 앓은 적이 있나요?
  Have you ever suffered stomach complaints or a stomach ulcer?
- 최근에 운동한 적이 있나요?
  Have you been playing any sports recently?
- 최근에 (가래 끓는)감기를 앓았나요?
  Have you had a (chest) cold recently?
- 기침을 많이 하나요?
  Have you been coughing a lot?
- 가래가 나오나요?
  Have you brought up any phlegm?
- 심장에 문제가 있었던 적이 있나요?
  Have you ever had any problems with your heart?
- 베개를 높게 베서 자거나 바로 앉아서 자야 하나요?
  Do you have to sleep propped up with pillows or sitting up in bed?
- 발목이 붓나요?
  Do you get any swelling of the ankles?
- 800미터 정도 걸으면 숨이 가쁘거나 가슴에 통증이 있나요?
  Can you walk half a mile without getting breathless or without getting pain in the chest?
- 계단을 오르면 숨이 가쁘거나 가슴에 통증이 있나요?
  Can you walk up the stairs without getting breathless/without getting pain in the chest?

- 심장 문제가 가족력에 있나요?
  Is there a family history of heart problems?
- 협심증을 앓은 적 있나요? 심근경색을 앓은 적 있나요?
  Have you ever had angina? Have you ever had a heart attack?
- 통증의 성격은 어떤가요? (둔한 통증, 찌르는 듯한 통증, 무거운 느낌의 통증, 누르는 듯한 통증, 가슴을 벨트로 쪼이는 듯한 통증, 계속되는 가벼운 통증, 매우 경미한 통증?)
  What is the pain like? (dull, sharp, heavy, crushing, like a belt around the chest? just a "niggling" pain or very slight pain?)
- 통증이 목이나 팔로 전달 되나요?
  Does the pain spread into the neck or arms?
- 심장 수술을 받은 적 있나요?
  Have you ever had surgery on the heart?
- 관상동맥 질환이(심근 자체로 이어진 혈관에 문제가 생김) 가족력에 있나요?
  Is there a family history of coronary artery disease (problems with the blood- vessels going to the heart muscle itself)
- 심장 약을 복용하나요? 약 이름은 무엇인가요? 복용양은 얼마인가요? 복용 횟수는 얼마인가요?
  Do you take any medication for your heart? What is it called? What dosage do you take? How often?
- 가슴통증을 완화시키는 약을 휴대하나요? 약 종류는 무엇인가요?
  Do you carry any medication with you to relieve pain in your chest? What type of medication is it?

약물요법: 위산을 중화시키기 위해 환자에게 제산제 같은 약을 처방할 수 있다. 더러는 환자에게 산소를 투여해 통증이 완화되는지 알아볼 수도 있다. 환자의 통증이 지속되면 환자 혀 아래에 특수 분무기를 뿌릴 수 있다. 분무기는 심근에 산소를 공급하는 **관상동맥**(coronary arteries)을 열어주는데 도움을 줄 수 있다.

검사: 의사는 환자에게 일부 검사를 받도록 할 수 있다.

- 흉부 X선 검사는 흉부 구조, 특히 심장과 폐를 보는 검사이다.
- 혈액검사는 감염의 징후와 심근 손상의 흔적을 보여준다.
- **심전도(EKG or ECG, Electrocardiogram)**는 심장의 전기적 활동을 확인하는 검사로 환자가 심근경색을 앓았는지, 앓고 있는지를 보여줄 수 있다.

5) **울혈성 심부전**(Congestive heart failure, CHF)은 심장이 혈액을 공급하지 못하는 질환이다. 의사는 심부전이라는 말을 절대 쓰지 않을 수 있고, 대신 이렇게 말할 수 있다. "**폐에 물이 찼어요**(You have some fluid in the lungs)", "**과량의 체액을 제거하기 위해 약을 드려야 합니다**(We need to give you something to get rid of some extra fluid)".

응급부서에서는 다음과 같은 질문을 할 수 있다.

- 밤에 바로 앉아서 자거나 베개를 높게 베고 자야 하나요?
  Do you have to sleep sitting up or propped up with pillows at night?
- 발목이 붓나요?
  Do you get swelling of the ankles?
- 밤에 소변을 자주 봐야 하나요?
  Do you frequently have to urinate or pass water at night?
- 격렬한 활동 후 숨이 차나요?
  Do you get short-of-breath on exertion?

약물요법: 소변양을 늘려 과량의 체액을 제거하는데 도움이 되는 이뇨제를 자주 처방된다. **이뇨제**(Diuretics)를 복용하면 심장이 몸 전체에 공급해야 하는 체액의 양이 줄어든다.

디곡신(Digoxin)은 심장의 펌프 기능을 강화시키기 위해 처방될 수 있는 약이다.

6) **만성 폐쇄성 폐질환**(Chronic obstructive pulmonary disease, COPD or chronic obstructive disease, CORD) 환자는 호흡 장애를 장기간 앓아서 기도가 막혀 호흡이 힘들고 호흡시 힘을 줘야 한다. 호흡 장애로는 **오랜 천식**(long-standing asthma), **만성 기관지염**(chronic bronchitis), **기종**(emphysema)을(더 자세한 내용은 제18장을 참조) 들 수 있다.

7) **피 토하기**(Coughing up blood)와 **각혈**(咯血, hemoptysis, hemo:blood; ptyo:to spit)

- 환자가 피를 토하는 이유는 매우 다양하다.
  기관지염(bronchitis), 폐농양(abscess in the lung), 결핵(tuberculosis, TB), 폐암(lung cancer)
- 결핵은 일부 국가에서 다시 나타나고 있다.

호흡 질환과 관련된 일부 통상적 질문과 검사는 제18장을 참조하기 바란다.

8) **뇌졸중**(Cerebro-vascular accident, CVA)은 뇌 혈관 관련 '사고'라고 할 수 있다(cerebro는 뇌를 뜻하고, vascular는 혈관과 관련된 이란 뜻이다). **뇌졸중**(stroke)은 뇌 일부에 공급되는 혈액을 막는 **혈전**(blood clot) 때문에 발생할 수 있다. 영향을 받은 뇌 일부는 산소가 없어 기능을 못하거나 제대로 기능을 하지 못할 것이다.

증상: **마비**(paralysis, 움직이지 못함), **불완전마비**(不完全痲痹, paresis, 완전한 마비는 아니고 약화된 상태의 마비), **실어증**(aphasia, 말을 못하고 이해도 못함), **시야가 흐릿해짐**(blurred vision), **반맹증**(hemianopia, 한쪽 절반이 보이지 않음)

응급부서에서는 다음과 같은 질문을 할 수 있다.

환자가 말을 못하거나 뇌졸중을 앓을 당시 기억이 없을 수 있기 때문에 환자의 내력을 친척들로부터 들을 필요가 있다.

환자의 친척에게 하는 중요한 질문:

- 환자가 흡연하시거나 흡연을 하신 적 있나요? 흡연량은 어느 정도 인가요(였나요)? 얼마 동안 흡연 중인가요(흡연 하였나요)?
  Does the patient smoke or has he ever smoked? How much? For how long?
- 환자가 미니 뇌졸중, 경고 증상이 나타나는 뇌졸중이라고도 하는 일과성 뇌허혈 발작을 앓은 적이 있나요? 일과성 뇌허혈 발작은 실제 뇌졸중과 비슷한 증상을 보이지만 증상이 오래가지 않는다.
  Has the patient ever had a TIA(transient ischemic attack), also called a mini-stroke or a warning stroke? The symptoms are similar to those of a real stroke, but do not last very long.
- 환자는 발작 전 팔다리를 움직일 수 있었나요?
  Was the patient able to move all his/her limbs before the attack?
- 환자가 얼마동안 의식을 잃었나요?
  How long was the patient unconscious?

환자에게 하는 질문:

- 의식을 잃었나요?
  Did you black out?
- 팔다리를 움직일 수 있나요?
  Can you move your arms/legs?
- 시야가 흐릿하게 보이나요? 제가 이 쪽에 서 있으면 보이나요?
  Do you have blurry vision? Can you see me if I stand on this side?
- 저리고, 얼얼하고, 찌릿찌릿한 이상한 감각 증세가 느껴지나요?
  Are you experiencing any abnormal sensations, such as numbness, tingling, pins and needles?

검사: (뇌) **컴퓨터 단층촬영**(CT scan)과 뇌 **자기공명 영상촬영**(MRI scan)

- 환자 눈에 빛을 비춰 동공의 반응을 살피는 검사
- 환자의 맥박, 혈압, 호흡수 확인

9) **당뇨병성 혼수**(Diabetic coma)는 혼수 상태에 빠지는 생명을 위협하는 질환이다.

당뇨병성 혼수는 혈당 수치가 매우 낮거나(**저혈당증**(hypoglycemia), hypo는 '아래'를 뜻하고 glyc-는 포도당, 설탕을 뜻하고, (h)emia)는 혈액 내를 뜻함) 혈당 수치가 매우 높아서(**고혈당증**(hyperglycemia), hyper-는 '**대단한**(super-)'와 같이 '너무 많은'을 뜻함) 나타날 수 있다. 환자가 의식을 잃기 때문에, 내력을 환자로부터 알아낼 수가 없다. 제24장도 참조하기 바란다.

응급부서에서는 친지가 환자와 함께 있으면, 다음과 같은 질문을 할 수 있다.

- 환자가 인슐린을 투여하거나 당뇨 약을 먹었나요?
  Does the patient inject insulin or did he take tablets for his diabetes?
- 환자가 평상시 양을 투여하거나 먹었나요?
  Did the patient take his normal dose this time?
- 환자가 평상시의 아침/점심/저녁/간식을 먹었나요?
  Did the patient eat his normal breakfast/lunch/dinner/snack?
- 환자에게 열이 있나요? 환자가 전염병/감기에 걸렸나요?
  Does the patient have a fever/infection/cold?
- 환자가 최근에 수술을 받았나요? 환자에게 스트레스 받는 상황이 있었나요? 환자에게 사고가 났었나요? 환자가 과도하게 운동했나요?(스트레스는 몸의 혈당 수치를 높일 수 있다)
  Has the patient just undergone surgery/been in a stressful situation/had an accident/exercised to excess? (Stress may raise the body's blood sugar levels)

치료: 환자가 저혈당 때문에 혼수 상태에 빠졌다면, 환자는 **포도당**(glucose)이나 **글루카곤**(glucagon)을 투여 받을 수 있다. **글루카곤**(glucagon)을 주사 투약하면은 혈당 수치를 빨리 높이는 효과가 있을 수 있다. 환자가 고혈당 때문에 혼수 상태에 빠졌다면, 환자는 **중탄산염나트륨**(sodium bicarbonate)과 인슐린을 투여 받을 수도 있다. 이런 치료법은 **대사성 산증**(metabolic acidosis)을 치료하기 위한 것이다.

응급부서에서는 환자가 혼수 상태에서 깨어나면 환자의 상태를 관찰하기 위해 병원에 입원시켜 다시 환자의 당뇨를 통제하려는 노력을 할 확률이 클 것이다.

10) **심근경색**(증)(Heart attack or myocardial infarction, MI)은 보통 관상동맥이 막혀 심근 일부에 혈액 공급이 완전히 중단되는 질환이다.

질문: 앞서 살펴본 **가슴통증**(chest pain)을 참조 바란다.

치료: 환자를 **관상동맥질환 전용 치료실**(Coronary Care Unit or CCU)으로 옮겨 병동에서 환자의 상태를 관찰한다. 병동에서는 환자에게 **심장감시장치**(heart monitor)를 설치하고 혈액검사를 자주 할 것이다. 혈압과 맥박도 자주 잴 것이다.

약물요법:

- 통증과 불안을 완화시키는 약
- **심실세동**(ventricular fibrillation)을 예방하기 위한 약(심실이 떨리기만하고 수축하지 못함). 혈류 내 과량의 체액을 제거하기 위한 **이뇨제**(diuretic)
- **항응고제**(anticoagulants, 혈전 방지제)
- 혈전을 용해하는 **혈전용해제**(thrombolytic)
- 심장 스트레스 호르몬의 영향을 줄이기 위한 **베타차단제**(beta-blockers)
- 정상 심장 리듬을 촉진하기 위한 **항부정맥제**(antiarrhythmic)
- ACE **억제제**(ACE inhibitors)와 **안지오텐신 수용체 차단제**(angiotensin recep-

tor blockers)와 같은 혈압과 혈량을 낮추는 약

11) **심부전**(Heart failure)은 앞서 살펴 본 **울혈성 심부전**(congestive heart failure)을 참조하기 바란다.

12) **심한 입덧**(임신오조, Hyperemesis gravidarum)는 임신 중 심하게 구토하는 질환으로 탈수와 전해질 손실을 초래할 수 있다.

응급부서에서는 다음과 같은 질문을 할 것이다.

- 음식과 물 종류를 먹고 토하지 않나요?
  Are you able to keep down foods and fluids?
- 지난 24시간 동안 얼마나 구토했나요?
  How much have you vomited over the last 24 hours?
- 소변을 아직 보나요? 소변 색깔은(어두운 색, 농도 진한 색, 연한 색) 어떤가요?
  Are you still passing urine? What color is your urine(dark, concentrated, light)?
- 두통이 있나요?
  Have you got a headache?

의사는 산모에게 탈수 증상이 있다고 판단되면 치료와 관찰을 위해 산모를 입원시킬 수 있다. 의사는 산모의 체액과 전해질 균형을 보충하기 위해 전해질 정맥 주사를 산모에게 놓을 수 있다.

13) **수막염**(Meningitis)은 뇌척수막을 둘러싼 막에 생긴 염증이다. 환자는 발열, 뻣뻣한 목, 심한 두통을 호소할 것이다. 원인은 세균성 감염과 심각한 바이러스성 감염이 있을 수 있다.

응급부서에서는 다음과 같은 질문을 할 수 있다.

- 스스로/환자의 체온을 재었나요? 체온은 몇 도 였나요?

  Have you taken your/his/her temperature? What was it?

- 오한이 났어요?(고온, 더웠다가 추웠다가 몸이 떨림)

  Have you had the chills? (high fever/feeling hot then cold and shivering)

- 구토했나요?

  Have you vomited at all?

- 경련/발작이 일어 났나요?

  Any convulsions/seizures?

- (환자가) 보통보다 더 짜증 냈나요?/아기가 보통보다 더 보챘나요?

  Have you (he/she) been more irritable than usual?

- 아기의 울음 소리가 평소와 같나요? 고음의 울음 소리가 나나요?

  When the baby cries does it sound normal? Any high-pitched cry?

- 기저귀를 갈 때 아기가 우나요?

  Does the baby cry when you change his/her diaper?

- 피부 발진이 나타 났나요?(수막염 발진)

  Have you noticed any blotches/red spots on the skin? (meningitis rash)

검사:

- **요추천자**(lumbar puncture or spinal tap, 골수에 세균의 유무를 검사)
- 뇌 **컴퓨터 단층촬영**(CT scan)

치료:

- 세균성 감염을 치유하기 위한 **항생제**(antibiotics)
- 경련을 중단시키는 약(**항경련제**(anticonvulsants))

14) **자연유산**(Miscarriage)은 임신 중 태아와 태반이 자궁에서 빠져 나와 출혈이 발생한다.

응급부서에서는 다음과 같은 질문을 할 수 있다.

응급부서에서는 질 출혈로 찾은 모든 여성에게 임신 중인지 물어 볼 것이다.

- 지난 생리의 첫 날은 언제였나요?
  What was the first day of your last period?
- 매스꺼움이 있나요?
  Have you been feeling nauseated?
- 유방을 만지면 아팠나요? 지금도 만지면 아픈가요?
  Have your breasts felt tender? Do they still feel tender now?

검사:
- **융모성 성선자극호르몬**(HCG, human chorionic gonadotropin), **임신 호르몬**(pregnancy hormone)을 확인하기 위한 혈액검사와 하복부 초음파 검사
- 질 검사

치료:
- **불완전유산**(Incomplete abortion): 태아가 죽어 자궁 밖으로 나왔거나 수정 내용물(태아와 태반 조직)이 아직 자궁 안에 있으면 **확장 및 소파술**(dilatation and curettage, D & C)이 필요할 수 있다. 의사는 여성에게 보통 전신 마취를 하고 여성의 자궁경부를 열어 자궁내막을 깨끗하게 긁어낸다. 남아 있는 수정 내용물은 감염, **포상기태**(molar pregnancy), 암 형태가 발생하는 위험을 초래한다.
- **완전유산**(Complete abortion): 태아가 죽고 스캔에서 자궁과 자궁경관이 비었다고 나오면 **확장 및 소파술**(dilatation and curettage, D & C)을 할 필요가 없을 수 있다. 혈액검사를 통해 **융모성 성선자극호르몬**(HCG, human chorionic gonadotropin) 수치를 확인하고 자궁 안에 아무 것도 남아 있지 않음을 확인하기 위해 나중에 확인 작업을 반복할 것이다.

15) **복막염**(Peritonitis)은 하복부 내막인 복막에 생긴 염증이다.

원인: 세균 감염. **충수염**(appendicitis)은 충수염 환자와 **복막투석**(continuous ambulant peritoneal dialysis, CAPD) 환자에게 생길 수 있다.

증상: 발열, 오한, 하복부 통증, **복벽긴장**(guarding, 복벽근육이 경계)

응급부서에서는 다음과 같은 질문을 할 수 있다.

- 여기 누르면 아파요?
  Does it hurt when I press here?
- 매스꺼운 느낌이 드나요? 구토했나요?
  Are you feeling nauseated/have you vomited?
- 설사를 하나요?
  Do you have diarrhea?
- 통증이 언제 시작되었나요? 통증이 어디서 시작되었나요?
  When did the pain start? Where did the pain start?
- 열이 났나요? 오한이 났나요?
  Have you had a fever? Have you had chills?

치료: 원인을 파악하기 위해 복강경 검사(laparoscopy)나 개복술(laparotomy) (page 253 참조)을 하는 경우가 있다.

16) **쇼크**(Shock, **과민성 쇼크/아나팔락틱 쇼크**(anaphylactic shock), **순환혈액량 감소성 쇼크**(hypovolemic shock)

과민증(Anaphylaxis)은 앞서 살펴 본 의료적 질환 아래에 있는 **과민증**(Anaphylaxis)을 참조하기 바란다.

순환혈액량 감소성 쇼크(Hypovolemic shock)는 순환혈액량과 순환체액량이 매우 부족한 질환이다. 심장은 충분한 혈액을 몸 전체에 펌프하지 못해 신체 중요 기관의 작동을 멈추게 하는 원인이 된다.

원인: 장기간의 심한 출혈, 설사

증상: 저혈압, 약한 맥박, 발한, 차갑고 축축한 피부, 빠른 호흡, 창백함, 의식상실

검사: 혈액검사

- **일반 혈액검사**(complete blood count, CBC), **컴퓨터 단층촬영**(CT scan, 출혈의 위치 확인), **심장 초음파**(echocardiogram)

치료: 환자를 따뜻하게 해 주기, 손실된 혈액과 체액 보충, 혈압을 높이는 약 처방, **도뇨관**(urinary catheter), 심박출량을 확인하기 위해 **스완-간도관**(Swan-Ganz catheter)를 심장에 삽입

예후: 신장, 심장, 뇌 손상과 같은 합병증이 생길 수 있고 죽음에까지 이를 수 있음

17) **피 토하기**(Vomiting up blood)

원인: 여러 이유가 있을 수 있고, 위에 생긴 궤양(**위궤양**(peptic ulcer)), 작은창자의 첫 부분인 십이지장에 생긴 궤양(**십이지장 궤양**, duodenal ulcer), **간경변**(cirrhosis of the liver)이 있는 환자에게 흔히 발생하는 식도에 생긴 정맥류성 정맥(**식도 정맥류**(esophageal varices)), 식도로 위산이 역류해 식도 점막을 자극하는 질환(**역류성 식도염**(reflux esophagitis)), 위벽을 자극할 수 있는 아스피린과 **비스테로이드성 항염증**(NSAIDS, non-steroidal anti-inflammatory medications) 복용을 예로 들 수 있다.

응급부서에서는 다음과 같은 질문을 할 수 있다.

- 궤양이 생긴 적이 있나요?

  Do you have a history of ulcers?
- 빈 속에 아스피린이나 비스테로이드성 항염증을 복용한 적이 있나요?

  Do you have a history of taking of aspirin or NSAIDS on an empty stomach?
- 식사 전, 식사 중, 식사 후에 매스꺼운 느낌이 드나요?

  Have you been feeling nauseated before eating, during meals, after meals?

- 식사 전, 식사 중, 식사 후에 복통이 있나요?
  Have you been experiencing pain in the stomach before, during, or after meals?
- 음주량은 어느 정도인가요? 음주를 몇 년 동안 하셨나요? 음주를 얼마나 자주 하시나요?
  How much alcohol do you drink? Ffor how many years have you been drinking? Hhow frequently do you drink?
- 간염(B형 간염, C형 간염)이나 간경변 진단을 받으신 적이 있나요?
  Have you ever been diagnosed with hepatitis (B or C) or cirrhosis of the liver?

검사와 치료:
- 출혈의 원인 파악과 치료(일부 경우)를 위한 긴급 **내시경 검사**(endoscopy), **위 내시경 검사**(gastroscopy)나 **식도위경 검사**(esophagogastroscopy)
- **개복술**(laparotomy, 복벽을 절개하는 수술)

4.2 외상(Trauma)

1) 폭행(Assault)

응급부서에서는 다음과 같은 질문을 할 수 있다.

- 누구한테(남자, 여자, 젊은 사람, 나이 든 사람) 폭행을 당했나요?
  Who assaulted you (man, woman, young, old)?
- 무엇으로 폭행을 당했나요? 예: 둔기, 나무 용기, 날카로운 용기, 잭나이프, 부엌칼, 큰 칼, 무기의 재질은 무엇이었나요? 예: 철봉, 나무 막대기
  What with? Blunt weapon: wood, or sharp weapon: switchblade, kitchen knife, machete; what material was it made of: iron bar, wooden club?

- 어디를 때렸나요?

Where did they hit you?

- 때릴 때/칠 때/찌를 때 힘을 얼마나 주었나요? 실신했나요?

With what force did they strike/hit/stab you? Did you black out?

- 통증이 어디에 있나요?

Where is the pain?

- 호흡할 때 통증이 있나요?

Is there any pain associated with breathing?

2) **화상**(Burns)

화상의 깊이를 파악하는 일은 매우 중요하다.

1도 화상: 표피만 화상, 피부만 빨갛게 됨

2도 화상: 1도 화상보다 깊게 화상, 물집 생김

3도 화상: 근육을 포함한 진피 화상, 조직이 검게 될 수 있음

응급부서에서는 다음과 같은 질문을 할 수 있다.

- 어떻게 화상을 입었나요? 물, 기름, 불(나무 장작/전지)때문에 화상을 입었나요?

How did you burn yourself: water, oil, fire (wood fire/electrical fire)?

- 응급처치에 무엇을 사용했나요?(화상 부위를 흐르는 차가운 물에 10분 동안 식혔나요? 화상 부위에 연고를 발랐나요?)

What type of first aid did you get? (10 minutes under cold running water? Creams?)

치료:

- 정맥 주사와 고단백 식단
- 환부를 붕대로 덮기, 식염수로 목욕
- **피부 이식 수술**(skin grafts), **그물 피부이식**(mesh/gfafts)

3) **익사와 익사직전 상태**(Drowning or near-drowning)

응급부서에서는 다음과 같은 질문을 할 수 있다.

- 환자가 얼마동안 물 안에 있었나요?
  How long was the patient under water?
- 환자가 담수 안에 있었나요/소금물 안에 있었나요?
  Did he/she drown in fresh water or salt water?
- 환자가 물에서 나왔을 때 숨을 쉬었나요? 환자가 물에서 나왔을 때 환자의 심장박동이 뛰었나요?
  Did he/she breathe or have a heart beat when he/she came out of the water?
- 물이 얼마나 차가웠나요?
  How cold was the water?

검사:
- 신경학적 관찰: 반응, 동공 반응, 맥박, 혈압
- 체온: 미냉(**저체온증**(hypothermia)). 저체온증이면 저체온 정도 파악

치료:
- **심폐소생술**(CPR, cardiopulmonary resuscitation) 후 산소 호흡기를 환자에게 사용해 인공 호흡 하기
- 약물치료(정맥주사로 놓기)
- 보온성이 좋은 특수 이불과 미리 데워 놓은 정맥 주사로 환자를 따뜻하게 하기
- 산소를 포함한 혈액가스 수치 관찰

4) **약물 과다복용**(Drug overdose - **중독**(poisoning)을 참조하기 바람). 약물 과다복용은 사고나 고의로(자살 시도) 발생할 수 있다.

5) **넘어짐**(Falls)

응급부서에서는 다음과 같은 질문을 할 수 있다.

- 어떻게 넘어졌나요? 팔을 뻗어서 넘어지지 않으려고 했나요?
  How did you fall? Did you stretch out your arms to try and break your fall?
- 넘어질 때 머리/목/등을 바닥에 부딪혔나요?
  Did you fall on your head/neck/back?
- 실신하거나 의식을 잃지 않았나요?
  Did you black out or lose consciousness at all?
- 발가락과 다리에 느낌이 있나요? 발가락과 다리를 움직일 수 있나요?
  Can you feel your toes/legs? Can you move your toes/legs?
- 어디가 아픈가요? 숨을 내쉴 때 아픈가요? 움직이는 차량이나 탈것에서 떨어 졌나요? 차량은 얼마나 빨리 가고 있었나요?
  Where does it hurt? Does it hurt when you breathe in/out? Did you fall from a moving vehicle? How fast was it moving?

6) **두부외상**(頭部外傷, Head injuries)

응급부서에서는 다음과 같은 질문을 할 수 있다.

일부 질문은 넘어짐과 사고 때에 하는 질문과 같을 것이다.

- 제 손을 꽉 쥘 수 있나요? 발로 저의 손을 밀 수 있나요? 얼굴을 찡그릴 수 있나요?
  Can you squeeze my hand? Can you push my hand away with your foot? Can you grimace?
- 손을 들 수 있나요?
  Can you lift your hand up?

- 이름이 무엇인가요? 지금 어디 와 있는지 아시겠어요? 오늘 몇 월 며칠인가요?
  What is your name? Do you know where you are? What is today's date?

진단을 위한 검사:
- 신경학적 관찰: 반응, 동공 반응, 맥박, 혈압, **의식수준**(level of consciousness(LOC))
- 환자에게 지시를 하고 환자가 그에 반응할 수 있는지 확인
- 뇌 **컴퓨터 단층촬영**(CT scan)과 뇌 **자기공명 영상촬영**(MRI)

치료: 두개골 안과 뇌 안으로 출혈이 있으면 긴급 두개골 수술을 할 수 있다. 수술의 목표는 뇌압과 뇌부종을 줄여 주기 위함이다.

7) **중독**(Poisoning)은 사고로 발생할 수 있고 의도적으로 발생할 수도 있다. 일부 흔한 약물을(**파라세타몰**(Paracetamol®), **아스피린**(aspirin), **진정제**(tranquilizers), **항우울제**(antidepressants)) 지나치게 많이 복용하면 심각한 문제가 발생할 수 있다. 약마다 다르게 반응하고, 손상도 다르게, 다른 부위에 발생하기 때문에 환자가 무슨 약을 복용했는지 파악하는 일이 매우 중요하다.

응급부서에서는 다음과 같은 질문을 할 수 있다.

- 무슨 약을 언제, 얼만큼, 어떻게(입으로, 흡입, 흡입제를 코로 들이마시기, 정맥주사 투여) 복용했나요(삼켰나요)?
  What was taken (ingested)/when/how much/by what route (mouth, inhaling, huffing, sniffing inhalants, or injecting intravenously)?
- 구토를 유도하려고 했나요?
  Was anything done to induce vomiting?
- 환가가 중독을 제거하기 위해서 무엇을 먹거나 마셨나요?(예: 우유)
  Did the patient take or drink anything (e.g. milk) to counteract the poisoning?

- 무엇을/언제/얼마나 먹거나 마셨나요?

  What/when/how much?

진단을 위한 검사: 약물 수치 확인을 위한 혈액검사

치료: **위세척**(gastric lavage, 관으로 위를 비운 후 물로 세척함), **해독제**(antidotes, 약물 중독을 제거하기 위한 **낼럭손**(Narcan (naloxone)) 같은 비상치료제 사용), **숯**(charcoal, 숯은 삼킨 약물을 흡수하고 인체 내에 약물이 흡수되는 것을 막아줌)

8) **도로 교통사고**(Road traffic accident, RTA)

도로 교통사고는 **자동차 사고**(motor vehicle accident, MVA), **자동차 교통사고**(motor vehicle traffic collision, MVTC), **차가 심하게 부서짐**(car wreck), **자동차 충돌**(motor vehicle collision, MVC), **도로 충돌**(road traffic collision, RTC), **도로 교통사고**(road traffic incident, RTI) 라고도 한다.

응급부서에서는 다음과 같은 질문을 할 수 있다.

- 차 어디에 앉아 있었나요(운전자석, 조수석, 뒷자석)?

  Where were you sitting (driver seat, front passenger, rear seat passenger)?
- 안전띠 매셨나요?

  Were you wearing a seat belt?
- 차 밖으로 튕겨 나갔나요?

  Were you thrown clear of the car?
- 에어백이 있었나요?

  Did you have an airbag?
- 임팩트 빔이 차 옆 쪽에 있었나요?

  Did the car have side-intrusion bars?
- 차가 굴렀나요?

  Did the car roll?

- 충돌 당시 차가 얼마나 빨리 가고 있었나요?

  How fast was the car going at the time of impact?

- 실신하거나 의식을 잃었나요?

  Did you black out/lose consciousness at all?

- 사고 바로 직전 일이 기억 나나요?

  Can you remember what happened just before the accident?

진단을 위한 검사: 혈액검사, X선 검사, **컴퓨터 단층촬영**(CT scan), 초음파 검사, **자기공명 영상촬영**(MRI scan)과 같은 영상 검사, 의료진이 알지 못하는 내부 손상이나 내부 질환을 확인하기 위한 **예비 수술**(exploratory surgery)

치료: 내출혈을 막기 위한 긴급 수술을 할 수 있다.

9) **정형외과적 문제**(Orthopedic problems)

정형외과적 문제는 보통 **골절**(broken bones, fractures)과 **탈구**(dislocations), **어깨 탈구**(dislocated shoulder)와 관련이 있다. 다른 흔한 질환으로는 보통 근육이나 인대가 붙어 있는 곳을 삐어 작은 뼈가 떨어져 나오는 '**건열골절**(avulsion fractures)'을 들 수 있다.

응급부서에서는 다음과 같은 질문을 할 수 있다.

- 사고가 어떻게 일어났나요?

  How did the accident happen?

- 골다공증이 있나요?

  Do you have osteoporosis?

- 어디가 아픈가요?

  Where does it hurt?

- 수술을 한 적이 있나요?(제9장에 나오는 수술 전 통상적 질문을 이어서 할 수 있음)

  Have you had surgery before? (Followed by all the common pre-operative questions as per Chapter 9).

진단을 위한 검사: X선 검사, **컴퓨터 단층촬영**(CT scan), **자기공명 영상촬영**(MRI scan)

치료는 제19장을 참조하기 바란다.

4.3. 수술이 필요한 질환(Surgical problems)

일부 가장 통상적 수술적 질환(수술 치료가 요구되는 질환)은 다음과 같다.

1) **충수염**(Appendicitis)은 충수의 감염을 뜻한다(제25장 참조).
응급부서에서는 다음과 같은 질문을 할 것이다.

- 통증이 언제 시작되었나요? 통증이 어디서 시작되었나요? 지금 통증이 어디에 있나요?
  When did the pain start? Where did the pain start? Where is the pain now?
- 매스꺼운 느낌이 드나요? 구토했나요? 설사를 했나요?
  Do you feel nauseated? Have you vomited? Have you had diarrhea?
- 독감에 걸리거나 바이러스에 감염 되었나요?
  Have you had the flu or a viral infection?

진단을 위한 검사와 치료: 타진(**반동압통**(rebound tenderness)) 확인, 혈액검사, 초음파 검사, 복강경, 개복술, 충수염 수술(염증이 생긴 충수를 수술로 제거)도 고려

2) **폐허탈**(肺虛脫, Collapsed lung)는 가슴막 사이 공간에 공기, 체액, 혈액이 들어가 폐가 붕괴시키는 질환이다. 원인으로는 **늑골 골절**(broken rib), **자창**(刺創, stab wound), 공기가 빠져나가지 못하게 되는 **천식 발작**(asthma attack)을 들 수 있다.

진단을 위한 검사: 흉부 X선 검사는 하얗게 변한 부위를(공기 이동이나 가스 교환이 거의 혹은 전혀 이루어지지 않는 부위) 보여준다. 환자는 숨이 매우 차다.

응급부서에서는 다음과 같은 질문을 할 수 있다.

- 천식이 있나요?
  Do you have asthma?
- 폐허탈이 발생했을 때 무엇을 하고 있었나요?
  What were you doing when your lung collapsed?
- 폭행을 당하거나 자상을 입었나요? 무슨 도구가 사용 되었나요? 칼의 길이는 얼마였나요? 칼은 몸에 얼마나 깊이 들어 갔나요?
  Were you assaulted/stabbed? What with? How long was the knife? How far did it go in?

치료:
체액과 피를 제거하기 위한 배액관 사용
- 폐의 확장 상태 유지를 위한 **흉강배액관**(intra-chest wall drain, ICWD)
- 흉막들 사이의 흉막강에 찬 흉수를 길고 텅빈 바늘을 사용해 제거하는 **흉막천자법**(pleural tap)

3) **위궤양 천공**(Perforated stomach ulcer)
응급부서에서는 다음과 같은 질문을 할 수 있다.

- 통증이 어디에 있나요? 통증이 어디서 시작되었나요? 통증이 다른 부위로 퍼지나요?
  Where is the pain? When did the pain start? Does the pain radiate anywhere?
- 위궤양이나 십이지장 궤양이 있나요?
  Do you have stomach ulcers or duodenal ulcers?

진단을 위한 검사: 개복술(손상 파악과 치료를 동시에 함)
치료: 천공을 치료하고 출혈을 멈추는 수술

4) **아급성 장폐색**(Sub-acute bowel obstruction)은 장이 거의 완전히 막혀 음식물이 빠져 나가지 못하는 질환이다. 환자는 보통 대변 물질을 토하고, 환자의 장이 전혀 작동을 하지 못한다. 아급성 장폐색은 장암과 난소암 때문에 환자에게 하복부 종양이 생겼을 때와 환자가 오렌지처럼 큰 것을 씹지 않고 삼켰을 때 발생할 수 있다.

응급부서에서는 다음과 같은 질문을 할 수 있다.

- 이 일이 발생하기 전에 무엇을 먹었나요?
  What did you eat before this happened?
- 복부 수술을 받은 적이 있나요?
  Have you had previous abdominal surgery?

치료: **점적정주와 배출하기**(Drip and suck) - 환자의 수분 공급을 계속해 주기 위한 점적정주와 코를 통해 위장까지 관을 삽입하여 내용물을 배출시키기

5 영한 용어사전

1st degree burn	1도 화상
2nd degree burn	2도 화상
3rd degree burn	2도 화상
Accident and Emergency Department (A&E)	응급실
ACE inhibitors	ACE 억제제
allergens	알레르기 유발 물질, 알레르겐
ambulance bay	구급차 구역
anaphylactic shock	과민성 쇼크, 아나팔락틱 쇼크
anaphylaxis; severe allergic reaction	과민증; 극심한 알레르기 반응
angina pectoris	협심증
angiotensin receptor blockers	안지오텐신 수용기 차단제
anti-arrhythmic drugs	항부정맥제(抗不整脈劑)
anti-convulsants	항경련제
anticoagulants	항응고제
antidepressants	항우울제
antidotes	해독제
aphasia	실어증
appendectomy	충수 절제술
appendicitis	충수염(蟲垂炎)
appendix	충수(蟲垂), 맹장, 막창자꼬리
asthma	천식
avulsion fracture	건열골절
beta-blockers	베타차단제
black out	의식을 잃다, 실신하다
blood pressure	혈압
bowel cancer	장암
breathing rate	호흡률
bronchitis	기관지염
bronchodilator	기관지 확장제
cardio-pulmonary resuscitation (CPR)	심폐소생술
cerebrovascular accident (CVA)	뇌졸중, 뇌혈관 장애, 중풍

charcoal	숯
chest X-ray	흉부 X선 검사
chills	오한
chronic obstructive respiratory disease (CORD), chronic obstructive pulmonary disease (COPD)	만성 폐쇄성 폐질환
cirrhosis of the liver	간경변
collapsed lung	폐허탈
complete blood count (CBC)	일반 혈액검사, 전체혈구계산 검사
congestive heart failure (CHF), heart failure	울혈성 심부전; 심부전
continuous ambulant peritoneal dialysis (CAPD)	복막투석, 지속적 외래 복막투석
convulsion	경련, 경기
coronary artery disease	관상동맥질환
Coronary Care Unit (CCU)	관상동맥질환 전용 치료실
CT scan	컴퓨터 단층촬영, CT촬영
diabetic coma	당뇨병성 혼수
dilatation and curetage (D&C)	확장 및 소파술
dislocation	탈구
dressing	드레싱, 붕대
duodenal ulcer	십이지장 궤양
Electrocardio-gram; ECG; EKG	심전도(心電圖) 검사
electrolytes	전해질
embolism	색전증
Emergency Department (ED)	응급부서
Emergency Room (ER)	응급실
endoscopy	내시경 검사
esophageal varices	식도 정맥류
esophagitis	식도염
esophago-gastroscopy	식도위경
fracture	골절
front desk	접수계
gastric lavage	위세척
gastro-intestinal tract	위장기관
gastroscopy	위 내시경 검사

guarding	복벽긴장
hay-fever	건초열
hematothorax	혈흉(血胸)
hemianopia	반맹증
hemoptysis	각혈(咯血)
hepatitis	간염
huffing; sniffing inhalants	흡입; 흡입제를 코로 들이마시기
human chorionic gonadotropin (HCG)	융모성 성선자극호르몬, HCG호르몬
hyper-glycemia	고혈당증
hyperemesis gravidarum	임신오조, 심한 입덧
hypo-glycemia	저혈당증
hypothermia	저체온증
hypovolemic shock	저혈량성 쇼크
Imaging specialist	영상 전문가
inhaler	흡입기
insulin	인슐린
intra chest wall drain (ICWD)	흉강배액관
Junior Doctor; Foundation Medical Officer; Intern	수련의
laparoscopy	복강경 검사
laparotomy	개복술
lumbar puncture	요추천자
meningitis	수막염
metabolic acidosis	대사성 산증
miscarriage	자연유산
MRI scan	자기공명 영상촬영
myocardial infarction (MI), heart attack	심근경색(증)
nasogastric tube	비위관(鼻胃管)
nebulizer	분무기
non-steroidal anti-inflammatory drugs (NSAIDs)	비스테로이드성 항염증
numbness	저림, 마비, 무감각
observation ward; holding ward	관찰실
Orderly	잡역부
osteoporosis	골다공증

ovarian cancer	난소암
palpitations	심계항진(心悸亢進), 가슴 두근거림
paresis	불완전마비
peak flow	(환자의) 최대 호기(량)
peak-flow meter	최대 호기량 측정기
peptic ulcer	위궤양
perforated stomach ulcer	위궤양 천공
'pins and needles'	저리는, 찌릿찌릿한
pleura	흉막
pleural tap	흉막 천자법
pneumothorax	기흉
pupillary reaction	동공반응
Radiographer	방사선[X선] 촬영기사
rebound tenderness	반동압통
reflux	역류
reflux oesophagitis	역류성 식도염
Registered Nurse	공인간호사
Registrar; Resident; Resident Medical Officer	전공의
Resus room	소생실
saline bath	식염수로 목욕
security guard	보안요원
seizure	발작
shock	쇼크
skin graft	피부 이식 수술
spinal tap	요추천자
stress	스트레스, 긴장
sub-acute bowel obstruction	아급성 장폐색
thready pulse	약한 맥박
thrombolytic drugs	혈전용해제
tingling	얼얼함, 따끔거림, 쑤심
transient ischemic attack (TIA), mini stroke; warning stroke;	일과성 뇌허혈 발작; 미니 뇌졸증; 경고 증상이 나타나는 뇌졸중
trauma team	외상팀
triage area	환자분류 구역

tuberculosis (TB)	결핵
ultrasound scan	초음파 검사
ventilator	산소 호흡기
ventricular fibrillation	심실세동(心室細動)
X-rays	X선 검사

요약

- 본 장에서는 응급부서를 살펴보았다.
  - 응급부서에 관여한 의료전문가
  - 응급실에 입원하는 세 가지 주된 이유:
    - 의료적 질환
    - 외상
    - 수술적 질환

제8장

사전 동의서

Informed consent

사전 동의서 양식과 치료 동의서 양식은 모든 병원에서 사용된다. 사전 동의서 절차는 모든 외과 수술과 자칫 위험할 수 있는 시술에 대해 법적으로 요구된다. 사전 동의서는 환자와 의료전문가 사이의 협정으로, 환자가 특정 시술의 목적, 절차, 발생 가능한 위험요소와 합병증을 숙지한 후 시술에 동의함을 뜻한다.

그 과정은 의료전문가가 예정된 수술이나 시술을 환자에게 설명하는 것을 포함한다. 의사는 시술의 목적, 이유, 방법, 시술자, 위험요소, 예상되는 결과를 환자에게 설명할 때 환자가 이해할 수 있도록 해야 한다.

사전 동의서 양식은 법적 문서이다. 문서는 환자와 의료전문가 모두를 보호한다. 환자는 발생 가능한 위험요소를 확실히 알지 못한 채 자칫 위험할 수 있는 시술을 받을 수 없다. 또, 환자는 팔다리나 신체부위를 절단해야 할 경우와 심지어 종양을 제거해야 할 때도 동의 의사를 표현하지 않으면 수술을 받을 수 없다. 사전 동의서는 시술의 결과가 좋지 못할 경우 환자가 위험요소를 숙지한 후 시술에 동의했다고 말할 수 있다는 점에서 의료전문가를 보호한다.

환자 본인에게 '사전 동의서'의 서명을 받을 수 없는 경우는 다음 상황을 들 수 있다.

- 환자가 의식이 없고, 긴급 수술이 필요할 때
- 환자가 동의할 수 있는 연령보다 어린 미성년자일 때(동의 절차는 나라마다, 미국이라면 주마다 다를 것이다. 이런 경우에는 어린이의 부모나 법적 보호자가 서명을 한다.)
- 환자가 향정신성 물질의 영향을 받거나 환자가 정보에 근거한 결정을 내릴 수 없을 정도로 잠이 많이 부족한 상태일 때
- 환자의 정신 상태가 정상이 아닐 때(정보에 근거한 결정을 정신적으로 내릴 수 없음). 환자가 알츠하이머 병을 앓고 있고, 지적 수준이 낮고, 향정신성 물질의 영향을 받은 경우를 들 수 있다. 이런 경우는 정신 상태의 판단 기준이 모호할 수 있어, 정신과 평가를 실시해 환자가 정보에 근거한 결정을 내릴 수 있는 능력이 있는지 판단할 수 있다.

만약 환자 본인이 사전 동의서에 서명할 수 없으면, 의료진은 환자 입장에 서서 대신 최상의 결정을 내릴 근친자에게 연락을 시도해 환자 대신 근친자에게 사전 동의서의 서명을 받을 것이다.

즉시 행동을 취해야 하는 긴급 상황에서는 전화로 동의를 받을 수 있다. 의사는 지체할 시간이 없는 경우 환자 입장에 서서 최상의 선택을 하고, 개입하지 않으면 환자가 죽거나 영구적 손상을 입게 된다는 가정하에 치료를 진행할 수 있다. 일부 국가에서는 의사가 환자가 동의하지 않을 것을 알면서 개입해 치료를 진행했다면 의사에게 책임 소재를 물을 수 있다. 일례로 성인 환자는 종교적 이유로(여호와의 증인 신자인 경우) 수혈을 거부한다고 의사에게 말했는데 의사가 그래도 환자에게 수혈을 했다면, 의사는 환자의 동의에 어긋나는 행위를 했기에 의사에게 책임 소재가 있을 수 있다. 하지만 미성년자의 경우 의사는 부모나 보호자의 결정을 번복하고 어린이의 입장에 서서 최상이라고 판단되는 결정을 할 수 있다. 일부 국가와 사법권에서는 법원을 어린이의 보호자로 임시 지정할 수 있는 법원 명령을 제출해 어린이에게 의료치료가 이루어 질 수 있다. 응급 상황의 경우 의사는 법원 명령을 기다리지 않고 긴급 치료를 진행할

수도 있다.

1 사전 동의서 과정에서 통역사에게 발생할 수 있는 문제

의사와 의료전문가는 통역사에게 다음을 설명해 주는 것이 바람직하다.

- 의사가 무엇을 하고자 하는가? (시술)
  What they aim to do (the procedure)
- 환자에게 왜 그 시술이 필요하다고 생각하는가?
  Why they think this procedure is necessary or desired
- 시술이 어떻게 이루어질 것인가?
  How the procedure will take place
- 누가 시술을 할 것인가? (예: 노련한 의사, 수련의)
  Who will undertake the procedure (i.e. an experienced person or a trainee)
- 예상되는 결과는 무엇인가?
  – What the expected outcomes are
- 발생할 수 있는 부작용과 위험요소는 무엇인가?
  What side-effects or risks could be involved.
  의사는 발생할 수 있는 위험한 부작용(사망률)을 경험한 환자와 사망 환자(사망률)를 보통 비율로 표현한다.
  This is often expressed as a percentage of patients who have experienced harmful side-effects (morbidity rate), or who have died (mortality rate)
- 대체 치료 방법이 있는가?
  Whether there are any alternatives/other options to the proposed treatment

하지만 실제로 사전 동의서의 과정이 문제투성이라 이를 알지 못하는 통역사를 당혹스럽게 할 수 있다. 이런 문제는 다음을 포함하고 이에 국한되지 않는다.

- 일부 의료진은 환자에게 사전 동의서 과정을 설명할 때 통역사가 그 내용을 통역하기 보다 사전 동의서 양식을 현장에서 이해한 후 즉시 문장구역해 주기를 기대하고, 심지어 환자 대신 작성해 주기를 바란다.
- 일부 의료진은 사전 동의서 설명 과정에 동참하지 않고 그 자리를 떠나 통역사에게 '책임'을 떠맡는 것을 바랄 수 있다.
- 일부 의료진은 일부 위험요소와 부작용을 환자에게 구두로 전달하고 그 내용을 통역사가 통역하게 한다. 의료진은 다른 문제를 사전 동의서 양식에 서면으로 추가하고 그 문제를 언급하거나 설명하지 않을 수 있다. 일례로 의사는 '수술 후 감염(post-operative infection)'이 발생 가능한 부작용이라고 말하고 '사망(death)'을 양식에만 적고 전혀 언급하지 않는다. 그러면 통역사는 힘든 상황에 놓이게 된다 (제2장 고지의무한 내용 참조).
- 수술 동의는 대부분 마취과 의사가 마취를 위한 사전 동의서를 설명하기 전에 이루어져야 한다. 하지만 외과의사가 마취제가 효력을 발휘하기 시작할 때 사전 동의서 과정을 급하게 설명하는 경우가 있을 수 있다. 결국 환자는 '사전 정보에 근거한' 동의를 할 수 없게 되는 것이다.
- 의사가 다른 이유로 사전 동의서 과정을 서두를 수 있어 통역사는 그 과정이 제대로 집행되지 않았다는 느낌을 받을 수 있다.
- 통역사는 환자와 환자 가족들에게 통역하면서 가족들이 환자 대신 하는 대답과 질문을 통역할 수 있다. 이런 상황은 특히 환자가 스스로 사전 정보에 근거한 동의를 할 수 있는 경계선에 놓여 있을 때 발생할 수 있다. 통역사는 누가 무슨 말을 했는지 잘 알지 못한채 다른 '목소리들'을 전달할 필요가 있을 수 있어 통역 과정에서 통제력을 잃는 것 같은 느낌을 받을 수 있다.
- **근친자**(next-of-kin)라는 말은 '가까운 가족'과 연결 지어 생각하기 때문에 통역사에게 문제가 발생할 수 있다. 사실상 환자와 가까운 가족과의 관계도는 원만하지 못할 수 있어, 환자는 병원에 입원할 때 항상 근친자를 지명하도록 되어있다. 실제로

환자는 가장 친한 친구, 조카나 심지어 친한 이웃까지도 근친자로 임명해 안좋은 일이 생기거나 자신에 대한 지지가 필요하면 자기가 지명한 근친자에게 말해준다.

다른 문제는 통상적으로 사전 동의서에 특수 법률 영어가 사용된다는 점이다. 통역사가 현장에서 즉각 이해를 하고 바로 문장구역해야(영어 문서를 환자에게 환자의 언어로 읽어 줄 때) 통역사는 양식에 자주 사용되는 법률 영어의 언어적 특징을 전달하면서 발생하는 교차 언어적, 사회 어용론적 문제를 숙지할 필요가 있다. 법률 영어의 두드러진 특징은 다음과 같다.

- 수동태('우리는 환자를 옮겼다(we transferred the patient)'): '환자는 옮겨졌다(the patient was transferred)')
- 명사화(동사를 명사로 바꿈. 예로 '치유하다(to heal)'): '회복/치유(recovery/healing)')
- 고대언어에서 유래되지 않고 라틴어나 그리스어에서 유래된 단어(죽은(dead)을 쓰지 않고 사망한(deceased)을 사용)

수동태와 명사화된 표현을 사용한 문법 구조는 청취자들이 '누가 무엇을 했는지' 정확하게 알 수 없어 혼란을 초래한다. 일례로 의학 문서에 수동태를 사용한 문장 '**Z씨의 오른 팔에 붓기가 사방으로 퍼졌다고 파악되었다**(Mrs Z was noted to have diffuse swelling of the right arm)'는 다음과 같이 표현하면 훨씬 이해가 쉬울 것이다. '(저)/**간호사/의사 X씨는 Z씨의 오른 팔에 붓기가 광범위하게 퍼진 모습을 보았다**(I/the nurse/Doctor X saw that Mrs Z had widely-spread swelling of the right arm)'. 명사화의 일례로는 다음을 들 수 있다. '**삽관법은 매우 어려울 것으로 판명되었다**(Intubation proved to be very difficult)'는 '(저는) **그**(환자)**에게 관을 넣는 일이 매우 어렵다고 느꼈다**(I found it very difficult to intubate him)'로 바꾸어 말하면 누가 누구에게 관을 넣었는지 알 수 있다.

바꿔 말해 통역사는 문서의 실제 의미를 파악해야 할 필요성이 있고 모호한 부분의 여지를 남기며 통역해야 한다. 문서가 이중적 의미를 포함하고 있으면 통역사는 그 이중적 의미를 전달해야 한다. 통역사는 수동태와 명사화 표현이 사용된 접하면 일부 언어에 존재하는 재귀동사나(스페인어 등) 공(空)주어를(독일어 등) 사용할 수 있다. 독자는 의료 담화를 자세하게 분석한 테블(Tebble 2003)과 메이어(Meyer 2003)등의 저서를 참조하기 바란다. 다른 추천 도서로는 패덴과 뷰챔프(Faden and Beauchamp 1986), 헌트와 부그드(Hunt and Voogd 2007), 사이몬, 지잔스키, 두란트(Simon, Zyzanski and Durant 2006)를 들 수 있다.

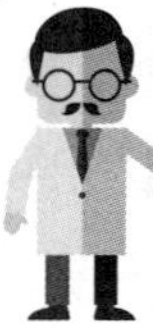

☑ 요약

- 통역사는 사전 동의서 과정을 통역할 때 모든 관련 정보를 정확하고 공정하게 통역해야 하지만 실제로 문제가 많은 상황으로 인해 어려운 딜레마에 빠질 수 있다.

제9장

수술 전후의 절차

Pre-operative and post-operative procedures

수술 전과 수술 후라는 말은 **수술**(operations, surgery) **전**(pre)과 **후**(post)에 발생하는 일을 일컫는다. 통역사는 병원에서 영어로 줄여서 **수술 전**(pre-op)과 **수술 후**(post-op)라고 쓰는 용어도 들을 수 있다.

수술 전 절차와 질문

수술 전에 이행되는 절차는 많다. 마찬가지로 수술 전 병원에서 환자에게 하는 통상적 질문도 많다. 수술 전에 일어나는 많은 절차와 질문은 수술 중과 후에 잘못되는 일을 막기 위해 필요하다. 일례로 환자가 수술 전 금식하는 절차는 무의식 상태에서 위 내용물을 폐로 흡입할 위험을 줄여준다. 간호진과 마취보조원이 하는 질문 대부분은 아래와 같고, 마취 전문의가 하는 질문은 다음 페이지를 참조하기 바란다.

수술 전 하는 통상적 질문 일부

- 이전에 수술 받은 적이 있나요? (있었다면 수술이 잘 진행 되었는지, 환자가 마취에 어떻게 반응했는지 확인하기 위한 질문)

Have you had any previous surgery? (meant to check whether everything went okay and how you responded to the anesthetic)

- 어디서, 언제, 무엇 때문에 수술 받았나요? (필요한 정보를 알아내고 환자의 전반적인 건강 상태를 파악하기 위한 질문)

  Where and when and what for? (meant to trace the information needed, and to learn something about your general health status)

- 일부 약물이나 반창고에 알레르기가 있거나 과민성 반응을 보이나요? (알레르기는 생명을 위협하는 반응을 유발할 수 있어, 환자가 과민성 쇼크라고 일컫는 극심한 알레르기 반응을 보이는 지경에 이를 수 있다). 이런 질문을 할 때는 흔히 극심한 알레르기 반응을 유발할 수 있는 물질을 포함해서 물어본다.

  Are you allergic or "hypersensitive" to any medication/adhesive bandages? (Allergies can cause life-threatening reactions which lead to the patient going into a severe allergic reaction known as anaphylactic shock.) Sometimes common substances which may cause severe allergic reactions are included in the question.

- 다음 목록 중에 알레르기가 있으신가요?

  Are you allergic to?

- 아스피린

  aspirin

- 항생제

  antibiotics

- 벌침

  bee stings

- 혈액과 혈액제제(血液製劑)

  blood and blood products

- 혈장증량제(저혈압 치료에 사용됨)

  plasma expanders (used to treat low blood pressure)

- 요오드(혈관 조영검사과 같은 시술 중 하는 대조염색에 흔히 사용됨)

iodine (commonly used in contrast dye, for instance during angiography procedures)

- 페니실린
  penicillin
- 반창고, 미국에서는 "밴드 에이드"라는 상품명을 사용
  sticking plaster, "bandaids"
- 설파제 (항균 설폰아미드제)
  sulfa drugs (antibacterial sulfonamides)

주의: 이런 질문에 대해 흔히 하는 대답은 다음과 같다. "**제가 알기로는 아니에요**(Not that I am aware of)", "**제가 아는 바로는 아니에요**(Not as far as I know)". 이런 답은 의료 기록에 **해당 사항 없음**(nil known)이라고 기록된다.

- 언제 마지막으로 먹고 마셨나요? (환자의 위에 음식물이 남아 있으면 환자가 무의식 상태에서 폐로 음식물을 흡입하는 사고가 발생할 수 있기 때문이다)
  When did you last have anything to eat or drink (if the patient has something in his/her stomach, the contents may be accidentally "aspirated" /inhaled into the lungs while the patient is unconscious)
- 언제 마지막으로 배뇨했나요/방광을 비웠나요/소변을 봤나요(오줌을 누었나요/쉬하러 갔나요/소변을 봤나요)? 환자는 근육이 이완된 무의식 상태에서 자신도 모르게 꽉 찬 방광을 비우거나, 방광이 수술 중 사고로 터질 수 있다.
  When did you last urinate, void or pass urine (pee/go weewee/pass water) – a full bladder may empty itself while the patient is relaxed/unconscious; or it may be accidentally "perforated" during surgery)
- B형 간염자나 인간면역결핍바이러스 감염자인가요?
  Are you Hepatitis B positive/HIV positive?
- 음주 하시나요? 음주량은 어느 정도이고 얼마나 자주 드시나요? (음주량이 많은 사람은 수술을 받을 때 더 많은 양의 마취제가 필요할 수 있고 수술 후 더 많은 양의 진통제가 필

요할 수 있다)

Do you drink (alcohol)? How much/how often? (People who consume a lot of alcohol may require more anesthetic to "go under"; they may also require more pain relief after surgery.)

- 구강에 크라운, 치관, 흔들리는 치아, 브릿지(지대치(支臺齒)), 의치가 있나요? (마취과 전문의가 환자의 입 속에 호흡관을 삽입할 때 흔들리는 치아를 쳐 빠지게 하거나, 더 심각한 경우 흔들리는 치아를 호흡관을 통해 기도로 내려가게 하는 위험을 방지하기 위한 중요한 질문이다)

  Do you have any crowns/caps/loose teeth/bridges or plates in your mouth? (This is an important question as the anesthesiologist wants to be sure he does not run the risk of knocking out any loose teeth when he or she inserts the breathing tube or, worse still, push the loose teeth down into the airways with the breathing tube!)

- 의치를 끼시나요? (이런 질문은 앞서 살펴 봤던 질문과 같은 맥락에서 묻는 질문이다. 환자는 의치를 빼면 보기 흉할 것을 걱정하는 자존심과 의치를 나머지 소지품과 함께 놔 두고 와야 할 것이다)

  Do you wear dentures? (This question is asked for the same reason as the previous question - the patient will have to leave both pride and dentures behind with the rest of his belongings.)

- 화장(립스틱/볼터치)을 하고 매니큐어를 바르시나요? (마취과 전문의는 환자의 안정을 환자의 입술과 손톱 색깔을 통해 어느 정도 알 수 있다. 일부 개인병원에서는 환자가 화장을 하고 수술실에 들어 갈 수도 있다)

  Do you wear make-up (lipstick/blusher) and/or nail-polish (the anesthesiologist can gauge the patient's well-being partly from looking at the color of lips and finger nails - in some private hospitals patients are allowed to go to the operating theatre wearing make-up!)

- 머리핀, 반지, 귀걸이 등을 모두 빼셨나요? (이런 금속 물체는 의사가 소작 장비를 사용할 때 전기충격과 화상을 발생 시킬 수 있고, 단순히 환자의 손가락에서 빠져 분실될 수 있

다. "소지품을 귀중품 보관함에 안전하게 넣어 둘까요?"라고 물어볼 수 있다)

Have you removed all your hairpins/rings, earrings, etc? (These metal objects can lead to electric shock and burning when the doctor is using the cauterization equip- ment (see glossary) during the operation, or they may quite simply slip off people"'s fingers and get lost; Would you like us to lock them up in the valuables cupboard?

마취과 전문의는 환자가 수술실에 들어가기 전 환자를 찾아갈 것이다. 방문의 목적은 마취 관련 문제가 있을 가능성을 배제하기 위해서다. 마취과 전문의는 환자를 면밀히 살펴보고 이전에 마취했을 때 문제가 있었는지 환자에게 물어보는 과정을 거친다. 마취과 전문의는 마취를 할 때 고려해야 하는 환자의 체형 관련 측면을 살펴볼 것이다. 일례로 마취과 전문의는 환자의 목이 매우 짧고 두꺼우면 환자에게 더 짧은 **호흡관**(breathing tube)을 사용해야 할 수 있다.

마취과 전문의는 환자를 살피는 일 외에 다음과 같은 질문을 할 수 있다.

- 이전에 수술 받은 적이 있나요?
  Have you had previous surgery?
- 수술 받은 적이 있다면 전신마취를 받았었나요 아니면 부분마취를 받았었나요?
  Did they perform the surgery under general anesthesia or under regional anesthesia?
- 부분마취를 받았다면 어떤 종류의 부위마취를 받았었나요? 예) 척추 마취, 경막외 마취, 피하로 주입되는 국소마취, 팔 신경 차단 마취 등.
  What type of regional anesthesia was used: an epidural, a spinal block, local anesthetic injected under the skin, an arm block, etc.?
- 마취로 인한 부작용이나 후유증이 있었나요?
  Did you experience any side-effects or after-effects from the anesthetic?
- 어떤 종류의 부작용이 있었나요? 예) 두통, 등 통증, 구토, 졸림
  What type of side-effects did you experience? (e.g. headache, pain in the

back, vomiting, drowsiness)

- 선호하는 마취가 있나요?

  Do you have any preferences (type of anesthetic)?

- 라텍스 알레르기가 있나요?

  Do you have a latex allergy?

마취과 전문의는 환자의 병력과 현 상태를 토대로 환자에게 어떤 마취법이 적합한지 결정하고, 마취 방법, 이점, 발생 가능한 부작용과 위험요소도 환자와 상의하고 싶어할 수가 있다.

수술 중(Intra-operative): **수술 중 마취제**(during surgery and anesthetic)

마취의 종류(Main types of anesthesia)

- **전신마취**(General Anesthesia)
- **부분마취**(Regional Anesthesia): **경막외마취**(epidural), **척추마취**(spinal block), **천골마취**(薦骨痲醉, caudal block), **팔 신경 차단**(arm block), **표피 국소마취**(superficial local anesthesia)

주의: 마취의 종류에 관계없이 환자의 몸에는 대개 작은 주사바늘이 정맥으로 삽입된다. 마취과 전문의는 필요에 따라 이런 방법으로 환자의 신체에 약물, 혈액, 수액을 빠르게 투여할 수 있다. 통역사는 환자가 마취제를 투여받을 때와 수술실에서 병실로 옮겨 졌을 때 통역을 하게 될 수 있다.

전신마취(General Anesthesia, GA)

전신마취는 기본적으로 여러 약물을 섞어 환자에게 정맥주사로 투여된다. 들어간 약물은 신체에 각 다른 반응을 일으킨다. 약물에 가장 흔하게 포함되는 물질은 다음과 같다.

- 환자를 잠들게 하는 물질(**수면제**(hypnotic))

근이완제(muscle relaxant)는 **호흡 근육**(breathing muscle)을 포함한 신체의 모든 근육을 이완시키기 때문에 마취과 전문의가 환자의 호흡을 살펴야 할 것이다. 마취과 전문의는 **호흡관**(breathing tube)을 환자에게 씌우고 **산소 호흡기**(ventilator)나 **호흡기**(breathing machine)를 연결할 수 있다. 마취과 전문의는 **후두 마스크**(laryngeal mask, 공기 주입식 마스크로 기관 입구를 덮는 고무관으로 연결되어 있음)를 이용할 수도 있다.

- 환자의 **반사작용**(reflexes)을 억제하는 물질
- **진통제**(pain killer (**지효성**(持效性) long-acting) 진통제, **단기**(short-acting) 진통제, **강력한**(strong) 진통제, **약한**(less strong) 진통제

마취과 전문의는 짧은 시술의 경우 환자 얼굴에 마스크를 덮어 수면을 유도할 수 있다. 환자는 마취가스를 들이쉬고 잠이 들 것이다.

경막외마취(Epidural Anesthesia)**와 척추마취**(Spinal Anesthesia)

마취과 전문의는 환자에게 침대 끝에 앉아 허리를 앞으로 구부린 자세를 취하라고 지시할 것이다. 마취과 전문의는 이런 자세를 취하기 힘든 환자에게 옆으로 누워 허리를 구부린 자세를 하라고 지시할 것이다.

마취과 전문의는 경막외마취의 경우 앞서 지시 사항에 이어 속이 비어 있는 바늘을 해당 공간에 삽입해 정확한 공간을 찾았는지 확인할 것이다. 정확한 공간을 찾은 후 마취과 전문의는 **경막외강 공간**(epidural space)에 마취제를 투여할 것이다.

그리고 나서 마취과 전문의는 주사 바늘을 사용해 매우 가느다란 관을 삽입하고, 그 **카테터**(catheter, 매우 가느다란 관)를 환자의 등에 테이프로 고정시킬 것이다. 환자에게 추가 마취제가 필요하면 카테타를 사용할 수 있다. **척추관**(spinal canal)을 빠져 나가는 모든 **척추 신경**(spinal nerves)은 경막외강 공간을 먼저 지나갈 것이다. 척추 신경은 마취제가 투여된 경막외강 공간을 빠져 나갈 때 마취가 된다.

척추 마취(spinal anesthesia)의 경우에는 **척추관**(spinal canal)에 마취제를 바로

투여해 **척수액**(spinal fluid)과 섞이게 한다. 척수 신경은 **척수 공간**(spinal space)에 마취제가 투여되어 일정 수준 이하로 마취가 된다.

이런 종류의 마취의 목적은 뇌에서 신체로, 신체에서 뇌로 전달되는 메시지를 어느 정도 차단하는데 있다. 환자가 **무릎 수술**(knee surgery)을 받게 되면, 마취과 전문의는 환자가 허리 아래로 어떠한 통증을 느끼지 못하도록 할 수 있다(통증의 신호가 뇌에 전달되지 않고 환자는 어떠한 통증을 느끼지 못함). 뇌가 '**다리를 움직여**(Move that leg)'라는 메시지를 보내면 이 메시지 또한 차단된다.

간호사는 여러 방법을 통해 마취의 효과를 시험할 것이다.

일부 간호사는 환자의 피부에 얼음덩이를 놓고 환자에게 차가운 느낌이 드는지 물어본다. 일부 간호사는 탈지면을 차가운 에테르에 적셔 환자의 피부에 대고 환자에게 차가운 느낌이 드는지 물어본다.

신경차단(Nerve Blocks)

많은 마취과 전문의는 손가락이나 손 수술을 할 때 환자의 팔로 들어가는 **신경다발**(bundle of nerves) 부위에 마취제를 투여하기를 선호한다.

이런 마취법을 '**팔 신경 차단**(arm block)'이라고 부른다. 마취제는 환자의 팔로 가는 신경다발 부위인 '**신경얼기**(plexus)'가 있는 겨드랑이에 주사로 투여된다. 차단의 효능이 나타나면 환자는 자신의 팔이 무거운 나무 토막으로 교체된 듯한 느낌을 받을 수 있다. 환자는 팔이 무겁게 느껴지고 팔에 모든 감각을 잃어 아무것도 느끼지 못할 것이다.

국소마취(Local Anesthesia)

마취과 전문의나 의사는 환자의 피부 밑에 있는 **표피 조직**(superficial tissues)에 매우 가는 바늘을 사용해 국소마취제를 투여할 것이다. 국소마취제에 **아드레날린**(adrenalin)을 첨가하면, 혈관은 수축되고 피부는 매우 창백하게 보이기 시작할 수 있다. 아드레날린을 첨가하는 이유는 마취제가 투여된 부위에 머물러 있어 마취의 효과가 더 오래 지속되기 때문이다. 또, 아드레날린은 출혈을 감소시키는 역할도 한다.

마취회복실 혹은 회복실(Post-Anesthetic Care Unit or Recovery Room)

환자 대부분은 수술 후 병동으로 돌아가기 전 **마취회복실**(Post-Anesthetic Care Unit, PACU)이나 **회복실**(Recovery Room)에서 일정 시간을 보낸다.

환자가 **합병증**(complications)이 있거나 상태가 불안정하면 **중환자실**(Intensive Care Unit)로 옮겨진다. 이런 환자는 보통 일반 병실 환경에서 이루어 지는 간호를 받기 전 더 오랜 기간 특별 주의가 요구되는 환자에 해당한다. 환자가 **관상동맥우회술**(coronary artery by-pass surgery)과 같은 특정 수술을 받은 후 중환자실에서 일정 시간을 보내는 것이 정석이다.

마취회복실에 있는 환자는 잠이 아직 덜 깬 상태라 통역을 위해 통역사가 불려오는 일은 거의 없을 것이다.

저자는 본 장의 완벽성을 추구하기 위해 마취회복실에서 가장 흔하게 사용될 장비와 가장 흔하게 행해지는 관찰법을 언급하도록 하겠다.

점적정주(IV drip)

환자 대부분은 아직도 정맥에 **정맥주사 바늘**(intravenous needle, 또는 **루어**(luer))이 꽂혀 있다. 환자는 수액을 플라스틱관을 통해 정맥으로 바로 공급받는다. 환자를 **정맥 주사선**(intravenous lines)에 연결(**수술 후 "정맥 주사"에 연결**, "IV" connected after surgery)시킨 채 놔두는 이유는 여러가지다.

- 필요에 따라 추가 수액을 공급하는데 사용
- 환자에게 약을 정확하고 신속하게 공급해 필요하다면 즉효를 보도록 사용
- 필요에 따라 환자에게 수혈하는데 사용

관련 용어:

긴 주사선(Long lines): 정맥 안에 있는 **정맥 카테터**(intravenous catheter)가 거의 환자의 심장까지 들어가 있다는 점에서 비롯된 용어다. 긴 주사선은 혈액이 환자의 심장으로 되돌아 가기 바로 직전의 혈압을 관찰할 때 쓰일 수 있다.

동맥 주사선(Arterial lines): 환자의 **동맥**(artery)에 삽입되어 **동맥혈**(arterial blood) 채취와 혈압을 관찰할 때 사용될 수 있다. 동맥 주사선은 환자의 혈액 샘플 채취에도 쓰일 수 있다.

수혈 주사선(Bleeding lines): 보통 **대형정맥**(large vein)에 삽입되어 작은 뚜껑을 씌워 막아 둔다.

중심정맥관(Central venous lines): 보통 쇄골 바로 아래 위치한 속이 비어 있는 대정맥인 **쇄골하정맥**(subclavian vein)에 삽입된다. 하지만 중심정맥관은 목에 위치한 **경정맥**(jugular vein)에 삽입되거나 긴 주사선을 사용해 팔오금에 위치한 정맥에 삽입될 때도 있다. 중심정맥관은 **중심정맥압**(central venous pressure, CVP)을 관찰하기 위해 사용될 수 있다. 중심정맥관은 **경정맥영양**(intravenous nutrition, IVN)이나 지방, 탄수화물, 당분, 비타민, 미네랄, 미량성분이 들어간 총 **비경구 영양(법)**(total parenteral nutrition, TPN-장을 우회한다는 뜻)을 환자에게 제공하기 위해서도 쓰인다.

정맥 주사선의 위치(Position of IV (Intra-Venous) lines)

정맥 주사선은 보통 환자의 팔뚝 뒤쪽이나 손에 있는 정맥에 놓인다. 정맥 주사선을 환자의 팔오금에 놓는 경우도 있다. 정맥 주사선은 환자의 **목정맥**(경정맥, juglar vein)이나 더 큰 **중심정맥**(예: **쇄골하 정맥카테터**(subclavian catheter)는 쇄골 아래 심장 가까이 위치한 **대정맥**(large vein)에 삽입됨)에 삽입되기도 한다.

약물펌프(Pain pump)는 **자가통증조절장치**(pump for patient controlled analgesia, PCA)라고도 알려져 있다. 약물 펌프는 진통제 용액으로 채워진 주사기를 통해 통증을 완화 시켜주는 **주입펌프**(infusion pump)가 사용된다. 주사기는 챔버에 놓여진다. 주사기는 배관에 연결되고 배관은 환자의 **정맥 주사선**(IV line, 또는 **척추 카테터**(spinal catheter) (아래 참조)에 연결된다. 환자는 **체위 변경**(turning)과 같은 고통스러운 시술 전 챔버에 연결된 누르는 버튼을 사용해 스스로 진통제를 투여할 수 있다.

환자가 계속적으로 혹은 간헐적으로 투여할 수 있는 진통제 용량은 마취과 전문의가 처방해 그 용량을 간호진이 약물 펌프에 프로그램 해 둔다. 펌프에서는 환자에게 허락된 용량 이상이 나오지 않아 **처방된 용량**(prescribed dose)을 초과하지 않는다.

약물 펌프는 **신경 차단 카테터**(nerve block catheter)에 연결될 수도 있다. 일례로 **척수강내 약물펌프**(intrathecal pain pump)는 **카테터**에 연결되어 마취제가 **척수액**(spinal fluid)으로 바로 전달될 것이다.

마취회복실에서 사용되는 다양한 관찰 장비의 종류

마취회복실에서 관찰을 목적으로 사용되는 장비는 다음을 포함한다.

- 심전도 패치(전극)(ECG dots): 환자의 가슴에게 보통 세 네개 패치(전극)를 부착되고, 가슴에 부착할 자리가 없으면 어깨나 어깨뼈에 부착될 수도 있다. 이런 패치는 전깃줄에 연결되고, 전깃줄은 환자의 심장박동(heart beat)과 심장의 전기적인 활동(electrical activity)을 보여주는 심전도 화면에 연결되어 있다.
- 혈압계(sphygomanometer)와 청진기(stethoscope)
- 자동 혈압감시(기)(automatic blood pressure monitoring)
- 관혈식 혈압감시장치(invasive blood pressure monitoring equipment): 동맥 주사선(arterial line)이 '변환기(transducer)'에 연결되어 있다.

커프에 공기를 주입하고 수은 압력계를 사용해서 손으로 환자의 **혈압**(blood pressure)을 측정하는 **혈압계**(sphygmomanometer)와 **청진기**(stethoscope)는 아직 사용되고 있다.

환자의 혈압을 매우 자주 재야 하면, **디나맵**(Dynamap®)과 같은 **자동 혈압 감시기**(automatic blood pressure monitors)를 쓸 수 있다. 환자의 팔에 커프를 두른다. 커프는 감시장치에 연결되어 있다. 커프에 정해진 간격으로 공기가 채워지고 환자의 혈압 수치는 장치 화면에 나타날 것이다.

체온계(Thermometer)는 환자의 체온이 **정상 범위 내**(within normal range)인지 확인하는데 사용된다. 체온계를 환자의 혀, 겨드랑이 아래, 항문(직장)에도 넣어서 잴 수 있는 **임상 체온계**(clinical thermometer)를 사용할 수가 있다. 점점 더 많은 병원에서는 환자의 귀 안에 잠시 대고 삐하는 소리가 날 때까지 온도를

재는 **고막체온계**(tympanothermometer)를 사용한다. 이런 체온계를 올바르게 사용하면은 환자의 **중심 체온**(central body temperature)을 다른 체온계보다 더 정확한 측정값을 제공한다.

산소측정기(Oximetry): **산소포화도 측정기**(pulse oximeter)는 **적혈구**(red blood cells)내 **산소**(oxygen) 포화도 수치를 관찰하는데 사용된다. 기기는 보통 작고 선이 달려 있고 엘이디 조명이 있는 손가락 클립도 있다. 병원에서는 환자의 손톱을 손가락 클립 안에 넣어 손가락 끝에 있는 **작은 동맥**(small arteries) 내 **산소포화도**(oxygen saturation) 수치를 측정하는데 사용된다.

배액관(Drains)은 회복과 치유를 방해하는 수술 부위에서 나오는 과량의 체액을 빼내기 위해 보통 수술 부위 안에 남겨 둔다.

배액관의 종류

진공 배액관(Vacuum drains)은 대부분의 배액관의 형태라고 볼 수 있다. 진공 배액관은 체내에 난 상처 분비물을 왕성하게 빼내는 역할을 한다.

하모니카 배액관(Harmonica drains)은 하모니카처럼 생긴 작은 배액관이다.

T**자 배액관**(T-drains or T-tubes)은 **담즙**(bile, 보통 짙은 초록빛 갈색을 띰)을 체내에서 빼내기 위해 쓰여진다. 배액관의 모양이 T자형 삼거리 같아서 이름이 T자 배액관이다. T자 배액관은 수동적인 배액관으로 보통 단순한 **카테터 주머니**(catheter bag)에 연결된다.

흉부 배액관(Chest drain)은 **폐허탈**(collapsed lung) 환자나 폐에 혈액이 있는 환자에게 사용된다. 흉부 배액관을 물이 반쯤 든 큰 병 한 두 개에 테이프로 단단히 고정시킨다. 흉부 배액관은 **흡인기**(suction)에 연결되어 거품을 내뿜는다.

도뇨관(Urinary catheter)은 **유치도뇨관**(indwelling catheter)이나 **폴리도뇨관**(Foley catheter)이라고도 불린다.

세척(Irrigation systems): (지속) **방광 세척**(continuous bladder irrigation systems)은 **전립선 수술**(surgery on the prostate)을 받은 환자에게 쓰일 수 있다. 시술은 환자에게 이중 목적으로 세 가지 방식의 **'풍선' 도관**("balloon" catheter)을 설치한다. 풍선은 부풀어 전립선 안 공간에 압력을 가해 출혈을 막는다. 도관은 환자의 방광에서 소변을 빼내는 역할도 한다. 도관이 막히는 것을 방지하기 위해서는 도관을 **식염수**(saline, **소금물**(salt water))로 가끔 세척한다.

환자가 계속 스스로 숨을 쉬고, 환자의 체온, 혈압, 심박수가 정상이고, 출혈이나 진물나는 상처가 제어 가능한 정도면, 환자는 다시 병동으로 옮겨진다.

수술 후 발생 가능한 합병증(Possible complications after surgery)

- 구토와 매스꺼움
  Vomiting and nausea
- 환자가 숨을 매우 천천히 쉬거나 호흡을 얕게 한다.
  Patient breathing very slowly or very superficially
- 환자가 배액관이나 상처 위에 있던 거즈 드레싱으로 인해 출혈량이 많다. 출혈은 매우 천천히 흐르는 형태나 질금 흐르는 형태로 나타날 수도 있다. 출혈량이 많으면 환자는 수혈을 받거나 수술실로 다시 옮겨져야 한다.
  Patient losing a lot of blood, either via the drains or straight into the gauze dressing which has been placed over the wound; bleeding can be a slow ooze or trickle. If the patient loses a lot of blood, he may need a blood transfusion, or he may need to go back to the operating room
- 하지에 혈전 발생(심부정맥혈전증)
  Blood clot forming in the lower leg (deep vein thrombosis)
- 체온 상승
  Rise in body temperature
- 환자가 소변을 보지 못한다.
  Patient is unable to pass urine
- 환자가 수술 후 며칠 내 변을 보지 못한다. 장은 보통 수술 후, 특히 복부 부위 수술 후 며칠동안 예민해진다.
  Patient is unable to have a bowel movement within a few days of surgery – bowels usually “go on strike” for a few days after surgery, especially after surgery in the abdominal area.

수술 후 하는 통상적 질문

- 수술 후 하는 질문 대부분은 수술 후 합병증이 없고 **신장 계통**(renal system)이나 **위장 계통**(gastrointestinal system)과 같은 모든 체내 기관들이 다시 정상적으로 작동하는지 확인하기 위해서다. 하는 질문은 다음과 같다.

- 배뇨했나요/소변을 봤나요? 얼마나 배뇨했나요? 얼마나 자주 배뇨했나요?
  Have you urinated/passed water? How much/How often?
- 방귀를 뀌셨나요?
  Have you passed gas yet?
- 변을 보셨나요?
  Have you had a bowel movementyet?
- 통증이 있나요? 어디에 통증이 느껴지나요?
  Are you in any pain? Where does it hurt?
- 통증 완화제가 필요하시나요? 어떤 종류의 통증 완화제를 선호하시나요? (예: 근육주사, 알약, 좌약, 정맥주사)
  Would you like some pain relief ? What type of pain relief would you prefer(injection into the muscle/tablet/suppository/intravenous (IV) pain relief)?
- 매스꺼운 느낌이 드나요? 구토했나요?
  Are you feeling nauseated? Have you vomited?
- 졸리나요?
  Are you feeling drowsy?
- 발가락을 움직일 수 있나요? 얼얼하거나 찌릿찌릿한 곳이 있나요?
  Can you move your toes? Any tingling/pins-and-needles?
- (경막외마취 후) 다리의 전반적인 움직임이 자유롭고 다리에 감각이 있나요?
  (After epidural): Have you got full movement and sensation in the legs?

1 영한 용어사전

anaphylactic shock	과민성 쇼크, 아나필락틱 쇼크
arm block	팔 신경 차단
arterial lines	동맥 주사선
balloon catheter	풍선 도관
bladder irrigation system	방광 세척
bleeding lines	채혈주사선
blood clot	혈전
caudal block	천골마취
cauterization	소작(燒灼), 지짐술, 뜸질
central venous lines	중심정맥관
chest drain	흉부배액
deep vein thrombosis	심부정맥혈전증
denture	의치(義齒), 틀니
ECG dots	심전도 패치(전극)
epidural anesthesia	경막외마취
general anesthesia (GA)	전신마취
harmonica drain	하모니카 배액관
hypnotic	수면제, 최면을 거는[일으키는]
intravenous nutrition (IVN)	경정맥영양
invasive blood pressure monitoring equipment	관혈식 혈압감시장치
IV drip	점적정주, 링거주사
local anesthetic	국소마취
long lines	긴 주사선
nerve blocks	신경차단
'Not that I am aware of'	제가 아는 바로는 아니에요
oximetry	산소 측정법
pain pump	통증펌프
patient controlled anasthesia (PCA)	자가통증조절법
'pins and needles'	저리는, 찌릿하는
plasma expander	혈장증량제

post-operative	수술 후의
post-anesthetic care unit (PACU)	마취회복실
pre-operative	수술 전의
pulse oximeter	산소포화도 측정기
regional anesthesia	부위마취
sphygmomanometer	혈압계
spinal anesthesia	척추마취
spinal canal	척추관
spinal fluid	척수액
sulfa drugs	설파제
T-drain; T-tube	T자 배액관
total parenteral nutrition (TPN)	총 비경구 영양(법)
transducer	변환기
urinary catheter	도뇨관, 요도 카테터
vaccuum drain	진공 배액관

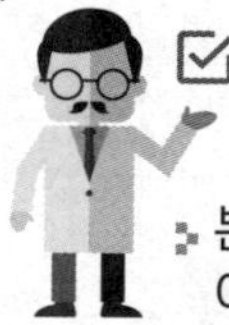

요약

본 장에서는 수술 전후의 간호 환경을 살펴 보았다. 숙련된 의료통역사가 이런 환경에서 일할 때 지녀야 할 지식 일부도 살펴 보았다. 아래의 전반적인 내용도 간략하게 다루었다.
- 수술 전 묻는 질문 종류
- 수술 전과 후에 접하는 마취할 때 사용하는 장비

제10장

집중 치료

Intensive Care

중환자실(집중치료실, Intensive care units, ICUs)은 24시간 내내 간호와 치료가 필요한 중환자와 중환자로 될 가능성이 있는 환자의 관리를 전문으로 하는 곳이다. 의료진은 환자를 면밀히 관찰하고, 치료 방법은 대개 공격적이다. 의료진은 보통 환자에게 **생명유지 장치**(life support systems)를 사용한다. 의료진은 의도적으로 환자를 마비시키고 환자에게 진정제를 투여하여 환자는 주변 상황을 눈치채지 못한다.

중환자실은 전문 분야와 관리하는 환자의 연령대에 따라 분류될 수 있다. 전문 중환자실로는 신생아를 위한 중환자실(보통 **신생아 집중치료실**(Neonatal Intensive Care Units, NICU)이라고 함), 어린이를 위한 중환자실(보통 소아 중환자실(Pediatric Intensive Care Units, PICU)이라고 함)이 있다. 일부 중환자실은 특정 환자들만 집중해서 관리한다. 이런 중환자실로는 **신경계 문제**(neurological problems)와 **두부외상**(head injuries)이 있는 환자를 위한 **신경계 중환자실**(Neurological Intensive Care Units)과 24시간 내내 환자의 심장 질환을 관찰하는 **순환기내과 중환자실**(Cardiac Care Units)이 있다.

일부 분야는 집중 관찰과 치료에 따라 또 다른 이름으로 부르고, **집중치료실**

(Intensive Care Room), **고의존성 치료 병동**(High Dependency Unit), **중환자 부서**(Department of Critical Care)를 그 예로 들 수 있다.

중환자실에 입원하는 주된 이유는 세 가지가 있다.

- 관찰(monitoring)
- 안정(rest)
- 치료(treatment)

다양한 환자는 중환자실에 다음 이유로 입원할 수 있다.

- 중증외상: 폭행, 사고, 넘어진 후 생명을 위협하는 다발성 부상을 입은 환자
  Major trauma: Patients who have multiple life-threatening injuries following assaults, accidents or falls
- 소화기 계통: 극심한 천식 발작, 폐렴, 폐색전, 익사직전 상태, 심한 폐 좌상, 호흡정지, 마취에서의 회복이 늦은 환자
  Respiratory System: Severe asthma attacks; pneumonia; pulmonary embolism; near-drowning; severe lung contusion; respiratory arrest; also: patients who are making a slow recovery from anesthesia.
- 심장과 심혈관 부작용(심장마비와 심근경색을 앓은 후): 심장 쇼크, 부정맥(불규칙한 심장 리듬), 울혈성 심부전, 여러 종류의 쇼크(패혈쇼크, 과민성 쇼크, 아나플락시스 쇼크, 심장성 쇼크, 심장 쇼크), 동맥류, 파종성 혈관내 응고 증후군, 출혈
  Heart and cardiovascular complications (such as those following cardiac arrest or heart attacks): heart shock; arrhythmias (irregular heart rhythm), congestive heart failure (CHF), different types of shock (septic shock, anaphylactic shock, cardiogenic shock or heart shock), aneurysms; diffuse intravascular coagulation; hemorrhages
- 신경계: 뇌출혈(뇌 속에 출혈), 두부외상(폭행, 교통사고, 넘어진 후)
  Neurological: Brain hemorrhages (bleeding into the brain); head injury (as a

result of assault, traffic accident, or fall)

- 신장계: 신부전

  Renal: Renal failure (kidney shutdown)

- 산부인과 질환: 임신 중독증[전자간증 – 제27장 참조, 출산 전후의 출혈]

  Obstetric Problems: Pre-eclampsia (please refer to Chapter 27), hemorrhages (bleeds) before or after childbirth

- 화상: 깊고 광범위한 화상을 입은 환자는 기도가 붓고, 쇼크, 단백질 손실, 전해질 불균형을 겪고, 특수 드레싱과 통증완화가 필요하다.

  Burns: Patients with deep and/or extensive burns who suffer from swelling of the airways, shock, loss of protein and electrolyte imbalance and who need special dressings and pain relief

- 대수술: 복부 대수술, 근치 두경부 수술, 환자의 상태가 위태로워 질 수 있는 수술 후 회복 중인 환자

  Major surgery: Patients recovering after major surgery, such as extensive abdominal surgery or radical head and neck surgery, or any other surgery where the patient's condition is compromised(serious)

장비(Equipment)

중환자실은 사용되는 장비의 수와 광범위한 기술 때문에 다른 환자병동 구역과 구별된다. 장비는 진단, 관찰 및 환자 치료를 위해 사용된다.

중환자실에서 볼 수 있는 장비 중 가장 많이 쓰이는 장비는 아래 그림과 같다.

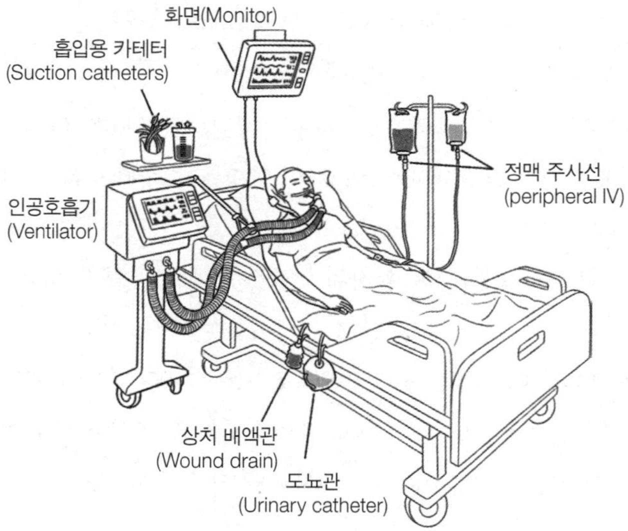

삽화 10.1. 중환자실에서(In the Intensive Care Unit)

1. 인공호흡기(Ventilator)

인공호흡기(ventilator or respirator)는 간혹 **호흡기**(breathing machine)라고도 하고, 환자의 호흡을 유지하는데 쓰인다.

삽관법(Intubation)은 환자에게 여러 형태로 관을 삽입하는 과정을 말한다.

- 한쪽 콧구멍을 통해 목구멍으로 내려가 성대를 통해 기관(氣管)으로 삽입(비기관내관(naso-tracheal tube))
- 입을 통해 목구멍으로 내려가 성대를 통해 기관(氣管)으로 삽입(구기관내관(oro-tracheal tube))

- 기관절개술(tracheostomy)이라 불리는 특수 절개(special incision)부위를 통해 기관(氣管)으로 바로 삽입(기관내관(endo-tracheal tube))

비기관내관(naso-tracheal tube)은 어린이에게 사용될 수 있다. **기관내관**(endo-tracheal tube)은 삽관을 더 오래 하고 있어야 하는 환자에게 사용된다. 기관내관을 영어로는 보통 "**트레이크**(trach)"라고 줄여서 부른다. 기관내관은 비교적 짧고 굽은 관으로 보통 세정과 새 기관내관으로 교환할 때 제거될 수 있다.

삽관 환자(Intubated patients)는 보통 가래를 스스로 토해내지 못해 중환자실 직원은 그런 **분비물**(secretions)의 흡인에 **흡입관**(suctioning tubes)을 사용한다.

앞서 언급했듯이 의료진은 보통 중환자실 환자의 몸을 마비시켜 진정제를 투여하고 환자는 **인위적 혼수상태**(induced coma, 약물로 인한 깊은 무의식의 상태)로 인해 의식이 없기 때문에 호흡하는데 도움이 필요하다. **경추골절**(fractured their spine at neck level)이 발생한 환자는 **호흡근육**(breathing muscles)으로 전달되는 신경이 차단되어 숨을 쉴 수 없을 수 있다. 다른 환자는 단순히 숨을 못 쉬거나 너무 약해서 숨을 스스로 쉬지 못할 수 있다. 중환자실 직원은 가능하면 보통 환자에게서 **인공호흡기**(ventilator)를 서서히 빼려고 노력할 것이다.

산소호흡기는 환자가 자발적으로 호흡을 시도할 수 있도록 돕는 설정을 할 수 있게 되어 있다. 환자가 숨을 들이쉬는 작은 시도를 하면 산소호흡기가 반응하고 산소호흡기는 이어 환자를 위해 숨을 내쉬어 줄 것이다. 그러면 중환자실 직원은 환자에게서 삽관을 제거할 수 있다(**호흡관**(breathing tube)을 제거할 수 있다).

2. 감시 장비(Monitoring equipment)

중환자실에 있는 환자 대부분은 다양한 감시 장비 화면에 연결되어 있고, 그 화면 각각은 중요한 정보를 전달한다.

감시 장비 화면의 종류는 다음과 같다.

- 심장(cardiac)과 폐 압력(pulmonary (lung) pressures)에 대한 정보를 보여주는 화면(심장에 스완-간도관(Swan-Ganz Catheter)를 사용)
- 심박수(heart rate)와 심장 리듬(heart rhythm)을 보여주는 심전도(electrocardio-graph (ECG) or EKG) 화면
- 환자의 혈액 내 산소의 양(산소 포화도(oxygen saturation))을 보여주는 산소포화도 측정기(pulse oximeter) 화면
- 환자의 체온을 감시하는 체온 탐침(temperature probe) 화면

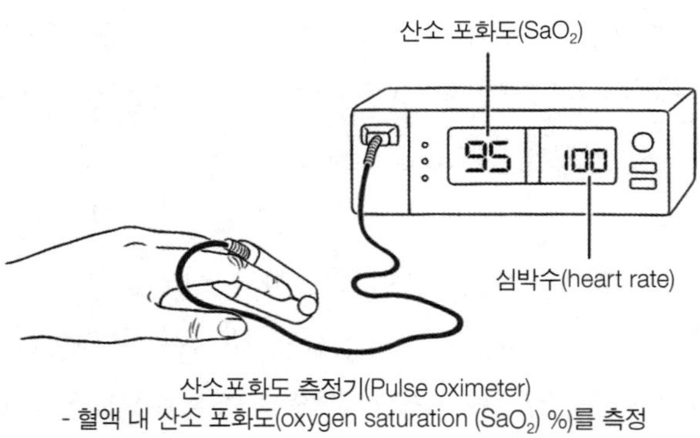

삽화 10.2. 산소포화도 측정기(Pulse oximeter)

3. 정맥주입 펌프(IV pumps)

정맥 주사선(Intravenous lines, IV lines)은 환자에게 약물을 투여하는데 매우 자주 사용된다. 많은 경우에는 약물을 투여하는 속도가 매우 중요하고, 펌프를 사용하면 정확한 양의 약물을 정확한 시간에 환자에게 투여될 수 있게 한다.

정맥주입 펌프는 환자에게 투여되는 수액을 정확하게 조절하는 펌프이다. 정맥수액의 약물은 보통 정맥 수액 주머니나 주사기에 들어간다.

의식이 있는 환자는 **자가통증조절장치**(PCA, patient controlledanalgesia) pumps(**약물 펌프**(pain pumps))를 사용해 최소 통증 완화에 필요한 진통제 양을 계속적으로 투여 받을 수 있다. 환자는 원할 때와 씻기, 체위 변경과 같은 고통스러운 시술 바로 전에 펌프를 사용하면 통증을 어느 정도 완화할 수 있다.

4. 주사선과 관(Lines and tubes)

"**주사선**(lines)"은 보통 **혈관**(blood vessels)에 다양한 이유로 삽입된 길고 좁은 플라스틱 관을 의미한다. 관은 신체 안에 삽입되어 체액의 배액이나 수액 투여를 위해 사용될 수 있다.

중환자실과 다른 병동에서 사용되는 다양한 주사선과 관은 다음을 들 수 있다.

- 정맥 주사선(Intravenous lines, IV lines): 수액, 약물, 영양을 투여하고 환자의 심장 내 압력(pressures inside the patient's heart), 폐, 주요 혈관을 관찰하는데 사용된다. 통상적으로 사용되는 정맥 주사선은 다음과 같다.
- 말초(정맥)주사선(Peripheral lines): 보통 손이나 팔뚝을 통해서 말초 정맥(peripheral veins)에 삽입되고, 가끔 발에 있는 정맥이나 위와 장에도 삽입된다. 정맥 주사선은 수액, 포도당, 전해질(나트륨, 칼륨 등) 환자에게 투여할 때 쓰일 수 있다. 약물을 정맥 수액에 첨가될 수 있으며 수혈도 말초(정맥)주사선을 통해 할 수 있다.
- 중심(정맥)관(Central line): 경(목)정맥(jugular(neck) vein)에 삽입되거나 쇠골 아래 있는 쇄골하정맥(subclavian vein)에 삽입된다. 중심(정맥)관은 환자에게 전반적인 영양을 공급한다고 알려진 총 비경구 영양(법)(total parenteral nutrition, TPN)이나 경정맥영양(intravenous nutrition, IVN)을 공급하는데 사용될 수 있다.
- 동맥 주사선(Arterial lines): 동맥(arteries)에 삽입되며 보통 화면에 연결되어 다양한 혈압을 관찰하는데 사용된다. 또한 동맥혈(arterial blood) 샘플 채취에도 쓰인다.
- 배액관(Drains): 특정 목적을 위해 신체에서 체액을 빼내기 위해 사용된다. 배액관

의 종류는 제9장을 참조하기 바란다.

- 비위관(Nasogastric tubes): 코를 통해 식도로 내려가 위로 삽입되어 위액과 위장 기관에서 분비되는 다른 종류의 액체를 빼낼 수 있다.
- 흉부 배액관(Chest drain): 공기를 빼내기 위해 사용될 수 있고 폐에서 공기, 액체, 혈액을 빼내어 환자가 숨을 더 잘 쉴 수 있게 한다.
- 도뇨관(Urinary catheter): 유치도뇨관(indwelling catheter, IDCs)이라고도 불린다. 유치도뇨관은 방광에서 소변을 용기로 빼내는데 사용된다. 중환자실에서는 보통 환자의 소변을 소변 검사지용 측정기(urine meter)로 빼내어 직원이 환자의 소변량을 정확하게 측정할 수 있다.

1 중환자실 직원

중환자실 직원은 집중 치료가 필요한 환자를 돌보는 특수 교육을 받는다. 직원은 항상 중환자실에 자리를 지키고 있으며, 보통 간호사가 환자를 전담하여 돌본다. 환자의 전담 간호사는 통역사와 가족들이 연락하는 담당자일 것이다.

의료진은 보통 **중환자 전담 전문의**(intensive care specialists, intensivists, 집중 치료를 제공하는 전문의)와 **중환자 전담 전공의**(intensive care residents)로 구성되어 있을 것이다.

일부 작은 병원 중환자실에는 **마취과 의사**(anesthesiologists)와 **의료진료 전문의**(medical specialists)와 **외과전문의**(surgical specialists)가 간호진을 도와 진료를 제공한다.

2 통역사와 번역사들께

중환자실에서는 보통 환자의 친척과 의료진 사이에서 이루어 지는 면담 중 통역이 필요할 것이다. 의료진은 일부 시술과 환자의 **생명유지 장치 제거 허용**(permission to switch off the support systems)을 위해 **사전 동의서**(informed consent)의 서명을 환자의 친척으로부터 받을 필요가 있다. 일부 경우 통역사는 의식이 완전하지 않은 환자(진정제를 맞고 막 깨어난 환자)를 위해 의료진과 의료 관련 직원 사이의 대화 내용을 전달해야 할 수도 있다.

3 영한 용어사전

anaphylactic shock	과민성 쇼크, 아나팔락틱 쇼크
aneurysm	동맥류
arrhythmia	부정맥
breathing machine	호흡기
cardiac arrest	심장마비
cardiogenic shock (heart shock)	심장성 쇼크
chest drain	흉부 배액관
congestive heart failure (CHF)	울혈성 심부전
Department of Critical Care	중환자 부서
diffuse intravascular coagulation	파종성 혈관내 응고
electrocardiograph (ECG) monitor	심전도 화면
endo-tracheal tube	기관내관
heart attack	심근경색
High Dependency Unit	고의존성 치료 병동
induced coma	인위적 혼수상태
Intensive Care Room	집중치료실, 중환자실
Intensive Care Unit (ICU)	중환자실
intravenous nutrition (IVN)	경정맥영양

intubation	삽관법
IV fluid	정맥 수액
IV lines	정맥 주사선
IV pump	정맥주입 펌프
major trauma	중증외상
naso-tracheal tube	비기관내관
nasogastric tube	비위관(鼻胃管)
Neonatal Intensive Care Unit (NICU)	신생아 집중치료실, 신생아 중환자실
oro-tracheal tube	구기관내관
pain pump	약물펌프
patient controlled anesthesia (PCA)	자가통증조절법
peripheral lines	말초(정맥)주사선
pre-eclampsia	임신중독증, 임신과 합병된 고혈압, 전자간증
pulmonary pressures	폐 압력
pulse oximeter	산소포화도 측정기
respirator	인공호흡기
septic shock	패혈쇼크
Swan-Ganz catheter	스완-간도관, 스완-간 카테터, 폐동맥 카테터
temperature probe	체온 탐침
total parenteral nutrition (TPN)	총 비경구 영양(법)
ventilator	인공호흡기

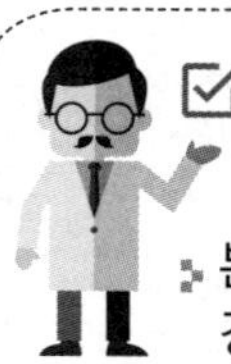

☑ 요약

- 본 장에서는 중환자실 환경을 살펴 보았다. 숙련된 의료통역사가 이런 환경에서 통역을 하기 위해 정통해야 하는 지식의 전반적인 내용도 간략하게 살펴 보았다. 아래의 전반적인 내용도 간략하게 다루었다.
  - 중환자실에서 치료가 필요한 여러 상황
  - 중환자실 환경에서 접하는 장비

제11장

산부인과

Obstetrics

1 영한 용어사전

alphafetoprotein (AFP)	알파태아단백
amniocentesis	양수천자
anemia	빈혈, 빈혈증
APGAR test	아프가 검사(신생아의 건강상태를 알아보기 위해 태어나자 마자 시행하는 검사)
APGAR score	아프가 점수
biparietal diameter (BPD)	두정골사이직경, 대횡경(大橫徑)
cardiotocograph (CTG)	태아심박동수 및 자궁수축감시장치, CTG기계
cervical cancer	자궁경부암
childbirth	출산, 분만
chlamydia	클라미디아(성병의 일종)
Chorionic Villus sampling (CVS)	융모막 생체 채취
contractions	진통
delivery	출산, 분만
Down syndrome	다운증후군
epidural	경막외마취제

Etonox	엔토녹스
expected date of delivery (EDD)	출산 예정일, 분만 예정일
fetal scalp electrode (FSE)	태아두피용전극
fundus	기저부
gestational diabetes	임신성 당뇨병
hemoglobin (Hb)	헤모글로빈, 혈색소(血色素)
hepatitis B	B형 간염
labor	분만, 진통
last menstrual period (LMP)	최종월경
Lead Maternity Carer (LMC)	(뉴질랜드)임산부전담 조산사, 임산부전담 산부인과 의사(임신과 출산, 산전, 산후 관리를 전담)
lochia	오로(惡露)
meconium	태변(胎便)
membranes ruptured	파열된 양막
NICU	신생아 집중치료실, 신생아 중환자실
perineum	회음, 샅
postnatal	산후의, 출산 후의
postnatal blues, postnatal depression	산후 우울증
pre-eclampsia	임신중독증, 임신과 합병된 고혈압, 전자간증
prenatal care	산전 관리, 산전 간호
puerperium	산욕(產褥)
Rhesus Factor	레소스[Rh인자(대부분 사람들의 적혈구에서 발견되는 항원)]
rubella	풍진(風疹)
show	이슬(분만 전 나오는 소량의 출혈)
spina bifida	이분척추증, 척추 갈림증
spontaneous abortion	자연유산
syphilis	매독
termination of pregnancy	임신 중절
thalassemia	지중해빈혈
ultrasonography	초음파검사
ultrasound scanning (USS)	초음파 스캔
vaginal discharge	질 분비물
vaginal smear	질세포진 검사
vaginal speculum	질경(膣鏡), 질확대경

vaginal swab	질분비물 도말, 질분비물 면봉채취(법)
venereal disease	성병

공인간호사이자 공인 조산사인 모린 키어니((Maureen Kearney, RN, RM)가 기여한 내용을 첨삭한 장입니다.

본 장은 산과(産科) 건강의 전반적인 내용을 간략하게 보여주고, 의료통역사들이 산과에서 하는 검사와 관련 질문을 이해할 수 있도록 만들어졌다. 본 장에서는 임신 합병증 중 일부를 살펴볼 것이고, 그 내용은 제28장에 더 자세하게 나와있다. 신생아가 앓는 질환은 제13장에서 다룰 것이다.

여성은 다양한 의료인 중에서 임신기간 동안 건강 관리를 받을 수 있는 의료인을 선택할 수 있다. 해당 의료인은 **조산사**(midwives), **1차 진료의사**(primary care doctors), **산과 전문의**(obstetricians, 임신과 출산 전문의), **산부인과 전문의**(Ob/Gyn, 산과와 부인과(婦人科) 전문의)를 포함한다. 마찬가지로 여성은 아기를 출산할 장소도 병원, 분만원, 자택과 같은 다양한 장소 중에서 선택할 수 있다.

산전 관리는 매우 중요하다. 첫 면담은 임신 초기에 모든 임신 관련 정보를 수집하고 추가 검사를 통해 산모와 아기가 계속 건강하고 아기가 임신 기간과 주기에 따라 잘 자랄 수 있도록 하기 위해 진행된다. 임신 중 문제가 발생하는 경우에는 산모와 아기를 위한 최선의 결과를 얻기 위해 최대한 빨리 감지해 치료를 받는 것이 필수적이다. 의사는 다가오는 출산에 대비해 알아야 하는 내용과 출산에 대한 자신감을 주기 위해 여성에게 출산 관련 수업을 권장할 수 있다. 출산 수업은 보통 여성이 아기를 출산할 병원이나 분만원을 통해 이루어진다.

2 Prenatal care

Once her pregnancy has been confirmed, the woman will generally visit one of the above-mentioned practitioners for her first visit. This first visit will be a very thorough visit (as described below). After this, visits generally increase from once a month (first two trimesters, from week 1–28), to once every two weeks (week 28 to 36), to once a week (after week 36) as the expected date of delivery approaches. Obviously, this schedule may vary, depending on how the pregnancy progresses.

During the first prenatal visit the woman may be:

- Booked in for delivery in the hospital(even though she may express the wish to deliver elsewhere). It is important that the woman is booked into a hospital, just in case it becomes necessary to transfer the woman there in the course of delivery.
- History will be recorded. This is a very important part of the first visit and will include:

Obstetric History

- The first day of the last menstrual period (LMP)
- Past child-bearing experiences
- Previous terminations of pregnancy (abortions)
- History of repeated miscarriages (spontaneous abortions)
- Complications in previous childbirth

Social History

- Planned/unplanned pregnancy?

- Wanted/unwanted pregnancy?
- Support from partner/family
- Response of mother and whole family to the pregnancy
- Financial support
- Environmental factors (housing, heating, diet, and so on)
- Age – is it a teenage pregnancy?
- General health (practitioner will give advice on this if necessary)
- Exercise
- Cigarette smoking, use of alcohol and drugs (practitioner will discuss these with the woman if necessary)

Menstrual History

- The practitioner will try to determine the date on which the woman started her last menstrual period (LMP). The practitioner will then add 9 months plus 7 days to the first day of the LMP to arrive at the approximate due date, or Expected Date of Delivery (EDD).
- The practitioner will discuss the woman's normal cycle and amount of bleed- ing and will find out if any pain is associated with this menstrual cycle.
- The practitioner will discuss the woman's contraception history with her.

Medical History

- The woman's past health is very important, as medical conditions may affect the pregnancy. These may range from severe heart conditions to common urinary tract infections. Some of the more common medical conditions are asthma; epilepsy; diabetes; high blood pressure or hypertension; mental health problems; heart disorders (including rheumatic fever) and any other condition for which the woman may be taking medication.

Family History

- Certain conditions are genetic in origin while others are familial (occuring in certain families) or racial (confined to certain races) or social (influenced by social conditions). It is important to know the woman's family history and that of her partner, if they know of them, so the caregivers can be more aware of any risks to the baby. Obviously, if either the father or the mother has been adopted, this information may not be available.
- *Physical Examination*. The practitioner will carry out a thorough physical examination of the woman, which may include height and weight; blood pressure; and height of the fundus (the top of the womb)

Diagnostic tests may include:

- Urine test for glucose/sugar (this may be a sign of gestational diabetes) and protein (this may be a sign of pre-eclampsia)
- Blood tests for haemoglobin (to check for anemia and thalassemia), complete blood count (CBC) or full blood count (FBC), blood group and Rhesus factor (Rh factor), antibodies in the blood (rubella, hepatitis B), VDRL (to check for venereal diseases such as syphilis)
- Vaginal speculum (vaginal smear) (cells are checked for cervical cancer) and vaginal swabs (check for infection, e.g. chlamydia)
- Baby's heart beat (depending on how long the woman has been pregnant)

3 Follow-up visits

Once all the above information has been recorded during the booking visit, further prenatal check-ups are usually less involved. The following would be checked during a typical check-up:

- mother's general well-being
- blood pressure
- weight
- urine test for sugar and protein
- abdominal palpation (feeling the mother's abdomen). Feeling and measuring the baby's growth is an important factor in determining whether baby's growth equals its gestation or age.
- checking fetal movements. It is very important that the mother be aware of the baby's movements and that she feel at least 10 movements a day (this becomes more significant after approximately 25 weeks).
- checking if mother has any swelling in face, hands and feet (signs of pre-eclampsia)
- checking baby's heart beat

Other tests may be done during the prenatal period if the practitioner, or the woman, think these are necessary or desired. These may include (in more or less chronological order):

- *ultrasound*: Imaging with the aid of high-frequency sound waves, usually done by a radiographer. The ultrasound can show the baby on the screen and can detect growth and abnormalities (if any). A 3D-scan will show the developing fetus (baby) in 3D. Scans may be done right through pregnancy.

- *Chorionic villus sampling* (CVS): Usually done between 9 and 11 weeks, when a sample of early placental tissue is taken to check for abnormalities.
- *alphafetoprotein* (AFP): Test done at approximately 13 weeks to identify potential congenital abnormalities (birth defects), such as spina bifida or chromosomal problems such as Down Syndrome.
- *amniocentesis*: Usually done between 16 and 18 weeks. Some amniotic fluid is taken from around the baby. This is withdrawn with a needle which is inserted through the abdominal wall under ultrasound guidance. The amniotic fluid is then tested for abnormalities. This is a very accurate test which can also tell the sex of the baby.
- *cardiotocograph* (CTG): Can record the baby's heart beat via an abdominal disc which has been strapped to the mother's stomach. The heart beat will show up on a graph. The same graph can also record any contractions (or tightening) the mother may have. It can show the strength of these contractions and how often they come.

4 Term of pregnancy

As a large proportion of infants admitted to the NICU are premature, it is necessary to understand what is meant by 'term pregnancy' so as to understand the implications of preterm delivery or premature birth.

A normal term of pregnancy is 40 weeks from the first day of the last menstrual period (LMP). The estimated date of confinement (EDC) or expected date of delivery (EDD) is calculated by adding 9 months and 7 days to the date of the LMP. The number of weeks of gestation is calculated accordingly. A pregnancy is regarded as term when it reaches 36 to 38 weeks. Once the pregnancy passes 40 weeks it is regarded as post-term. Any gestation before 36 weeks is treated as preterm, therefore delivery before 36 weeks' gestation would be regarded as pre-mature birth.

However, classification based on the date of the LMP may, sometimes, be inaccurate. Many women have irregular menstrual periods which can make LMP quite unreliable, while other women may not remember, or may conceal, for a variety of reasons, their actual date of LMP. As a result, ascertaining gestation can be very difficult, and gestation could be different from the actual size and development of the fetus. Thanks to ultrasonography the maturity of a pregnancy can now be assessed quite accurately. Ultrasound uses high-frequency sound waves to reflect the image of the fetus in the mother's abdomen, enabling healthcare professionals to measure the actual size of the fetus. Comparing these measurements to a standard measurement gives a fair indication of how mature the fetus is.

The *biparietal diameter* (BPD) of the fetal head offers a reliable parameter in *ultrasonography* to assess how far along the pregnancy is, because the head of the fetus grows at a fixed rate. The head-abdomen ratio (H:A ratio) is another measurement done to ascertain duration of pregnancy. Since head and abdomen grow at different rates, the H:A ratio is usually larger in early pregnancy and lower in late pregnancy when the abdomen grows faster than the head.

Most babies are delivered near term, that is, after a pregnancy of around 40 weeks. However, some babies are delivered pre-term and some post-term. Most pre-term deliveries, and some term or post-term deliveries, may cause problems for babies. The more pre-term the infant, the more problems can be expected. Please see Chapter 11 for more detail.

5 Labor and childbirth

Childbirth is a major life experience. Labor is described as the process by which the baby, placenta and membranes are expelled through the birth canal. Normal labor occurs spontaneously at "term" (38–42 weeks of pregnancy), with the baby presenting head first and face down. It is considered normal for the woman to deliver between 37 and 42 weeks.

Note: the interpreter may need to stay close to the mother and interpret the health practitioner's comments and instructions during childbirth. If the interpreter feels faint, he or she may have to sit down.

There are three stages of labor:

- *Stage one*: The cervix (or opening of the womb) dilates (opens), beginning with regular rhythmic contractions of the uterus. Dilatation of the cervix is complete when the cervix opens to 10cm.
- *Stage two*: The baby is born. This stage begins when the cervix is fully dilated and finishes when baby is born.
- *Stage three*: In this stage, the placenta (afterbirth) and membranes detach from the wall of the uterus and are expelled. This stage also involves the control of bleeding. It begins after the birth of the baby and ends when the placenta and membranes have been expelled.

6 Common terminology

- *Contractions* or *tightening*: The pain of the contractions comes and goes and is mostly felt in the lower abdominal and upper stomach areas, due to the muscles in the wall of the womb squeezing and relaxing.

- *Drip*: An intravenous line inserted into a vein, usually in the back of a hand, so fluids can be given straight into the blood.
- *Entonox*: A form of pain relief which is inhaled by mouth: it consists of nitrous oxide mixed with oxygen.
- *Epidural*: Injection of local anesthetic into the epidural space near the base of the spine. See Chapter 9.
- *Fetal scalp electrode* (*FSE*): This is a clip which is attached to the baby's head via the vagina. The lead is plugged into a machine which will accurately record the baby's heartbeat.
- *Meconium*: Baby's first, greenish-black bowel movement. When the baby has passed a bowel movement while still in the uterus, the amniotic fluid around the baby will become a greenish color. When amniotic fluid appears this color it is a sign that baby has been distressed at some stage. Meconium in the amniotic fluid also means an increased risk of infection. If meconium has been observed, a fetal scalp electrode will be used.
- *Membranes ruptured* (waters leaking or waters have broken or the bag of waters has broken): The amniotic fluid (waters) is contained within two layers of membranes around the baby, which protect the baby from any infection. These membranes should not rupture (break) until labor has begun. Women are often unsure as to whether the membranes have ruptured. They describe feeling wet as though they have passed urine. Once the waters have broken, baby will need to be delivered within a certain time-frame, because there is a risk of infection once the protective amniotic sac has ruptured.
- *Narcotics*: Are sometimes still given as pain relief.

- *Perineum*: The area between the lower vagina and the rectum. The perineum is stretched, particularly when the baby's head is born. In order to avoid having it tear, the obstetrician may make a small cut in it in a procedure called an episiotomy, to allow for baby's head to pass through. After a tear or episiotomy the perineum is repaired with dissolving sutures (stitches).
- *Position*: Refers to the way the baby's head is lying and is assessed by feeling (by vaginal examination) the sutures and fontanelles on baby's head.
- Bloody *show*: A sticky discharge of mucus (slime) and blood, that appears usually early in labor. This is a plug of mucus that was situated in the opening of the cervix during pregnancy, protecting the baby from infection. Once the cervix begins to soften and dilate, this mucus comes away.
- *Vaginal examination*: This is done by the practitioner to assess whether the cervix is changing and is the most accurate way of assessing progress in labor.

7 Postnatal checks

At one and five minutes after birth, the practitioner will check the appearance, pulse, grimace, activity, respiration (APGAR) score. Appearance involves the baby's complexion or skin color (pink, pale, blue). Pulse relates to baby's heart rate. Grimace relates to baby's reflex to stimulation (none, grimace, crying). Activity relates to muscle tone (none, some, flexion), and respiration relates to breathing (none, weak, strong). A score of 0, 1 or 2 is given for each aspect. Best outcome would be a total score of 9 or 10 overall, while an overall score of < 3 means the baby needs immediate medical attention.

A thorough baby check is done after birth, including listening to the baby's heart and lungs, testing the baby's reflexes, hips and so on. This thorough check is repeated at six weeks by a pediatrician. Any baby that is feeding well and sleeping well should thrive.

The following are typical baby tests:

- *Feeding*: It is important to know whether baby is going to be fed on formula or breast-milk. The practitioner will check how much baby drinks and how often, and if there are any problems.
- *Skin*: The practitioner will check for spots, rashes, marks, skin infections, and so on.
- *Head*: The practitioner will check fontanelles, ears, eyes, nose, mouth and so on, for any signs of infection, redness and so on.
- *Cord*: The practitioner will check whether this is drying or moist. The practitioner will also check for redness, an offensive smell, or whether the cord has fallen off (usually around the fifth day).
- *Bottom*: The practitioner will check for redness, diaper rash, spots or thrush.
- *Urine and bowel function*: The practitioner will check whether baby is passing urine and having bowel movements normally.
- *Sleeping pattern*: The practitioner will check baby's sleeping pattern and give advice if necessary.
- *Crying or agitation*: The practitioner will check for crying, agitation or any unusual behavior.
- *Growth*: The practitioner will check baby's height and weight.

8 Postnatal care

The postnatal period is also called the *puerperium*. This is the period between birth and 6 weeks after birth. The mother may or may not stay in the hospital for the first few days. This is a time of great physical, emotional and psychological change. It is important to establish a bond between mother and baby and to establish breast- feeding. Although breast-feeding is a natural process, lots of help and support are often needed.

Postnatal checks and care of the mother generally include:

- *Physical check on mother*: Mothers generally need to visit the obstetrician's office for postpartum care.
- *General well-being*: Does mother feel well?
- *Breasts*: Breasts are checked for red, painful areas, lumps or any other problems
- *Nipples*: Nipples are checked to ensure that there are no blisters, cracks, bleeding areas, etc. Are the nipples coping with the breast-feeding and the constant sucking from baby?
- *Fundus*: The fundus is the top of the uterus. After the baby is born, the fundus should be at umbilicus (belly-button) level. From there on, the fundus drops a bit each day (approximately 1 centimeter), until it finally returns to the pelvis, under the pubic bone. This process is called involution, and feeling the level of the fundus forms part of the postnatal check.
- *Vaginal discharge* or *lochia*: The vaginal discharge begins as fresh bleeding. Over a period of time (different for each woman), the lochia changes into a whitish discharge. Some women may bleed on and off

for up to six weeks.

- *Legs*: Women are encouraged to be up and about early after the birth of their babies to stimulate a good blood flow through the legs and thereby avoid the formation of blood clots (thrombosis).
- *Urine*: After birth, women will pass urine in larger quantities and more frequently than usual, in order to get rid of the excess fluid they have been carrying during pregnancy. Urinary tract infections can be common after birth so the practitio- ner will check that there is no pain, stinging or unusual smell associated with the urine.
- *Sleep*: The mother will be encouraged to sleep when her baby sleeps, as overtiredness is very common in the postnatal period.
- *Nutrition*: The woman needs to eat regular, nutritious meals and snacks, especially if she is breast-feeding.
- *Hydration*: – The woman needs to be encouraged to drink lots of fluid, especially if she is breast-feeding, as the baby will take a lot of fluid away from her.
- *Bowel function*: Often mothers do not have a bowel movement for a few days and may find themselves constipated. Their practitioners may advise them to take gentle laxatives or to eat high fiber foods and to drink a lot of fluids.
- *Postnatal exercises*: These should be started in a gentle way, soon after the birth. The so-called pelvic floor exercises, which aim to strengthen the pelvic floor muscles, are especially important. Abdominal exercises and other exercises can be introduced later.
- *Postpartum blues*: Major emotional and hormonal changes can occur postnatally. It often takes 6 to 12 weeks to return to a normal emo- tional state. “Blues” or “feeling down” can occur at any time between 3 and 10 days after birth. “Blues” are most common on the fifth day after

birth. This is a normal reaction to childbirth, and it affects approximately 60% of women. Signs are tearfulness and a feeling of panic. The first days after birth are a time of great hormonal changes, with progesterone levels dropping to almost zero, and tearfulness usually settles down after 24 hours.

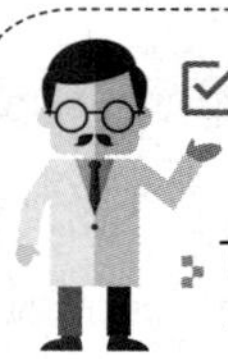

Summary of main points

- This chapter has offered a brief overview of:
  - the three stages of pregnancy
  - health professionals involved in the period leading up to, during and after childbirth
  - common procedures and diagnostic tests

제12장

신생아와 소아 건강

Child health

1 영한 용어사전

active immunization	능동면역법
adenoidectomy	아데노이드 절제술
anemia	빈혈, 빈혈증
angiography	혈관 조영검사
anoxia	산소 결핍(증)
antibodies	항체
apnea	무호흡
appendicitis	충수염(蟲垂炎)
arthritis	관절염
Asperger syndrome	아스퍼거 증후군
asphyxia	질식, (질실에 의한) 가사(假死)
asthma	천식
Astrup method	아스트럽법, 아스트럽 기술
atopic dermatitis	아토피성 피부염

Attention Deficit Hyperactiviy Disorder (ADHD)	주의력 결핍 과잉행동장애
Autism Spectrum Disorder (ASD)	자폐 범주성 장애
bag of waters	태포(胎胞)
bilirubin	빌리루빈
blisters	물집
blood culture	혈액배양
blood gases	혈액가스
bone marrow	골수
bronchiolitis	세(細)기관지염
bronchopneumonia	기관지 폐렴
calamine	칼라민 로션
carditis	심장염
cerebral palsy	뇌성마비
cerebrospinal fluid	뇌척수액
chemotherapy	항암 화학요법
chest infection	흉부 감염
chest X-ray	흉부 X선 검사
chickenpox	수두
chromosome study	염색체 연구
chronic lung disease	만성 폐질환
clotting	(피의) 응고(凝固)
coeliac disease	셀리악 병, 복강병, 복강질환
Complete Blood Cout (CBC)	일반 혈액검사, 전체혈구계산 검사
congenital abnormality	선천성 기형
Continuous Positive Airway Pressure (CPAP)	지속성 양성 기도압
contrast X-ray	X선 조영촬영, X선 조영검사
convulsions	경련, 경기
cord compression	척수압박
corticosteroid drugs	코르티코스테로이드제
cot death	영아돌연사
cranial ultrasound	두개골 초음파
creatinine	크레아티닌
cross-infection	교차감염
croup	크루우프(후두염)

CT scan	컴퓨터 단층촬영, CT촬영
cystic fibrosis	(선천성)낭포성섬유증
diabetes	당뇨병
distention	확장, 팽창
echo cardiogram	심 초음파 검사
eczema	습진
electro-encephalogram (EEG)	뇌파 검사, 뇌전도 검사
electrolytes	전해질, 전해액
encephalitis	뇌염
endotracheal aspirate culture	기관 흡인액 배양검사
endotracheal tube	기관삽관, 기관내 삽관
epilepsy	간질
Erythrocyte Sedimentation Rate (ESR)	적혈구 침강 속도
eustachian tube	이관(耳管), 유스타키오관
express milk	모유를 짜다
febrile convulsions	열성경련(熱性痙攣)
feeding intolerance	수유곤란증
Fetal Alcohol Syndrome (FAS)	태아 알코올 증후군
fetal dystocia	태아난산(胎兒難產)
fibrotic	섬유증
Full Blood Count (FBC)	일반 혈액검사, 전체혈구계산 검사
gastric aspirate	위 흡인액 검사
German measles	풍진
germinal matrix	모모세포(毛母細胞)
glomeruli	사구체(絲球體)
grommet	그로밋(귀에서 진물을 빼내기 위해 수술로 삽입하는 작은 관)
Groups and Coombs test, Coombs test	항글로불린 검사, 쿰스 검사
heart murmur	심장잡음, 심잡음
hemolysis	용혈(溶血)
hernia	탈장
hyaline membrane disease (HMD)	유리질막증, 신생아 호흡곤란 증후군
hypoglycemia	저혈당증(抵糖血症)
hypothermia	저체온증
hypoxia	저산소증

hypoxic-ischemic encephalopathy	저산소성 허혈성 뇌병증
immune system	면역 체계
impetigo	농가진(피부가 짓무르는 전염병)
incubator	인큐베이터, 보육기
intraventricular hemorrhage (IVH)	뇌실내출혈
intubation	삽관법(插管法), 삽관
ionizing radiation	전리 방사선
jaundice	황달
Koplik's spots	코플릭반, 홍역구내진(紅疫口內疹)
leukemia	백혈병
leukocytes	백혈구
lumbar puncture	요추천자
measles	홍역
meconium aspiration syndrome	태변흡인증후군
membranes	(인체 피부·조직의) 막(膜)
meningitis	수막염, 뇌막염
mumps	유행성 이하선염
myeloid leukemia	골수성 백혈병
myocarditis	심근염
nasogastric tube	경비위관(經鼻胃管)
necrotized	괴사한
necrotizing enterocolitis (NEC)	신생아 괴사성 장염
neonatal care	신생아 간호
Neonatal Intensive Care Unit (NICU)	신생아 집중치료실, 신생아 중환자실
orchitis	고환염
ottitis media	중이염(中耳炎)
pancreatitis	췌장염
passive immunization	수동면역법
Patent Ductus Arteriosus (PDA)	동맥관개존, 동맥관개존증(動脈管開存症)
Pediatrician	소아과 의사
pediatrics	소아과(학)
persistent fetal circulation	잔존성태아순환(殘存性胎兒循環)
persistent pulmonary hypertension	폐동맥 고혈압 지속증
phenylketonuria (PKU)	페닐케톤뇨증

phototherapy	광선요법, 광선치료법
physiotherapy	물리치료
platelets	혈소판
pleural layers	늑막층
pneumonia	폐렴
pneumothorax	기흉(氣胸)
pre-eclampsia	임신중독증, 임신과 합병된 고혈압, 전자간증
prematurity	조산
pulmonary hemorrhage	폐출혈
pyloric stenosis	유문협착, 유문협착증(幽門狹窄症)
radiotherapy	방사선요법, 방사선치료
remission	(병의)차도
renal ultrasound	신장 초음파
rheumatic fever	류머티즘열
Rubella	풍진(風疹)
scarlet fever	성홍열
school sores	농가진
serum bilirubin level (SBL)	혈중 빌리루빈 수치
spinal tap	요추천자
staphylococci bacteria	포도상구균(葡萄狀球菌)
streptococcus bacteria	연쇄상구균(連鎖狀球菌)
Sudden Infant Death Syndrome (SIDS)	영어돌연사증후군
surfactant deficiency	표면활성제 결핍
thrombocyte	혈소판, 전구(栓球)
tonsillitis	편도염
TORCH study	선천성 감염 검사
thyroid function tests	갑상선 기능 검사
ultrasonography	초음파 검사
urea	요소(尿素)
urinary tract infection	요로감염, 요로감염증
vaccination	예방접종, 백신주사
Varicella Zoster virus	수두 대상포진바이러스
ventilation	호흡
waters (amniotic fluid)	양수

통역사는 신생아와 소아 건강 분야에서 통역을 하게 되면 보람을 느낄 수 있지만, 동시에 몹시 힘들 수도 있다. 격한 감정을 표현하는 부모는 통역사에게 또 다른 압박을 줄 수 있다. 통역사는 가끔 어린이들에게 통역할 필요가 있을 수도 있다 통역사는 이 때 정보를 적절한 언어로 전달할 수 있도록 해야 한다. 통역사가 차분하고 침착하게 통역 업무에 임하는 것이 중요하고, 힘든 통역 상황 후에는 상담사나 상급자의 조언을 받는 것도 중요하다.

Adapted from a contribution by Dana Lui, RM, Nurse Specialist - Neonatal Advanced Practice

Newborn infants are classified as neonates from the day of birth to one month of age. Newborn services provide health care for this group of babies. Other health professionals may provide follow-up services. This section will focus on delivery of care within the Neonatal Intensive Care Unit (NICU), as these provide immediate care for sick neonates as soon as they are born.

2 Neonatal Care

Adapted from a contribution by Dana Lui, RM, Nurse Specialist - Neonatal Advanced Practice

Newborn infants are classified as neonates from the day of birth to one month of age. Newborn services provide health care for this group of babies. Other health professionals may provide follow-up services. This section will focus on delivery of care within the Neonatal Intensive Care Unit (NICU), as these provide immediate care for sick neonates as soon as they are born.

2.1 Levels of Care

In most countries neonatal care can be divided into three levels:

Level 1 is the basic care provided to all newborn babies and is often called a well baby nursery This generally refers to mother crafting like feeding, bathing, changing diapers, looking after the umbilical cord, etc.

Level 2 or intermediate care is provided in the special care nursery to sick newborn infants who require close observation and special management.

- Circumstances for admission to intermediate neonatal care may include:
- Babies of low birth weight. Low birth weight babies weigh less than 5 pounds 8 ounces or 2.5 kilograms at birth, regardless of gestational age. Low birth weight babies may be preterm, born before 37 weeks gestation, or small for gestational age (birth weight below tenth percentile for gestational age). Some babies are both preterm and small for gestational age. This includes babies who are born at less than 31 weeks' gestation who do not need ventilation support.
- Babies with respiratory distress (breathing problems) as a result of prematurity, e.g. birth asphyxia, meconium aspiration or infection. These babies may be admitted to the NICU depending on the severity of the problem.
- Babies with suspected or clinical signs of infections such as pneumonia, meningitis, urinary tract infection or umbilical infection.

Level 3 care is intensive care delivered to newborn infants who are extremely premature (under 31 weeks' gestation), who have a low birth weight (less than 2 pounds12 ounces or 1250 grams), who require ventilation support or blood transfusions, or who cannot be appropriately cared for at level 2.

Level 3 units are mostly located in academic teaching hospitals (tertiary hospitals) which have maternity units and which serve as teaching units or research centers. Level 3 care units are referred to as neonatal intensive care units (NICU) and have easy access to most of the back-up services, such as labora- tory and radiology services.

Other conditions that would make it necessary for a baby to be admitted for intermediate or intensive neonatal care could include:

- hypothermia (low temperature)
- hypoglycemia (low blood sugar level)
- jaundie
- congenital abnormalities
- gastro-intestinal problems, such as feeding problems severe enough to cause clinical concern, bile-stained vomit, or other signs suggesting bowel obstruction
- convulsions
- cardiovascular problems

Occasionally, babies are admitted for social issues or for terminal care when deemed appropriate after consultation between health professionals of different disciplines.

2.2 Asphyxia

The most serious problem a term infant can face at delivery is birth asphyxia. Asphyxia means respiratory failure. In a newborn, this could be the result of anoxia (a complete lack of oxygen) or hypoxia (not enough oxygen, i.e. less than normal oxygen concentration). Anoxia and hypoxia could be the result of events before birth (antepartum), during birth (intrapartum) or after birth (postpartum).

Antepartum hypoxia may be caused by maternal hypoxia; poor functioning of the placenta; intrinsic problems of the fetus, such as severe anemia resulting from hemolysis (break down of red blood cells), hemorrhage (bleeding) or clotting defects.

These may all lead to chronic hypoxia of the fetus. If the fetus (baby) is already compromised prior to labor, going through labor may cause even more distress.

Intrapartum hypoxia may be due to cord compression (circulation of blood through the umbilical cord is compressed), fetal dystocia (where the fetus presents in a position which makes delivery difficult), acute bleeding or meconium aspiration, which can predispose the baby to asphyxia. Meconium aspiration occurs when the baby stools before being born. The fetus inhales these stools into its airways, thereby making the process of breathing impossible or difficult at birth.

Postpartum hypoxia may be due to hyaline membrane disease (infant respiratory distress syndrome), or surfactant deficiency, which results in the baby's air sacs (or alveoli) being unable to expand, thus making breathing a very difficult process. This disease is more prominent in preterm infants (especially less than 32 weeks' gestation, although some term infants may have this problem as well).

The effect of asphyxia on the body of the newborn infant can be very serious. Before birth, the baby received oxygen through the umbilical cord, in other words, supplied by the mother however, after birth, baby is supposed to breathe for itself. If the baby is not getting enough oxygen, the baby's body may revert back to fetal circulation (circulation as it was before birth). That is, as the baby cannot get oxygen through its lungs, the baby' s blood once again by-passes the lungs via various channels that would normally close after delivery (see also Patent Ductus Arteriosus, page 199). This condition is called persistent fetal circulation or persistent pulmonary hypertension.

Persistent fetal circulation is very dangerous for the baby. Fetal circulation was helpful for the baby while it was getting its blood supply directly from the mother, but if it persists when the baby's blood supply is disconnected from the mother's blood circulation (i.e. when the umbilical cord is clamped), the baby can be in real danger.

Hypoxia after birth means that all of the baby's body will be deprived of oxygen, with the brain cells affected worst of all. The infant may develop seizures as a result of hypoxia and end up in a condition called hypoxic-ischemic encephalopathy, where the brain is suffering the effects of insufficient oxygen supply. In order to deliver oxygen to the tissues of the body, the infant will need intubation (insertion of a breathing tube) and ventilation (receiving air and oxygen through a breathing machine).

2.3 Premature delivery

Sometimes babies need to be delivered prematurely because labor starts too early. If the baby is very premature, the obstetrician will try to suppress the spontaneous onset of preterm labor by giving the mother medication. At the same time the mother will receive corticosteroid drugs which help the fetal lungs mature.

If the baby's lungs are a bit more mature, the baby will have a greater chance of survival even when it is born too early. If the woman's membranes (or 'waters') do rupture prematurely, antibiotics are also given to protect both mother and fetus from infection. If there are signs of infection (e.g. if the mother develops a high temperature) delivery may be allowed to proceed, because infection will be dangerous to both mother and child.

Most of the time, it is not clear why labor starts prematurely. In some instances, if the woman starts to bleed or if she shows signs of an intra-uterine infection, it may be necessary to deliver the baby quickly in order to save both mother's and the baby's lives. Another serious condition, known as pre-eclampsia (previously known as gestational proteinuria and hyper-tension), may also make it necessary to initiate premature delivery (especially if this condition is worsening). It is the mother's condition which determines how urgently the baby is delivered. Sometimes there is no time to give the mother the corticosteroid drugs. As a result, the lungs of the preterm baby may be so immature that the baby cannot survive.

Sometimes the baby is delivered prematurely because there are signs that the baby is at risk. Signs could include poor growth and reduced move-ment. Often a difficult decision has to be made on the balance of either delivering the baby too early or leaving a compromised (at risk) baby inside the uterus.

2.4 Problems of prematurity

Premature birth will result in a baby who is not yet ready for indepen-dent life. Such problems are foreseeable, given that all organs and systems of the infant are immature. These problems can include:

1. *Respiratory Problems*

At 24 weeks' gestation the fetal lungs have developed to a stage where they could be functional. Gas exchange is possible as the air sacs start to form. Prior to this period the fetus is not viable (cannot live). However, while all the necessary tissues are there at 24 weeks the ventilation system is still very primitive. By giving the mother corticosteroids before the baby is born, baby's lungs are helped to mature more quickly. Infants born before 32 weeks' gestation are likely to develop hyaline membrane disease (HMD) because of the lack in production of surfactant (a substance lining the air sacs). This leads to respiratory difficulties. After delivery an endotracheal tube can be passed down the trachea (windpipe) of the baby and positive pressure can be administered to deliver oxygen-enriched air to expand the air sacs, thus making gas exchange possible and keeping the premature baby alive. This process is called ventilation. Artificial surfactant can be given directly into the baby's lungs to counteract HMD. Giving antenatal corticosteroids, maintaining the preterm baby on a ventilator (breathing machine) and early administration of surfactant enable a lot of extremely premature babies to survive. The more premature the infant, the longer it needs to stay on ventilation.

Ventilation helps preterm babies to survive, but it is has limitations and can cause complications. One has to remember that in order for gas exchange to take place in the lungs, the respiratory system has to have developed to a stage where the basic organs and tissues are in place.

If an infant is less than 24 weeks' gestation, the infant may not survive despite the best machines available. One can also imagine that when positive pressure is constantly being pumped into these babies' lungs, a hole can be inadvertently created, causing a pneumothorax to develop. Pneumothorax means the presence of free air in the thoracic (chest) cavity between the layers of lung coverings (pleural layers). As free air occupies space, it stops the lungs or the air sacs from expanding, making gas exchange ineffective. Pulmonary hemorrhage (bleeding in the lungs) can also occur due to the fragile nature of preterm infants' lung tissue. This fragility can result in the rupture of blood vessels under pressure, the side-effect of the surfactant, or because of clotting defects resulting from prematurity.

Small preterm babies may need to stay on ventilation for a long time. The pressure exerted by the ventilator on the immature lungs can cause damage to the lung tissues, leading to a condition called chronic lung disease, where lung tissues become fibrotic and lose their elasticity. Worst of all, giving a preterm baby increased oxygen over a prolonged period of time, can be toxic and cause blindness.

2. *Hypothermia*

In hypothermia, body temperature is low. Normal body temperature is between 96.8 and 98.6 degrees Fahrenheit (36 to 37 degrees Celsius). Normal term babies need to be kept warm by keeping them in a warm environment with appropriate clothing and bedding, as they tend to lose heat much faster than an adult.

A preterm infant has little or no subcutaneous tissue for insulation to preserve body heat. At birth, these infants leave the warm environment of the uterus wet, because they have been surrounded by amniotic fluid. In these babies the organs for heat production, the muscles, are underdeveloped, and therefore heat production is basically ineffective or non-existent. In addition, most of these infants need resuscitation at birth. It is essential, therefore, that they be dried immediately as heat loss through evaporation, conduction and convection can be very dramatic within a short time. To prevent heat loss and maintain a normal temperature, premature babies will be placed and nursed on a heat table or in an incubator. A heat table is an open crib with an overhead radiant heater with control for adjustment of the temperature according to the baby's temperature. The incubator is a transparent box that a baby can be nursed in almost naked so that observation is possible and warmth can be provided.

A cold baby needs more energy and oxygen to maintain its body heat, therefore when a baby is sick, a low temperature will only further compromise the baby' health as its body systems shut down.

3. *Hypoglycemia*

In hypoglycemia, blood sugar levels are low. A preterm baby has very little fat and muscle, so its ability to store energy is poor, and any sugar in the blood is used up very quickly. If a baby is cold it will also need more energy in order to keep itself warm. As all tissues and cells need energy to function properly, a low blood glucose (sugar) level means problems. Again, the brain cells will be the worst affected. A baby will start to have seizures if the blood sugar level drops down too low. A term infant who is healthy and who sucks well will be offered the breast or a bottle of formula as soon as possible after birth. A preterm or sick infant will typically be started on an intravenous infusion of glucose water.

4. *Blood problems*

All newborn organs and systems are immature, including the organs and systems that produce blood. Most sick preterm infants will be anemic (have low levels of red blood cells) as they may have bled before birth and may have a comparatively low blood volume. Therefore, newborns may require more frequent blood tests to assess their clinical condition, and blood transfusions may be necessary to compensate for their anemia. Newborn babies may also have low levels of white blood cells (leukocytes) and platelets (thrombocytes). As white cells are responsible for fighting infection, a decreased white cell count or a decreased white cell response makes the baby more vulnerable to infection and/or may make the effects of infection more profound. A reduced platelet count increases the chance of bleeding, both internally and externally, which can lead to life-threatening events or very poor outcomes. Newborns are particularly vulnerable to pulmonary hemorrhage (bleeding into the lungs) and intraventricular hemorrhage (bleeding into the brain).

5. *Infection*

Sepsis is another term used for wide-spread infection. When a baby is preterm, the immune system is also immature. Response to infection may be delayed or inadequate, therefore making an infection that would be harmless to an adult or term infant very severe. In addition, because premature infants are so small, infection can spread throughout the whole body in a very short time. Most preterm neonates will receive antibiotic cover (protection) straight after birth to prevent any infections from entering the body.

Simple measures like hand-washing are very important in preventing infection and cross-infection. Aseptic techniques are necessary for all traumatic procedures, such as blood taking, so as to minimize the chance of introducing infection. Nursing an infant in an incubator (special bed for very sick newborns) also provides a protective environment.

6. *Cardiac problems*

One cardiac problem specific to very preterm neonates is patent ductus Arteriosus (PDA). PDA is the persistent opening of the duct between the aorta and pulmonary arteries, an opening which normally closes after birth. This duct is open in fetal life so that oxygenated blood that comes in from the mother (through the umbilical cord) can by-pass the lungs. After delivery, the neonate should be able to breathe and supply its own oxygen, so this duct normally closes. In some cases, however, the duct remains open. This causes problems for both the lungs and the heart and makes a sick neonate even sicker. In order to close the PDA a special drug may be given. If this drug does not work, or if it gives rise to too many side-effects, an operation can be done to ligate (tie) the duct. In most cases, the neonate then improves instantly.

7. *Intraventricular hemorrhage (IVH)*

IVH is bleeding in the head of the preterm neonate. Because the brain of a preterm baby is immature, the blood vessels in the brain are very fragile and can easily break and bleed. IVH occurs most often in the first week of life, typically during the first three days after birth. There are four stages of IVH. Grade I bleeding is bleeding limited to the germinal matrix (primitive tissue), while Grade II bleeding is bleeding into the ventricles (cerebrospinal fluid chambers of the brain). Both Grade I and Grade II bleeding will cause minimal brain damage once they have resolved. In Grade III bleeding there is bleeding into the ventricles, causing distention of the ventricles. Grade IV bleeding is bleeding into the brain tissue surrounding the ventricles as well. Both Grade III and Grade IV hemorrhages can lead to quite severe brain damage and to long-term disabilities.

8. *Necrotising enterocolitis (NEC)*

NEC is an inflammation of the gut specific to preterm babies. The wall of the gut breaks down as infection sets in. This can lead to perforation of the intestines within a short time if left unrecognized and untreated. If the infection is recognized early enough, and if the baby is given antibiotic cover and left without feeding for two weeks, the condition can generally be cured. If perforation occurs an operation will be necessary to remove the necrotized (dead) portion of the gut. Occasionally, a premature baby may die from this condition.

9. *Jaundice*

Many newborn babies will have jaundice (yellowish discoloration of skin and mucous membranes). This is a direct result of the breakdown of red blood cells. Most term infants are able to handle and get rid of this jaundice through their liver, and for this reason the condition is described as physiological (normal). However, in a preterm infant liver function is immature, as is the processing of bilirubin (the bile pigment which causes the jaundice). Placing these infants under phototherapy (UV light treatment) helps to break down the bilirubin so that it can be passed out via urine and stools, thus reducing the jaundice. If the bilirubin level is too high it can cause brain damage. In order to avoid this, a blood exchange transfusion may be necessary.

10. Feeding intolerance

When a preterm baby is born its gut may not be ready for feeding, as digestive enzymes may be absent or deficient, absorptive ability may be very limited, or the gut may not be moving as yet. If the infant was hypoxic at birth, the gut may take an even longer time to recover, because the body attends to the major organs (e.g. brain, heart, lungs and kidneys) first.

The mother's breast milk is the best choice of food for preterm babies as it is more easily absorbed and contains antibodies important for fighting infections. In the initial days, when breast feeding is not possible, mothers are encouraged to express their milk regularly so as to establish lactation (breast milk production). Breast milk can be frozen for up to 3 months, so that it can be used later when the infant starts to feed. If the baby is unlucky enough to develop necrotizing enterocolitis, introduction of feeding needs to be more cautious and slow.

2.5 Admission process

When a preterm or sick infant is admitted to the NICU, ventilator support will usually be necessary. Umbilical lines (intravenous lines in the umbilical vein) may be inserted to deliver fluid to the baby. Umbilical lines also provide access for blood sampling and blood pressure monitoring. Antibiotics will be started after blood samples have been taken. Once stabilized the baby will be weaned from the ventilator (breathing machine) and encouraged to breathe, with some support, on its own. Continuous Positive Airways Pressure (CPAP) is an alternative means in which to help the infant breathe spontaneously. A tube is passed down the nose of the baby to just above the throat and a small amount of pressure is delivered to keep the airways open. Oxygen may also be given through this tube. As the baby grows or improves, CPAP may be stopped and the breathing tube removed (extubation) and head box oxygen (oxygen provided in a "box" around baby's head space), or nasal prong oxygen (oxygen through prongs in the nostrils), will be given instead. This also allows easy handling of the baby by its mother.

Feeding is started when the baby's respiratory status improves. Baby will receive small but regular feeds via a nasogastric tube (stomach tube inserted through the nose), or orogastric tube (stomach tube inserted through the mouth), so that the baby does not need to suck. If baby tolerates these feeds, both volume and frequency will increase. When this happens, intravenous infusion of nutritious fluids can be decreased and finally stopped.

When the baby's condition improves, or when it reaches a certain weight, or when it passes a certain gestational age, the infant will be transferred from the NICU to the special care nursery until it can be discharged (allowed to leave the hospital).

In the special care nursery, the baby needs to show that it is able to feed effectively and gain weight (particular if the baby was born very premature) before going back to the well-baby nursery or going home. Generally preterm infants have to reach a weight of 2.5 kilograms (or 5 pounds 8 ounces) or have to be close to term before discharge planning is organized. Prior to discharge, the mother may need to learn to be totally responsible for the care of her baby, with the backup support of the unit. Some babies may go home on oxygen and with an apnea mattress which helps alert parents to baby's apnea (not breathing).

2.6 Some common diagnostic tests

Blood tests

Åstrup	See blood gases
glucose	serum sugar level
electrolytes	important minerals which are part of the biochemistry of the blood, including sodium (Na), potassium (K), calcium (Ca)
blood culture	to check for infection
blood gases	to check the biochemistry of the blood so as to gain information about the respiratory status
chromosome study	to rule out congenital abnormalities
complete blood count (CBC)	checking the number of red blood cells, white blood cells, platelets, packed cell volume, and toxic ratio/left shift
full blood count (FBC)	See Complete Blood Count
genetic study	See chromosome study
groups and Coombs test	to check for hemolytic disease (breakdown of blood)
Phenylketonuria (PKU)	screening for a metabolic disorder which can lead

	to brain damage if it goes undetected.
SBR	serum bilirubin level
thyroid function tests	to check levels of thyroid hormones
urea, creatinine	Tests to check kidney function

Radiological studies (examinations by x-ray)

abdominal x-ray	to assess abnormalities in the abdomen
chest x-ray	to assess condition of heart and lungs x-ray

Ultrasonography *(examinations by sound waves)*

cranial ultrasound	ultrasound of the head
echocardiogram	ultrasound of the heart
renal ultrasound	ultrasound of the kidneys

Urine tests

culture and microscopy	to detect infection; find out what organisms are causing infection

Other tests

endotracheal aspirate	to detect infection in the airways
gastric aspirate	to detect infection in the stomach
lumbar puncture	obtaining cerebrospinal fluid to check for meningitis
spinal tap	same as lumbar puncture
TORCH study	to detect congenital infection
viral study	to detect viral infection

3 Pediatrics

Pediatrics (child medicine) is a specialized area of healthcare. In children, the body's defense system is still developing, and this means that they are very susceptible to a large range of infectious diseases. In addition, children are often not aware of the dangers of particular situations and may be involved in a wide range of accidents, ranging from accidental poisoning (e.g. taking their parents' medication or drinking household cleaning liquids) to falls or (near-) drowning accidents in swimming pools or small creeks.

Sadly, sometimes children become the victims of abuse (physical or sexual) or neglect (not receiving appropriate care) or they become victims in car accidents, especially when they have not been strapped into child safety seats, booster seats or seat belts.

In this chapter I will look into some of the most common childhood illnesses.

Please refer to the Chapter 7 on Emergency Departments for further information on accidents.

3.1 Child health professionals

A doctor specializing in child health is called a *pediatrician* and the children's area of a hospital is referred to as the *pediatric* unit. Family practice doctors also take care of children.

A child's pediatrician will check for normal growth and development, making sure that the child reaches its developmental milestones at the right stages in its development. Pediatricians also provide parents support and education. Parents are often given a book in which they can record milestones in the child's development, such as the first smile, the first steps (unaided), the first words, etc. Dates for (repeat) immunizations are also recorded in this book. If health providers have reasons for concern, they may refer the parents to a child specialist or to a special child development clinic. Health providers may also refer so-called *at-risk* children to other services.

3.2 Immunization

Immunization means "giving immunity to". We have immunity (defense) against certain diseases when we have enough antibodies (comparable to specially-trained defense troops) in our body to fight off an attack of these illnesses.

Sometimes doctors talk about *passive immunity* and *active immunity*

Passive immunization occurs when the child/patient becomes immune to something without having to fight the infection him/herself. Breast-feeding mothers give their children passive immunization against certain disorders by passing on their own antibodies via their breast milk.

Children usually have passive immunity during the first 5 or 6 months of life, because their mother's antibodies still circulate in their bodies. Patients may also be given passive immunity against certain diseases by being injected with the antibodies.

We get active immunity against certain diseases by actively fighting off a (small) attack ourselves. Health professionals can help us get "active immunity" by injecting us with a small amount of "vaccine" leading to a small attack on our immune system. The process of injecting the vaccine to help us develop antibodies against a certain disease is called *vaccination* or *immunization.*

Childhood immunization programs exist throughout the United States.

It is important that children be taken to the doctor whenever their next immunization is due. The doctor will check the child to make sure the child is in good health and able to develop the antibodies. If the child is not well, the doctor will delay the immunization until the child is well again.

3.3 Possible childhood health problems

1) *Attention Deficit Hyperactivity Disorder* (ADHD) – A combination of hyperactive behavior and the inability to concentrate on anything for more than a few seconds or minutes (flitting from one thing to the next).

- *Causes:* Research into a number of potentially contributing factors continues.
- *Symptoms*: An inability to sit still and listen.
- *Diagnosis:* Observation of child and taking history (parents describe behaviors)
- *Treatment*: Drug treatment may be prescribed.

2) *Autism* (*Autism Spectrum Disorder* or *ASD**) – Children with ASD may be any- where on a continuum from very severe autistic tendencies to high-functioning with much less severe autistic tendencies (Asperger Syndrome). Some children with ASD may have poor (or no) verbal skills and may have trouble relating to or understanding other people. They may avoid eye contact and go through repetitive movements such as rocking backwards and forwards or hand flapping.

Alternatively, children with this syndrome may have advanced (verbal) skills, but have poor social skills and be unable to understand nonverbal language. This may mean they have trouble making friends or understanding other people. The Diagnostic and Statistical Manual of Mental Disorders, commonly known as the DSM-5 (APA, 2013) offers a wealth of information on ASD.

- *Causes:* Research into a number of potentially contributing factors, including genetic, continues.

- *Symptoms*: Repetitive movement; flapping; rocking; behaviors as described above.
- *Diagnosis:* Observation of child and taking history (parents describe behaviors)
- *Treatment:* Behavioral therapies; speech therapy; occupational therapy; some doctors prescribe diets free of gluten, casein or soy.

* ASD may also be an abbreviation for Atrium Septum Defect, a hole in the wall between the atria of the heart.

3) *Asthma* – Refer Chapter 18 for more information.

- *Symptoms*: During an asthma attack, a child will be unable to get enough air into his lungs, as the airways swell and close down. This can be fatal. Children with chronic asthma will often have a dry cough, rather than a wheeze.
- *Treatment*: During an asthma attack, if the child is unable to speak, he or she should be taken to hospital by life support ambulance immediately. In the hospital, the child may be given intravenous or inhaled steroids and special asthma bronchodilator medication through a nebulizer to open up the airways.

4) *Bronchiolitis* – Virus infection of the smallest air passages in very young children.

- *Causes:* The infection, usually caused by a virus, often follows a runny nose or sore throat and cough.
- *Symptoms*: Wheezing; coughing; shortness of breath, which may lead to difficulty in feeding.
- *Diagnosis:* Chest x-ray; listening to lungs.
- *Treatment:* Oxygen, feeding through a nasogastric tube; oxygen

5) *Bronchopneumonia* – Infection of the bronchi and alveoli (little air sacs).

- *Causes:* Infection of the upper airways spreads into the bronchi (breathing tubes) and alveoli; may be caused by either bacteria or a virus.
- *Symptoms*: Cough, fever, shortness of breath; *whiteouts* (areas of no air movement) on the x-ray; loss of appetite.
- *Diagnosis:* Chest x-ray; listening to lungs.
- *Treatment*: Oxygen, bedrest, antibiotics.

6) *Cerebral Palsy* – Damage to parts of the brain which control muscle movement, balance and posture.

- *Causes*: Doctors think this damage usually takes place while the baby is still in the uterus, during birth, or shortly after birth, for instance in some very premature children.
- *Symptoms*: Babies may be floppy and stiff, show a lack of head control; children may adopt particular postures and have spasticity of the muscles. Some, but definitely not all, children with cerebral palsy also have epilepsy (see Chapter 16, page 278-279), problems with hearing, eyesight, or an intellectual disability.
- *Diagnosis:* Testing reflexes and movement by pediatrician
- *Treatment*: Physical therapy to encourage movement, posture, head control and balance; *speech therapy* to encourage movement of the mouth.

7) *Chest infection* – Infection of the bronchi (breathing tubes) and lungs (refer *bronchiolitis* and *bronchopneumonia sections above*).

8) *Chickenpox* – A very contagious viral infection (varicella zoster virus).

- *Causes*: Viral infection.
- *Symptoms*: Skin rash with crops of blisters (filled with fluid), accompanied by

slight fever and a feeling of unwellness. Chickenpox is contagious until all the blisters have crusted over (formed scabs).

- *Diagnosis:* Physical examination.
- *Treatment:* Calamine lotion for itchiness; ensuring that blisters do not get infected. Immunization is available.

9) *Child abuse* – Includes any instances of physical abuse, neglect, emotional abuse/neglect, mental cruelty, poisoning or sexual abuse.

- *Treatment*: Children need to be protected. Children depend on adults to ensure their health and well-being. In most states, suspicions of child abuse are reported to Child Protective Services, a state agency that will investigate the charge; provide support and education to families where appropriate; bring in police support to deal with the abuser; and remove the child from the abusive situation if necessary.

10) *Convulsions* – Refer section on *Seizures* below

11) *Crib Death* – Also known as *Sudden Infant Death Syndrome* (SIDS), crib death occurs when the young baby suddenly stops breathing, for no apparent reason.

- *Cause:* In spite of ongoing research, it is still not known what causes crib death. Factors that may possibly contribute to crib death include smoking (around children or during pregnancy), bottle-feeding; cold (air) temperature; low birth-weight; placing baby's head on an adult pillow (obstructing baby's airway), adults rolling on top of baby while bed sharing, and possibly many other as yet unidentified factors.
- *Symptoms:* Baby suddenly stops breathing, for no apparent reason. This is followed by cardiac arrest and the child dies.

- *Treatment*: Prevention is the key, including no smoking and using an apnea mattress under baby (alarm will sound when the baby stops breathing).

12) *Croup* – A viral infection of the voice-box and windpipe.

- *Causes*: Viral infection.
- *Symptoms*: Stridor (a rasping noise) when the child breathes in; shortness of breath and respiratory distress; in-drawing of the chest.
- *Diagnosis:* Physical examination
- *Treatment*: In serious cases admission to hospital; steroids, nebulized adrenaline (epinephrine).

13) *Cystic Fibrosis or mucoviscoidosis* –Production of thick mucus in the airways.

- *Causes*: Inherited gene.
- *Symptoms:* Production of very thick mucus which results in frequent lung infections. The thick mucus also stops digestive enzymes produced by the pancreas from going to the bowels, so there is a problem in absorbing food (malabsorption). The child's sweat will contain a lot of salt, and he/she will have loose stools and may not put on any weight or only gain weight slowly.
- *Diagnosis:* Testing in early pregnancy.
- *Treatment:* Ongoing physical therapy (at home) to treat and prevent chest infections, antibiotics, pancreas enzymes with every meal to help absorb food, genetic counseling for couples who are known to carry the gene and who want to have children.

14) *Diabetes* – Even very young children may develop Type I diabetes mellitus, a condition in which the child's *pancreas* does not produce (enough) insulin. Without insulin, sugar cannot get into the cells, but re-

mains in the blood. There is another type of diabetes, called Type II diabetes, which used to be seen in adults only, but is now diagnosed in children as young as 9 or 10 (refer Chapter 24 for more information).

- *Cause*: Type 1 diabetes is an autoimmune condition, where the body attacks its own insulin-producing cells in the pancreas. Type II diabetes usually follows the pathway of insulin resistance (see Chapter 24).
- *Symptoms*: The cells do not get (enough) sugar to burn for energy, so the child feels weak and tired. The child will have a high blood glucose level (as the sugar cannot get out of the blood and into the cells). The kidneys start leaking sugar into the urine, which in turn draws more fluid from the body into the urine; the child will be very thirsty and urinate very frequently.
- *Diagnosis:* Fasting blood glucose test; glucose tolerance test.
- *Treatment*: Special diet; insulin, either injected or through insulin pump; regular blood sugar testing; changing lifestyle; diabetes education. Diabetes in children poses a special challenge as children are still growing and are generally active (playing sports, running around) which means diet and insulin dosages have to be adjusted all the time to accommodate growth and activity levels.

15) *Ear infection* or *otitis media* – Infection of the middle ear

- *Causes*: Infections travel from nose/throat area to the middle ear via the eustachian tubes.
- *Symptoms*: Fever, pain in the ear, difficulty hearing (everything sounds 'muffled'), enlarged lymph nodes in the neck, sometimes also a sore throat or runny nose. Otitis media can lead to complications such as glue ear, where fluid remains in the middle ear, making hearing difficult, or a perforated eardrum/burst eardrum, where fluid in the middle ear leads to pressure on the eardrum that can eventually cause it to burst.

- *Diagnosis:* Checking ear with the otoscope (see Chapter 22).
- *Treatment*: Antibiotics for bacterial infections; viral infections clear by themselves. *Ear tubes* (tiny ventilation tubes) may be inserted in the eardrum if children have repeated ear infections, allowing the fluid to drain without damaging the eardrum. An *adenoidectomy* (surgical removal of the adenoid – lymph tissue in the roof of the throat) may be performed if the doctor feels that repeated ear infections are due to a very large adenoid. Ear infections often lessen in frequency as the child grows and the Eustachian tubes get larger, allowing for better drainage of the middle ear.

16) *Eczema* – Also known as atopic dermatitis, is an inflammation of the skin

- *Causes*: Often caused by hypersensitive reactions and common in people with a family history of asthma or hayfever.
- *Symptoms*: Inflammation and/or redness of skin.
- *Diagnosis:* Physical examination; history.
- *Treatment*: Topical creams (including corticosteroid ointments).

17) *Encephalitis* – Inflammation of the brain tissue.

- *Causes:* Infection; can occur as a complication of measles or mumps.
- *Symptoms:* Headache, fever, drowsiness, unconsciousness, tremors, seizures and convulsions.
- *Diagnosis:* CT scan, screen for viruses, blood tests, electroencephalogram or EEG, lumbar puncture (spinal tap) to test the cerebrospinal fluid.
- *Treatment:* Good nursing care; fluids.

18) *Epilepsy* – Uncontrolled activity of (part of) the brain. There are many different forms of epilepsy; what they have in common is that the child has

no control over what happens.

- *Causes*: See Chapter 16.
- *Symptoms*: May be mistaken for febrile convulsions (see below).
- *Diagnosis:* EEG (electro-encephalogram), skull x-ray, CT scan; temperature.
- *Treatment:* Depends on the type of epilepsy; sometimes anticonvulsant drugs are used, and very occasionally brain surgery.

19) *Febrile convulsions* – Results in a loss of consciousness when a child's temperature goes up.

- *Causes:* Sudden rise in temperature
- *Symptoms*: Staring without seeing, drooling, stiffness, jerking and shaking of body and arms/legs (fits/convulsions)
- *Diagnosis:* History taking, physical examination.
- *Treatment*: Cooling the child by removing clothing, sponging with a wetcloth, giving paracetamol.

20) *Fetal Alcohol Syndrome* (FAS) – Occurs as a result of the mother drinking alcohol during pregnancy, leading to a range of effects on the baby's heart, skeleton, and neurological/mental development).

- *Causes*: Alcohol consumption during pregnancy.
- *Symptoms*: Various problems involving heart, skeleton, neurological and mental function, including underdeveloped midface (such as small eyes, short nose, thin lips), possibly neurological defects, problems with attention, learning and behavior.
- *Diagnosis:* History, echocardiogram; physical examination, observation of behavior.
- *Treatment*: Special education, social support, nurturing environment. Early diagnosis is important.

21) *German Measles* – refer section on Rubella below.

22) *Heart Murmurs* – Abnormal heart sounds.

Murmurs may be innocent (e.g. flow murmurs) or may indicate that there is something wrong inside the heart.

- *Causes*: A flow murmur is an innocent murmur caused by the blood flowing rapidly through the heart, especially if the child has a fever. Other causes include narrowed valves (blood makes extra sound as it goes through the narrowing), a hole in the heart (a hole in the wall separating the left from the right atrium or the left from the right ventricle), a narrowing of the aorta called coarctation of the aorta, and patent ductus arteriosus (PDA). The ductus arteriosus is a by-pass which exists before the child is born, to make sure that oxygen-enriched blood from the mother by-passes the lungs and goes straight to the aorta. Soon after birth this by-pass closes up. If this by-pass does not close up, doctors say it is still "patent" (open) and they can hear the blood flow from the aorta to the pulmonary artery all the time. This can be heard as a continuous murmur.
- *Symptoms*: Abnormal heart sounds.
- *Diagnosis:* Chest x-ray, echocardiogram or cardiac ultrasound, electrocardiogram (EKG), cardiac catheterization and angiography (contrast x-ray of the blood flow through the heart and the blood vessels in the heart).
- *Treatment* – Heart surgery if there is a defect which causes serious problems or which may lead to damage later on.

23) *Hernia* – Occurs when the contents of the abdominal cavity protrude through a weakness in the wall of the abdomen. Commonly found near the belly button (*umbilical hernia*) or in the groin (*inguinal hernia*).

- *Cause*: Weakness in the abdominal wall, sudden build-up of pressure inside the abdomen from sneezing, pushing, or heavy lifting.

- *Symptoms*: Slight bulge by the belly button or in the groin.
- *Diagnosis:* Hernia can be felt (like a lump).
- *Treatment*: Sometimes hernias heal by themselves (spontaneously), sometimes surgical repair is necessary, especially if the contents of the abdomen get stuck in the opening of the hernia and cause further problems.

24) *Impetigo* – Also known as *school sores, are boils* (skin infections).

- *Causes*: Usually caused by a type of skin bacteria called *staphylococci* (*staph* for short).
- *Symptoms*: Areas on the skin become red, painful and swollen. Pus may form in the center.
- *Diagnosis:* Physical examination.
- *Treatment:* Antibiotics, antiseptic soap and nasal cream to kill the staphylococci on the skin and in the nose.

25) *Leukemia* – Literally means "white blood" due to there being too many immature white blood cells in the blood. In children, the most common form of leukemia is acute (sudden) lymphoblastic leukemia or ALL. In this type of leukemia, the bone marrow produces too many lymphoblasts (immature young lymphocytes). Lymphocytes are a type of white blood cell which are involved in fighting infection. Another form of leukemia called myeloid leukemia usually occurs in slightly older children (see Chapter 19, page 342-343).

- *Causes:* Research continues, but recent studies suggest genetic and environmental factors (including infections) impacting on the immune system.
- *Symptoms*: Frequent infections; paleness and tiredness; enlarged liver, spleen and lymph glands. Children may also have anemia (lack of red blood cells) and

a shortage of platelets, leading to a tendency to bleed.

- *Diagnosis:* Blood tests; bone marrow test.
- *Treatment*: Chemotherapy to kill the leukemic cells, blood or platelet transfusions, antibiotics, bone marrow transplant radiotherapy to head and spine to prevent leukemic cells from "hiding out" in those places. Once the child is "in consolidated remission" (no leukemic cells in the blood for a while), maintenance treatment is given for another couple of years.

26) *Measles* – Viral infection in childhood.

- *Cause*: Viral infection spread by airborne droplets.
- *Symptoms*: Fever, runny nose; red and watery eyes; *intolerance of light*; cough; small white spots in the mouth (Koplik's spots), red *rash* all over body, starting from the forehead and behind the ears and soon spreading all over the body. Complications include *viral pneumonia, encephalitis, secondary bacterial infections* (e.g. *bronchopneumonia)* and middle ear infections.
- *Diagnosis:* Physical examination, history.
- *Treatment*: Keeping child home for 10 days.

27) *Meningitis* – Infection of the meninges, the protective layer surrounding the brain.

- *Cause*: Viral or bacterial infection.
- *Symptoms*: Fever, headache and neck stiffness, drowsiness, floppiness, refusing feedings, high-pitched cry when changing diapers, unconsciousness, restricted movement of the head (e.g. impossible to lower the chin onto the chest; raising the legs hurts), meningitis rash.
- *Diagnosis:* See Chapter 16.
- *Treatment*: Good nursing for viral meningitis, hospital admission and immediate course of intravenous antibiotics for bacterial meningitis.

28) *Mumps* – Viral infection affecting the parotid gland

- *Cause*: Viral infection.
- *Symptoms*: Painful swelling of the parotid gland (which produces saliva) just in front of the ear, slight fever. Complications include viral pancreatitis, orchitis (painful swelling and inflammation of the testicles), viral meningitis
- *Diagnosis:* Physical examination, history.
- *Treatment:* No specific treatment; child is usually okay after about two weeks.

29) *Pyloric stenosis* – See Chapter 25, page 431-432

30) *Rheumatic fever* – An immune response in which symptoms mimic a rheumatic condition but may also involve heart valve damage. In some people, a strep throat (throat infection by special strain of Streptococcus bacteria) is followed by inflammation of the joints and heart valves. In these people, the bacteria also cause antibodies to "attack" the body's own joints and heart valves. Occasionally, rheumatic fever involves myocarditis (inflammation of heart muscle).

- *Cause*: A very aggressive type of Streptococcus ("strep") bacterium.
- *Symptoms*: Sore throat, which may be followed by fever; joint pains (arthritis), carditis (inflammation of the heart), palpitations; heart murmur; chest pain; high temperature; a high ESR (indicating inflammation), tiredness on exertion. Complications include heart valve disease (usually the mitral valve, sometimes also the aortic valve, the tricuspid valve and the pulmonary valve).
- *Diagnosis:* Blood tests to check for streptococcal infection/antibodies, throat swab to test for streptococcal infection, ESR (erythrocyte sedimentation rate), EKG (electrocardiogram), chest x-ray, echocardiogram to check for valve defects
- *Treatment*: Bed-rest until ESR and temperature are normal; regular antibiotics to prevent repeat infection especially before dental treatment and before

surgery; some patients may need heart valve replacement surgery and penicillin before surgery and before dental treatment.

31) *Rubella or German measles* – Airborne infection caused by a virus.
- *Cause*: Viral infection spread by airborne droplets.
- *Symptoms*: Very light rash, birth defects to the unborn child if the mother is infected within the first three months of pregnancy.
- *Diagnosis:* Physical examination.
- *Treatment*: Keeping the child home for a few days. Children are normally immunized against rubella; all girls should be immunized to prevent them from contracting rubella if they get pregnant later on in their lives.

32) *Scarlet fever* – An acute infection of the throat.
- *Cause*: Special strain of *streptococcus* bacteria (*streptococcus pyogenes*).
- *Symptoms*: Cough; sore throat; fever; enlarged tonsils; all-over body rash, starting behind the ears and spreading all over skin. Complications include middle ear infections, sinusit is, rheumatic fever and acute glomerulonephritis (infection of the *glomeruli*, the tiny blood filters in the kidneys).
- *Diagnosis:* Throat swab.
- *Treatment*: Antibiotics.

33) *School Sores* – Please see Impetigo, Chapter 12, page 216

34) *Seizures* (*convulsions*) – Uncontrolled shaking and jerking of the body, arms and legs.
- *Causes*: High fever, sudden increase in body temperature, epilepsy, cerebral palsy (if brain damage present), brain tumor.
- *Symptoms*: Shaking and jerking of the body; rigid face, no response when

child is called by name.

- *Diagnosis:* As causes may vary, it is important to identify the cause and treat accordingly.
- *Treatments*: Depends on the cause, e.g. reducing body temperature in febrile convulsions.

35) *Tonsillitis* – inflammation or infection of the tonsils (the lymph tissue on either side of the throat).

- *Cause*: Usually a bacterial infection
- *Symptoms*: Sore throat, cough. Complications include *upper respiratory tract* infections.
- *Diagnosis:* Throat swab to check for bacteria.
- *Treatment*: Antibiotics, tonsillectomy (ifthe infections are frequent.).

36) *Vomiting and diarrhea* – Often occur together, though not always.

- *Causes*:
  - Congenital blockage somewhere in the gastrointestinal tract can be the cause innewborn babies in the first few days after birth
  - Regurgitating food is usually of no significance, especially if only very small amounts of milk are brought up. Regurgitation can also be due to a hiatal hernia, a condition in which the top of stomach does not close properly and food goes back into esophagus (reflux)
  - Pyloric stenosis, in which case there may be projectile vomiting
  - Emotional upsets can lead to vomiting, especially if the child feels unable to talk about what is upsetting him/her
  - Motion sickness when travelling by bus, boat, car
  - Too much food (especially at birthday parties, etc)
  - Gastroenteritis (inflammation of the lining of stomach and bowels, which may be

caused by a virus or by food poisoning), stomach ache and diarrhea

- Appendicitis – often starts with vomiting and pain around the belly button; pain later moves to upper right-hand part of the abdomen

  Diarrhea usually accompanies vomiting in gastroenteritis or in food intolerances e.g. lactose intolerance or *gluten* (a wheat protein) intolerance in *celiac disease*. Both can lead to dehydration and a disturbance of the electrolyte balance.

- *Symptoms*: Throwing up meals, runny stools.
- *Diagnosis:* Checking fluid balance, taking a stool sample.
- *Treatment*: The main complication of diarrhea and vomiting is *dehydration* and a change in the body's *electrolyte balance*. A lot of children around the world still die from dehydration as a result of vomiting and diarrhea. This is why vomiting and diarrhea should always be taken seriously in children. Parents should make sure the child still passes good amounts of urine and should give the child *rehydration fluid*. This can be bought from the pharmacy or made at home. In serious cases children will be admitted to the hospital and given *intravenous fluids*.

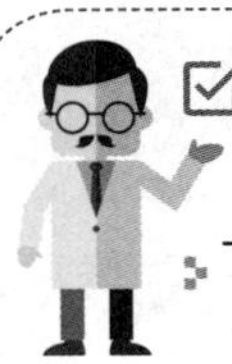

☑ Summary of main points

- This chapter has offered a brief overview of:
  - Neonatal intensive care units and common reasons for newborns to be admitted to such units
  - Equipment encountered in neonatal intensive care settings
  - A large range of possible childhood health problems, with symptoms, causes, diagnostic tests and treatment options

제13장

언어치료

Speech-Language Therapy

1 영한 용어사전

aphasia	실어증
articulation	발화(發話), 조음(調音)
cerebrovascular accident (CVA)	뇌졸중, 뇌혈관 장애, 중풍
dysarthria	구음(構音)장애
dysphagia	연하(嚥下)곤란
dyspraxia	통합운동장애
Speech (Language) Therapist	언어치료사
Speech Language Pathologist	언어 병리학자
Speech Language Therapy (SLT)	언어치료
stuttering	말을 더듬는
Traumatic Brain Injury (TBI)	외상성 뇌손상

오클랜드 대학교의 린다 핸드 박사(Dr. Linda Hand, University of Aucklad)의 글

언어치료(Speech-language therapy, SLT)는 의사소통을 할 수 있게 하는 일 보다 의사소통의 문제를 파악하는 일에 초점을 두고 있다. 언어치료 관련 전문의로는 **신경과 전문의**(Neurologists)와 **언어치료사**(Speech language therapists)를 들 수 있다. **언어치료사**(Speech language therapists, speech therapists)를 **언어 병리학자**(Speech pathologists)라고도 한다.

2 Common terminology

aphasia	Disorder of ability to speak, read, write or understand language (literally means no speech)
articulation	How speech organs are involved in producing sounds and speech
CVA	Cerebrovascular accident (stroke)
dysarthria	Motor speech disorder resulting from a neurological injury. (dys = diffcult; arthr- = articulating)
dysphagia	Swallowing problems
dyspraxia	The brain has problems coordinating movement of the body parts needed for speech (lips, jaws, tongue)
phonology	Study of the sound systems of a language
semantics	Study of meaning
speech-language pathologist	Specialist in communication and swallowing disorders. SLPs are also known as speech-language therapists (SLT) or speech therapists

speech (language) therapist	See SLP above
syntax	Study of the sentence structure of a language
TBI	Traumatic brain injury, brain damaged as a result of an accident

3 Communication disorders

Communication disorders can occur from birth to old age and may include:

- Speech/phonological(e.g. "dutty" for "cup"; "tie" for "sky"; seen in dysarthrias)
- Voice (quality of the voice)
- Stuttering (also called dysfluency)

Language disorders are also a form of communication disorder and may arise for a range of reasons and can include many and varied features. Common causes for language disorders include damage to the brain(e.g. TBI, brain injury or CVA), congenital disorders and developmental disorders(including autism). "Symptoms" of language disorders may include speakers:

- getting words around the wrong way (e.g. "*the horse big*" where you would expect "*the big horse*").
- getting words muddled ("*the trelly smash*" instead of "*the smelly trash*").
- getting the wrong words, or cannot find words ("*it's the – oh, whaddya call it – the – um – thingy – you know – corner – no no – come- come – oh what is it?*").
- appearing to understand what is said (nodding, smiling), but being unable to follow instructions.
- giving responses that have nothing to do with the question (this can be because

they have not understood, but sometimes they do understand but are unable to formulate a relevant answer). Such answers may be inappropriate (e.g. too loud, too soft, include swearwords and insults), endlessly repetitive; or be giving the wrong emotional response, such as laughing at a sad story (may again be a comprehension problem, but can be at the level of emotional or empathic grasp rather than language comprehension per se).

4 Assessment

Assessment is a dynamic process, which involves the SLP or SLT gathering information about the client from various sources. Interpreters may be asked to interpret during:

- History-taking/discussing the problem
- Formal tests
- Informal assessments/functional tasks
- Conversation (to provide data on the person's language and speech)
- Intervention (speech and language therapy)
- Feedback and discussion (with patient and his/her significant others)

5 Therapy

Therapy (treatment) can be aimed at the level of impairment or at trying to fix the body part, or body function, that is creating the speech or language problem. Therapy often involves repeated practice of discrete tasks in order to develop new/different muscle or neural pathways and may involve:

- How to produce sounds
- Parents taking an active role by talking to their children in certain ways that will help their child's language development. Likewise, spouses and other family members can have an active role to play in therapy for adults.
- Playing games that require speech sounds, language structures, or words.

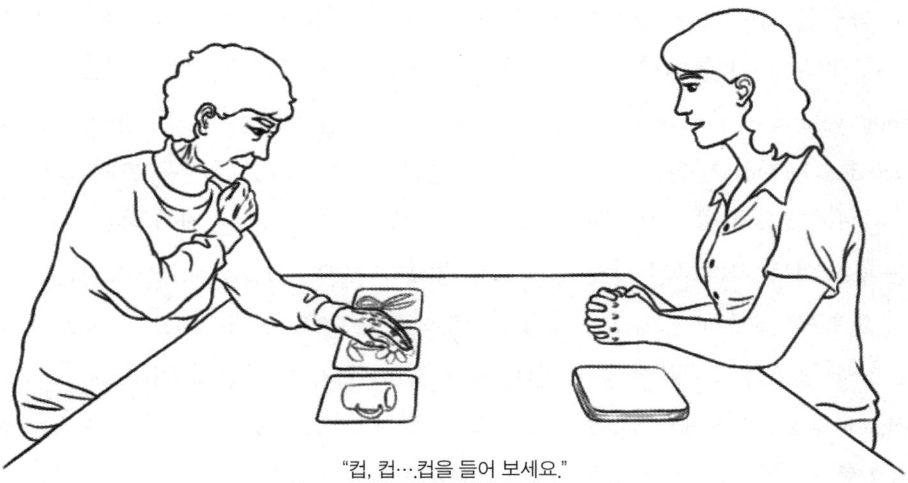

삽화 13.1. 언어 치료(Speech language therapy)

6 통역사와 번역사들께

'언어 병리학자는 통역사로부터 필수적인 도움을 받아 자신이 사용하지 않는 언어를 사용하는 환자의 의사소통을 평가하고 진단하며, 의사소통에 개입할 수 있을 것이다.'

– 핸드(Hand 2007)

언어치료 분야의 통역은 화자가 말하는 내용뿐만 아니라 화자가 내용을 어떻게 표현했는지도 같이 전달해야 한다는 점에서 다른 분야의 통역과 다르다.

바꿔 말해, 통역사가 말과 언어 관련 정보, 즉 **메타 언어의 정보**(metalinguistic information)도 제공해야 할 경우가 있다.

언어치료사는 언어 장애가 있는 의뢰인과 일을 하고, 통역사는 의뢰인이 의사소통 하는 방법을 모든 방법을 동원해 재생하고 그에 대해 진술 할 수 있어야 한다(Langdon 2002; Langdon & Cheng 2002; Merlini & Favaron 2005, p. 264). 이를 위해 통역사는 매우 정확한 단어를 선택해 사용해야 하고, 언어치료사가 매우 특별한 의미를 부여하는 말, "**말**(language)"와 "**발언**(speech)"부터 잘 알아야 한다. 일례로 한 통역사는 "**아이가 쓰는 말에 대해 이야기 해 주세요**(Tell me about your child's language)"라는 질문을 "**아이가 얼마나 말을 잘 하나요?**(How well does he speak?)"라고 완전히 다르고 훨씬 폭 좁은 의미로 잘못 통역했다.

언어치료사가 말과 언어의 특징에 대해 개략적으로 아는 것이 아니라 그 내용을 얼마나 자세하게 알고 있는지가 중요하다. 랭든(Langdon, 2002: 7)은 환자의 발언을 평가하는 자리에서 **말한 그대로의 번역**(verbatim translation)의 중요성을 강조하고, "**말한 것을 편집하지 말고 소리를 바꾸지 마라**(Do not edit what is said, and do not change sounds)"라고 말한다. 다시 말해, 말한 그대로를 목표어로 표현할 수 있는 가장 가까운 말로 통역해야 한다. 하지만 랭든(Langdon, 2002: 7)은 통역사가 언어 병리학자에게 환자가 말한 내용과 환자가 말했어야 할 내용도 설명하라고 권고하고, 그러면 언어 병리학자가 언어 장애의 정도와 원인을 파악하고 적절한 피드백을 제공하는데 도움이 된다고 말한다. 젠타일 외(Gentile et al., 1996: 125-135)는 통역사의 메타언어적 기술은 구문론, 음운론, 의미론을 지칭할 수 있다는 내용을 더 자세하게 설명한다(Merlini & Favaron 2005, p. 265).

또, 많은 정식 언어치료 검사는 보통 한 특정 언어에만 국한된 검사이기 때문에 통역을 하기에 적절하지 않다. 언어 병리학자와 언어치료사는 이 점을 감안해야 하고, 필요한 경우에 통역사가 이런 검사가 왜 부적절하고 효과가 없는지 언어 병리학자와 언어치료사에게 알려야 한다.

통역사는 정식 언어치료 검사 도중에 통역할 때 다음과 같은 행동을 삼가하도록 해야 한다.

- 길이, 구조, 단어 종류(더 어려운 용어를 쉬운 용어로 바꾸는 등), 참조, 사진이나 그림에 대한 언급한 내용을 바꾸기
- 그림을 톡톡 두드리고, 눈으로 사진을 가리키고, 언어치료사가 사용하지 않은 몸짓을 하고, 언어치료사가 한 번만 말한 단어나 지시사항을 반복하고, 바꾸어 말하는 등 의뢰인을 돕기

통역사는 기능적인 약식(略式)평가 과제 도중에 통역을 할 때 다음과 같은 행동을 삼가해야 한다.

- **수다**(chat)처럼 보이는 평가 과제 형태의 의미를 축소하거나 간과하기(실제 목적은 **자료 수집**(data collection)
- **의미를 설명**(explaining the meaning)하는 통역으로 바꾸기

마찬가지로 통역사는 의뢰인의 내력이나 문제 상담을 통역할 때 올바른 용어를 사용하고, 의뢰인의 자유로운 표명을 구하는 **비(非)지시적인**(non-directive) 언어치료사 질문의 성격을 반영해야 하고, 부연 설명을 하며 의뢰인과 대화를 나누어 통역 임무를 벗어나는 행동은 삼가 하도록 해야 한다.

통역사는 대화를 통역할 때 의뢰인이 말한 것과 특이점을 전달해야 한다. 통역사는 피드백과 검토 시간에 문제되는 용어의 의미에 대처하고 우려의 여지가 있으면 스스로 해결하려 하지 말고 언어치료사와 공동 대처해야 한다.

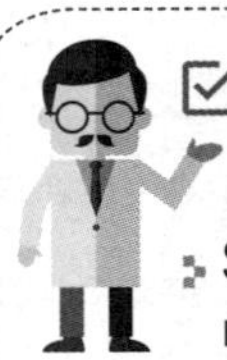

☑ Summary of main points

- Say exactly what the SLT says, with the exact gesture and/or reference to materials.
- Convey back exactly what the client says, letting the SLT adjust what they say if needed.
- Avoid explaining to the client.
- Explain to the SLT if needed.
- If asked questions by parents/family members, convey to SLT to answer.

제14장

정신건강
Mental health

1 영한 용어사전

Acute Stress Disorder	급성 스트레스장애
affective disorders	정동장애(情動障碍)
agoraphobia	광장 공포증
anorexia nervosa	신경성 식욕부진증, 거식증
anticonvulsants	항(抗)경련제, 경련 진정제
antidepressants	항(抗)우울제, 우울증 치료제
antipsychotics	항(抗)정신병(성)의, 항정신병약
anxiety disorders	불안장애
Attention Deficit Hyperactiviy Disorder (ADHD)	주의력 결핍 과잉행동장애
Autism Spectrum Disorders (ASD)	자폐 범주성 장애
Behavior Analyst	행동 분석가
bipolar disorder	조울증, 양극성 장애
body dysmorphia	신체이형장애
brief psychotic episode	단기 정신증 발현

bulimia	식욕이상 항진증, 폭식증
Cognitive Behavioral Therapy (CBT)	인지 행동 치료, 인지 행동 요법
counselling	상담, 카운슬링
Counselor	상담원, 카운슬러
delusions	망상
dementia	치매(癡呆)
depression	우울증
clinical depression	임상 우울증
developmental disorders	발달장애
Dialectical Behavioral Therapy (DBT)	변증법적 행동치료
disorganized thought patterns	체계적이지 못한 사고 양식
eating disorders	식이장애
Generalized Anxiety Disorder (GDA)	범불안장애(汎不安障碍)
hallucinations	환각, 환영, 환청
Humanistic Therapy	인본주의 치료
Licenced Counselor	공인 상담 전문가
major depressive disorder (MDD)	주요 우울 장애
MAO Inhibitors (MAOIs)	MAO억제제, 모노아민 산화효소 억제제
mindfulness	유념, 유념(명상)
mood stabilizer	기분 안정제
neurotic depression	신경증적 우울증
Noradrenaline Reuptake Inhibitors (SNRIs)	노르아드레날린 재흡수 억제제
Obsesive Compulsive Disorder (OCD)	강박장애
panic attacks	공황발작
personality disorders	인격장애, 성격장애
phobia	공포증
Post Traumatic Stress Disorder (PTSD)	외상 후 스트레스장애
postnatal depression	산후 우울증
Psychiatric Nurse; Mental Health Nurse	정신과 간호사; 정신건강 전문 간호사
Psychiatrist	정신과 의사
Psychologist	심리학자
psychodynamic therapy	정신역동 치료
psychosis	정신병
Psychotherapist	심리 치료사, 정신 치료사

psychotic disorders	정신장애, 정신병적 장애
psychotic episode	정신병적 삽화
schizophrenia	정신분열증, 조현병(調絃病)
Serotin Selective Reuptake Inhibitors (SSRIs)	세로토닌 재흡수 억제제
social phobia	사회공포증
Tricyclic Antidepressants (TCAs)	삼환계 항우울제

정신건강 분야에서의 통역은 어려울 수 있다. 통역사는 정신 건강 문제로 인해 일어나는 제한되고 왜곡된 견해를 가진 의뢰인들을 통역하기가 힘들 가능성이 있다. **편집증 삽화**(Episodes of paranoid psychosis)를 앓고 있는 의뢰인은 통역사가 자신의 말을 왜곡하고, 자신을 해코지하고, 의료진과 짜고 음모를 꾸미고 있따는 것이 아니냐고 통역사를 추궁한다.

환자는 현지 국가에 있는 의료전문가가 알지 못하는 자신의 신앙과 관행에 대해 언급하면서 문화적 차이를 나타낼 수 있다. 통역사는 환자와의 상호작용을 통해 환자로부터 해명을 듣기를 원할 수 있다. 비교 문화적 성격의 문제뿐 아니라, 난민의 정신건강 분야에서 일하는 통역사는 정신적 외상 이야기를 1인칭 단수로 통역해야 하기 때문에 부담이 가중될 수 있다(Bot 2005, 2007; Crezee, Jülich, Hayward, 2013; Kim, Heydon & Mulayim, in press).

또 다른 경우, 완전히 내성적이고 의사소통을 할 의지가 없거나 하지 못하는 상태의 우울증 의뢰인 때문에 통역 업무에 문제가 발생할 수 있다. 일부 경우, 의뢰인은 면접관과 통역사에게 욕을 할 수 있다. 통역사가 의뢰인이 하는 모든 말을 통역하는 것이 중요하다고 다시 강조한다. 의뢰인이 욕을 한다는 사실과 욕설의 정확한 성격마저도 정신건강 전문의에게는 의뢰인의 정신 상태가 어떤지 파악할 수 있는 중요한 단서가 될 수 있다.

전문 용어에 대해 살펴보면, 특수 용어 때문에 정신과 책은 읽기가 쉽지 않지만 정신건강 전문의와 의뢰인 사이 면담에서는 보통 간단한 일상 언어를 사용한다. 예로 "**기분이 어떠세요?**(How are you feeling?)", "**전 잠을 잘 수 없어요. 누가 절 잡으려하고 있어서요.**(I cannot sleep, because they are out to get me.)" 를 들 수 있다. 그래서 본 장의 주요 목표는 통역사가 의뢰인이 투병 중인 정신 건강 문제 일부에 익숙해져, 통역을 맡을 가능성이 있는 정신 건강 면담의 배경을 이해할 수 있게 하는 것이다.

본 장은 가장 흔한 정신병과 인격장애 종류 중 일부의 전반적인 내용을 간략하게 보여준다. 이런 용어가 면담에서는 잘 쓰이지 않는다는 점을 명심하기 바란다. 일례로 정신과 전문의는 의뢰인에게 **"편집 성향이 있는 분열성 인격장애가 있어요.**(You have a schizoid personality disorder with paranoid components.)"라고 말할 가능성이 희박하다.

정신건강 개관은 통역사에게 일부 질환의 배경 지식을 제공하고 환자의 발언과 대답 중 일부를 통역사가 더 잘 이해토록 하는 것만이 목적이다.

마지막으로 정신건강 전문가는 평가와 진단을 할 때 의뢰인과의 면담에 많은 무게를 둔다. 정신건강 전문가는 단순히 X선 검사나 혈액검사를 통해서는 추가 정보를 알아낼 수 없다. 그러므로 기본 원칙은 환자가 아무리 이상한 이야기를 한다고 해도 환자가 하는 모든 말을 통역하는 것이라고 거듭 강조한다.

2 Terms with Latin and Greek roots

auto	self
bi	two
bipolar	two extremes (two opposite poles)
delude	to make someone/yourself believe something that is not true
delusion	false personal belief
delusional	having false personal beliefs; believing things that are not true
depress	to push down
hallucinate	to feel/hear/see things which are not there
hallucination	feeling/seeing/hearing things which are not there
idio	own; individual

psyche	mind
phrenos	brain
schizo	split *Please note:* schizophrenia does not equal "split personality"; the word schizophrenia is therefore somewhat misleading.
therapy	Treatment

3 통역 전후 브리핑

정신건강 전문가가 시간을 내 통역사에게 설명을 하는 것은 중요하다. 정신건강 전문가는 설명 시간(통역 전 브리핑)에서 통역사에게 통역의 목적, 의뢰인의 내력과 배경, 비교 문화적 문제에 대해 이야기 할 수 있다. 정신건강 전문가는 통역 후 브리핑에서 의미를 지닐 수 있는 의뢰인의 단어 선택, 억양, 음조에 대한 특이 사항이 있었는지 통역사에게 물어볼 수 있다. 통역사가 몸짓, 자세, 개인적 공간, 얼굴 표정과 같은 의사소통의 특정 비언어적 측면에 대해 언급하는 게 좋을 수 있다. 의료전문가는 통역사에게 의뢰인의 일반적인 문화배경을 설명해 달라고 요구할 수도 있다. 통역사는 매우 일반적인 문화배경 정보와 통역사 자신의 관점에서 보는 의견만 제공할 수 있다는 점을 강조해야 한다. 통역사는 성격, 나이, 성별, 종교, 다른 문화에 영향을 받은 시간, 이주 나라에서 보낸 시간, 개인을 형성하는데 크게 기여할 수 있는 개인의 인생 경험 같은 요인으로 인해 모든 사람이 다 다르다는 점도 강조해야 한다. 그래서 통역사는 문화적 해명을 할 때 먼저 다음과 같이 표현해야 한다. "제가 지금 할 말은 객관적이고, 많은 부분이 환자의 나이, 종교 등에 달려있지만, 일반적으로....(What I am going to say will be objective, a lot will depend on the patient's age, religion, (etc), however, in general....)"

4 통역사의 행동과 그 영향

일부 질환은 행동과 말 양식과 연관이 있고, 이는 통역사를 혼란스럽게 할 수 있다. 통역사가 일부 질환에서 흔히 보이는 특정 행동과 발화를 알면 통역에 도움이 된다. 통역사는 의뢰인이 말한 그대로 모든 것을 정확하게 통역해야 한다.

- **정신병**(Psychosis): 정신병 환자는 **편집증**(paranoia) 증세도 보일 수 있다. 환자가 위에서 특별한 지시를 받는 느낌도 받을 수 있다. 환자는 "**목소리가 저에게 다음 도로로 가라고 했어요. 목소리는 저를 보호해 주고 싶었기 때문이에요.**(A voice told me to take the next street, because he wanted to protect me.)" 이 때 충실한 통역이 중요함을 다시 한 번 강조한다.
- **정신 분열증**(Schizophrenia)와 **정신병적 삽화**(psychotic episodes): 정신 분열증 환자와 정신병 환자는 목소리를 듣고 응답한다. 이런 환자는 여러 방 모서리에서 "목소리"를 듣고 목소리가 들리는 듯한 방향을 보며 응답하는 것처럼 보일 수 있다. 통역사는 환자가 하는 말 그대로만 통역해야 한다.
- **자살 기도 환자**(Suicidal patients): 환자가 여러가지 자살 방법을 생각하고 있으면, 통역사는 이런 발언을 충실하게 통역해야 한다. 통역사는 단순히 자신이 자살에 반대하고 자살이 나쁘다고 믿어 환자의 자살 생각 발언을 통역하지 않겠다고 마음먹으면 절대 안 된다. 정신건강 전문가는 반드시 환자의 자살 생각을 알아야 환자에게 치료를 제공하고 주의를 기울일 수 있다.
- **체계적이지 못한 사고 양식**(Disorganized thought patterns): 환자는 가끔 무의미한 생각을 계속해서 표현할 수 있다. 이런 환자는 쉬지 않고 말이 안 되는 이야기를 하는 것처럼 보일 수 있다. 환자는 돼지가 아름다운 노래를 부르고, 열대의 섬에서 초록색 바지를 입고 보수당에 투표를 하고, 맥주잔에 커피를 넣어 마신다는 식의 이야기를 할 수 있다. 연결되지 않는 것처럼 보이는 환자 의식의 흐름을 환자가 표현한 그대로 정확하게 통역하는 것이 중요하다. 통역사가 동시통역을 하면

가장 좋을 것이다. 말이 안 되는 이야기는 기억하기 힘들어 체계적이지 못한 생각을 순차통역을 하기가 힘들기 때문이다. 통역사가 환자의 생각을 정확히 통역하면, 의료전문가는 환자의 머리 속에 무슨 일이 일어나고 있는지 간파할 수 있다.

5 Mental health professionals practicing in the US include:

- *Psychiatrist*: Medical doctor specializing in mental health, prescribes medication; rarely does therapy.
- *Psychologist*: Not a medical doctor, but someone who has studied the workings of the human mind and completed a Master's or Ph.D. degree in psychology at a university; psychologists are *unable to prescribe medication.*
- *Psychiatric Nurse Practitioner*: An ARNP with specialized training in the diagnosis and treatment of mental illness.
- *Clinical Psychologist*: A PhD psychologist. Psychologists diagnose and do individual/group therapy, and I think some states allow some very limited degree of prescription of meds as well. There is a specialty in School Psychology as well; these practitioners do a lot of developmental assessments in addition to other tasks.
- *Clinical Social Worker*: A counselor with a masters degree in social work. Diagnoses, does individual/group counseling, provides case management and advocacy, usually in the hospital setting.
- *Licensed Professional Counselor*: A counselor with a masters degree in psychology, counseling or a related field. Diagnoses and does individual/group counseling.
- *Mental Health Counselor*: A counselor with a masters degree and several years of supervised clinical work experience. Diagnoses and does individual/group counseling.

- *Certified Alcohol and Drug Abuse Counselor*: Counselor with specific clinical training in alcohol/drug abuse. Diagnoses and does individual and group counseling.
- *Nurse Psychotherapist*: RN trained in mental health nursing. Diagnoses and does individual/group counseling.
- *Marital and Family Therapist*: counselor with a masters degree, with special education and training in marital and family therapy. Diagnoses and does individual/group counseling.
- *Pastoral Counselor*: member of the clergy with training in clinical pastoral education. Diagnoses and provides individual/group counseling.
- *Peer Specialist*: counselor with lived experience with mental health or substance use conditions, and with a small amount of training. Assists clients with recovery by recognizing and developing strengths and setting goals.

6 Some common therapeutic approaches

- *Classic psychotherapy* also called psychodynamic therapy: the therapist and a client talk about the client's problems, often going back to the client's childhood to find out where problems have come from.
- *Cognitive behavioral therapy* (*CBT*): tries to help people understand how (irrational) thoughts can influence the way they behave, and how changing these thoughts can change their behavior. CBT is often used to treat extreme fears (phobias), anxiety, depression and addictions.
- *Dialectal behavioral therapy* (*DBT*): aimed at teaching clients skills for coping with stress, managing emotions and improving relationships with others. DBT involves skills training, acknowledging thoughts that are normally avoided, cognitive therapy and amending behavior. Mindfulness (being aware

of where you are and what your body is doing without having any particular feelings about this) is an important part of DBT.

- *Humanistic therapy* – focuses on the innate goodness of human beings and their ability to overcome a fixed pattern of unhelpful behaviors (based on their past life experience) into a more helpful pattern of behaviors.
- *Mindfulness* – focuses on living in the moment.

7 Common reasons for counseling

Common reasons for counseling may include grief counseling (following a loss, change or death), relationship counseling (families, marriages, partnerships) and addiction counseling (internet addiction, gambling, sex addiction; substance abuse).

8 Some commonly used pharmaceutical drugs

- *Anticonvulsants.* These may be given to calm and stabilize the person's moods.
- *Mood stabilizer.* Drugs that act to stabilize mood; these may include tranquilizers and anticonvulsant medication.
- *Antidepressants.* These include selective serotonin reuptake inhibitors(SSRIs), tricyclic anti-depressants(TCAs), serotonin and noradrenaline reuptake inhibitors(SNRIs), monoamine oxidase inhibitors(MAOIs) by tablet or patch, to reduce side-effects.
- *Antipsychotics.* Tranquilizing medication which works against psychotic symptoms such as hallucinations and delusions.

9 Mental illness

The World Health Organization (WHO) defines mental health as "a state of well-being in which an individual realizes his or her own abilities, can cope with the normal stresses of life, can work productively and is able to make a contribution to his or her community" (WHO, n.d.).

Most mental health professionals follow the American Psychiatric Association's (APA) Diagnostic and Statistical Manual of Mental Disorders (DSM-5 2000). The DSM-IV distinguishes between a large range of mental disorders, including:

1. Anxiety disorders – including: generalized anxiety disorder (GAD), panic attacks; obessive compulsive disorder (OCD), phobias.
2. Affective disorders – disorders which affect the patient's emotions, including depressive and manic disorders and bipolar (formerly manic depressive) disorder.
3. Personality disorders
4. Psychotic disorders – including psychosis/psychotic episode and schizophrenia
5. Dementias – loss of memory and other mental functions, e.g. in Alzheimer's disease

Interested readers are referred to the DSM-IV-TR (American Psychiatric Association 2000) or the DSM-5 (American Psychiatric Association 2013) which uses a multidimensional approach including clinical syndromes, developmental disorders and personality disorders, physical conditions, severity of psychosocial stressors and highest level of functioning. The categorization into Axis-I and Axis-II disorders in the DSM-5 may be used by health insurance companies as a guideline when deciding whether to provide coverage.

10 Some mental health disorders

For ease of use, only some of the more common disorders are listed here in alphabetical order, rather than under their APA classification. Developmental disorders such as autism spectrum disorders (ASD) and attention deficit hyperactivity disorder (ADHD) have been included in Chapter 12, because they are often first diagnosed in childhood.

1. *Acute stress disorder*

   Similar to post traumatic stress disorder (PTSD), but symptoms last for less than 30 days.

2. *Anxiety disorders*

   See under *Generalized anxiety disorder* and *Panic disorder* below.

3. *Bipolar (affective) disorder*

   Formerly known as manic depressive disorder.

   What happens. This is a major psychological disorder which is characterized by extreme mood swings, ranging from mania (feeling *invincible* and having high energy levels) to depression (feeling *down*, with low energy) to feeling elements of both these moods. Moving from *high* to *low* is known as cycling.

People with bipolar disorder may move from one extreme to the other, or feel a little bit of both extremes at the same time.

Symptoms:

– *Manic phase*. Feeling "on top of the world," showing exaggerated emotions and feelings of extreme happiness; in this phase patients seem to have boundless energy, do not seem to need any sleep and may be agitated, hyperactive and very talkative. They cannot concentrate very well and may have inflated self-esteem and delusions of grandeur ('I am a champion'). Sometimes patients are hypomanic (less severe than manic).

– *Depressive phase*. This phase is the opposite of the manic phase; the patient feels sad, lonely, unworthy, guilty and has very low self-esteem. He or she cannot seem to get anything done and is apathetic and listless.

Causes: Range of environmental, biologic, genetic, psychological and interpersonal factors.

Treatment: Mood stabilizing medication such as lithium, anti-psychotic medication, anti-depressants and sometimes also anticonvulsant drugs.

4. *Brief psychotic episode* – see under *psychosis*

5. *Depression* – comes from a word that literally means "pushing down".

Please note: depression is a very general term which can cover a very wide range of moods and situations.

What happens. Clinical depression is an abnormal emotional state with exaggerated feelings of sadness, worthlessness, emptiness and hopelessness. Depression can be a normal response of sadness and despair following a loss.

Causes of major depression: Depression can be triggered by a wide range of factors, including traumatic life experiences, genetic disorders, nutritional disorders (e.g. a Vitamin B deficiency), medication, disorders of the central nervous system (e.g. Parkinson's disease), disorders of the endocrine system (e.g. hypothyroidism), obesity, infections, cancer.

Symptoms: Depressed people may be apathetic (literally: no feelings) and withdrawn; they may either overeat or lose all interest in food.

Types of depression

As with many other mental illnesses, clients may show a mixture of symptoms.

In *neurotic depression*, the individual is being very hard on himself. This can be an exaggerated response to a stressful situation, such as being left by a loved one.

In *psychotic depression*, the individual may not be able to separate the "real" from the "unreal" and have hallucinations, delusions and confusion.

- *Postnatal depression* – some researchers suggest this is triggered by a rapid drop in the female hormone progesterone after childbirth. Postnatal depression is treated with antidepressants, talk therapy, support or natural progesterone. In serious cases, the woman may develop puerperal psychosis, which means she may lose all sense of reality and be at risk of harming herself or her child.

6. *Eating disorders*

What happens:

In *anorexia nervosa*, patients starve or purge themselves (using laxatives or inducing vomiting) out of an untrue belief that they are overweight; weight may drop to dangerously low levels.

In *bulimia*, patients binge-eat followed by purging; otherwise similar to anorexia.

Treatment: Therapy (e.g. CBT), closely monitored food intake.

7. *Generalized anxiety disorder* (*GAD*)

What happens: Ongoing and sometimes disabling anxiety about life in general.

Cause: Unknown, although this disorder tends to run in families.

Symptoms: Constant worrying; mild heart palpitations; dizziness.

Treatment: Talk therapy (revisiting childhood), CBT.

8. *Obsessive compulsive disorder* (*OCD*)

What happens. This is a disorder of checking and doubting. Patients are constantly troubled by obsessions and carrying out repetitive acts to reduce their anxiety (e.g. constant handwashing or cleaning).

Cause: Unknown; tends to run in families.

Symptoms: Performing the same repetitive acts over and over again, thereby wasting a lot of time.

9. *Phobias*

What happens. Intense and paralyzing fear of situations, e.g. an intense fear of mice, spiders, dogs. Some phobias include:

- *Agoraphobia*. An intense fear of leaving the safety of one's house, unless accompanied by a "safe person"
- *Social phobia*. An intense fear of not being able to cope in social situations
- *Body dysmorphia*. Untrue beliefs about the shape of one's own body

10. *Panic attacks*

What happens: People worry that if they face a particular situation they will panic and lose control. They may avoid driving across bridges, going up escalators, walking past dogs.

Symptoms: Heart palpitations, disordered breathing, tingling around mouth and fingers, chest pain.

Treatment: CBT or DBT, breathing exercises (short breath in, long breath out, so carbon dioxide cannot accumulate and make symptoms worse).

11. *Post traumatic stress disorder* (*PTSD*)

What happens: This anxiety disorder may affect people who have seen or experienced a traumatic event involving (the threat of) injury or death; it is very common in war veterans, and in survivors of rape and assault.

Symptoms: (i) Reliving the traumatic event: recurrent intrusive thoughts, nightmares, flashbacks; (ii) Avoiding any possible reminders of the traumatic event: feeling numb, flat, detached, not interested in normal activities; (iii) Hyper-arousal: startling easily, concentration problems, irritability, sleeping problems, hyper-alertness. Depression, alcohol and drug abuse are common.

Treatment: Talk therapy, support groups.

12. *Psychosis*

What happens: During a psychotic episode, the person is unable to distinguish the "real" from the "unreal" and unable to separate normal thoughts from abnormal thoughts; delusions and hallucinations (e.g. hearing voices) may occur.

Factors: Stress. childhood trauma. (early) cannabis use. changes to brain and brain chemicals (especially dopamine).

Treatment: Antipsychotic drugs.

13. *Schizophrenia*

What happens: Frequent psychotic episodes, but symptoms last longer than 6 months.

Men are often first diagnosed between the ages of 15 and 25, while women are usually affected in their twenties or thirties.

Symptoms include:

- *Disorganized thinking.* Thoughts may come and go so quickly that the patient is unable to get "a grip on them". Patients may be easily distracted and "jump" from one topic to the next; others may find it totally impossible to follow these thought processes
- *Delusions.* False and illogical beliefs; feelings that "people are out to get me" OR feelings of grandeur ("I am a champion")
- *Hallucinations.* Hearing voices, seeing people or things, feeling fingers touching the body.

Treatment: Medication such as anti-psychotic drugs, individual psychotherapy, learning social skills, problem solving, learning independent life skills, family therapy (stable family environment is important).

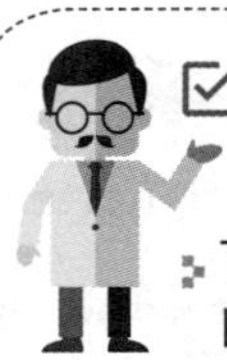

☑ Summary of main points

- This chapter has given a brief overview of interpreting in mental health, including:
  - the importance of briefing and debriefing
  - health professionals involved
  - commonly used therapies
  - some common mental health disorders

제15장

종양학

Oncology

1 영한 용어사전

adenocarcinoma	선암(腺癌)
B-cell	B세포
barium enema	바륨 관장, 바륨 대장 조영술
barium swallow	바륨 연하, 바륨 연하 검사
basal cell carcinoma (BCC)	기저 세포암
bilateral oophorectomy	양쪽 난소 절제술
biopsy	조직 검사, 생체 검사, 생검
bone-marrow	골수
bowel cancer; colon cancer	장암; 대장암
brachytherapy	방사선 근접치료, 근접치료
breast cancer	유방암
broncho-alveolar carcinoma	기관지 폐포암
bronchoscopy	기관지 내시경 검사, 기관지경 검사
cauterizing	소작, 뜸질

cervical cancer	자궁경부암
cervix	자궁경부, 경부
chemotherapy	항암 화학요법
chest X-ray	흉부 X선 검사
colonoscopy	대장 내시경 검사
colposcopy	질 확대경 검사
computer aided tomography scan; CAT scan; CT scan	컴퓨터 단층촬영, CT촬영
cone biopsy	원추생검, 원뿔생검
contrast X-ray	X선 조영촬영, X선 조영검사
cryosurgery	냉동수술, 동결수술
cryotherapy	냉동요법
cystoscopy	방광경 검사, 방광경
diathermy loop treatment (Loop Electrosurgical Excision Procedure, LEEP)	환상투열요법, 환상투열 치료, 환상투열 절제술
Doppler test	도플러 검사
endometrial cancer	자궁 내막암
endoscopy	내시경 검사
epithelioma	상피종(上皮腫)
ERCP	내시경적 역행성 담췌관 조영술
esophagoscopy	식도경 검사, 식도 내시경 검사
excision	절제
gastrectomy	위 절제술
gastroscopy	위 내시경 검사
helicobacter pylori bacteria	헬리코박터 파일로리균
hook wire biopsy	가는 철사를 이용한 조직 검사, 가는 철사를 이용한 생검
hormone therapy	호르몬요법
human papilloma virus (HPV)	인유두종 바이러스
hyperthermia	발열(發熱)요법, 고체온, 이상(異常)고열
hysteroscopy	자궁경 검사, 자궁경, 자궁 내시경 검사
imaging	영상 진단 검사
immunotherapy	면역요법
iridium treatment	이리듐을 사용한 (방사선 근접)치료
Intra Venous Pyelogram (IVU)	경정맥 신우 조영술, 경정맥 신우 조영검사
jaundice	황달

laparoscopy	복강경 검사
laparotomy	개복술
leukemia	백혈병
lumpectomy	종양 절제술
lung cancer	폐암
lymph node	림프절, 임파절
lymphoma	림프종, 임파선암
magnetic resonance imaging (MRI)	자기공명영상법, 자기공명장치, 엠아르아이
mammogram	유방촬영
mantle cells	맨틀세포
mastectomy	유방 절제술
melanoma	흑색종
metastasis	(암세포의) 전이
myeloma	골수종
needle biopsy	천자생검(穿刺生檢), 침생검
ovarian cancer	난소암
pancreatectomy	췌장절제술
pancreatic cancer	췌장암
Pap-smear	자궁경부암 검사
perfusion lung scan	폐 관류 검사, 폐 관류 스캔
PET scan	양전자 방출 단층촬영(술)
prednisone	프레드니손(부신 피질 호르몬제)
prostate cancer	전립선암
prostate specific antigen (PSA)	전립선 특이항원검사
prostatectomy	전립선 절제술
radiation therapy	방사선요법, 방사선 치료
radiotherapy	방사선요법, 방사선치료
sarcoma	육종(肉腫)
skin cancer	피부암
sputum test	가래검사, 객담검사
squamous cell carcinoma (SCC)	편평상피암
staging	병기결정
stomach cancer; gastric carcinoma	위암
T-cell	T세포

testicular cancer	고환암
thermogram	체열촬영
TNM (Tumor-Note-Metastasis) classification	TNM병기(病期)분류
tomogram	(X선) 단층사진
transurethral resection of prostate (TRP)	경요도 전립선 절제술
tumor marker	종양표지자(腫瘍標識子)
typing	암 종류 구분
ultrasound scan	초음파 검사, 초음파 스캔
undescended testicle	정류고환, 잠복고환
uterine cancer	자궁암
ventilation lung scan	폐환기 스캔
VQ scan	환기-관류 스캔
womb	자궁

암스테르담 대학교 학문의학센터 크르제이 박사님(Dr J. Crezee, Academic Medical Center, University of Amsterdam)의 공헌에 감사드리면서 **종양학**(Oncology)은 다양한 종류의 암을 다루는 의학 분야다. **종약학자**(Oncologists)는 암 치료를 전문으로 하는 의사다.

암(Cancer)이란 말은 아직도 어감이 매우 부정적이다. 사람들이 아직도 암을 당연하게 혹은 그릇되게 임박한 죽음과 연관시키는 실상은 이 분야의 통역을 매우 힘들게 할 수 있다. 실제로 다양하고 많은 종류의 암이 있고 암에 따라 치료와 예후가 엄청나게 차이날 수 있다. 통역사가 이런 차이점과 예후의 차이점을 이해하는 것이 중요하다.

본 장에서는 암, 관련 진단 시술, 암 종류 구분과 병기 결정, 치료 종류에 대한 일반 배경 정보의 일부를 살펴보고자 한다.

2 Cancer

Throughout our body the cells in different organs are designed to do a particular job, e.g. lung cells are different from skin cells. The center of each cell contains a blueprint for new cells: vital information as to exactly what new cells should look like and on how they should behave.

Sometimes, and for reasons unknown, something goes wrong and different new cells start to grow. These cells do not look like the normal cells and do not function like normal cells. They can be benign (not cancerous) or malignant (cancerous).

Cancerous cells usually grow and multiply very fast (compared to normal cells). This is a problem because they spread and take over the organ affected, pushing the normal cells out of the way and interfering with their normal functioning.

By way of analogy, cancer cells may be compared to weeds, because like weeds, they grow very fast and are not useful. If weeds are not removed or destroyed, they can take over the whole garden and choke the normal plants. Similarly, if cancer cells are not destroyed, they can take over the body and 'choke' the normal cells.

Cancer cells can spread in two ways, by:

- *Invasion*, where cancerous cells grow into neighboring tissues and organs. This may be compared to someone having some weeds in his garden, close to the boundary line, and these weeds invading or growing into the weed-free neighboring property, or:

- *Secondaries, in which* new 'colonies' start up. Cancer cells can spread through the blood or lymph system. This may be compared to 'a river carrying weeds downstream', where they then starting growing in a previously weed-free place. It may also be compared to birds carrying seeds over to another area. These new growths are known as *metastases.*

3 Diagnosis

- *History* – The diagnostic process will usually start with a thorough history. The health professional will ask the patient about symptoms including pain, appetite, weight loss, bleeding, vomiting, coughing, history of employment, social background and family history, etc.
- *Physical examination* – Doctors may feel for lumps, size of organs, fluid retention and swelling of lymph nodes. They will judge the patient's appearance and listen to the patient's heart and lungs.
- *Diagnostic tests* – A number of tests may be ordered, including blood tests. Blood tests: In recent years cancer-specific blood tests (tumor markers) have been developed which can give the doctor an indication of whether the patient might have a specific form of cancer. Some better known tumor markers include prostate specific antigen (PSA) and Ca-125 (which indicates whether the patient has ovarian cancer). Other tumor markers have been patented for other types of cancer.
- *Imaging* – The patient may be referred on to a specialist for furthertests, including x-rays and contrast x-rays. Contrast x-rays may include IVU's (for imaging of the urinary system) or ERCP's (for imaging of the gall-duct system). A number of increasingly sophisticated scanning methods can be used for

precise imaging. These include PET scans, total body scans, VQ Scans, CT scans, ultrasounds, Doppler tests, mammograms, thermograms and so on. Magnetic resonance imaging (MRI scans) can also produce very detailed images of the body, including the soft tissues.

- *Endoscopies* – Endoscopies are procedures in which the doctor has a look inside an organ(s) by inserting a fiber optic tube. Tubes may be inserted through existing body openings. Types of endoscopies include:

  Bronchoscopy – Tube inserted through the windpipe into the bronchi.

  Colonoscopy – Tube inserted through the rectum into the large intestine (colon).

  Colposcopy – Tube inserted through the vagina to look at the birth canal and cervix.

  Cystoscopy – Tube inserted through the urethra into the bladder.

  Esophagoscopy – Tube inserted into the esophagus.

  Gastroscopy – Tube inserted through theesophagus, to look at the inside of the stomach.

  Hysteroscopy – Tube inserted through vagina and cervix into the womb.

  Laparoscopy – In other cases, the surgeon may need to create a small hole not unlike a key hole and insert the tube through this to gain access to the abdominal cavity. This called a laparoscopy. Many procedures that used to require large incisions (cuts) are today done laparoscopically.

- *Open surgery* – Sometimes open surgery is performed to confirm a suspicion of cancer. The surgeon makes an incision to open the body and have a look inside.

- *Biopsy* – Act of taking a tissue sample. Biopsies can be done by way of fine needle biopsy, hook wire biopsy, during endoscopy or laparoscopy, or by a smear test in which some cells are scraped away from a surface (e.g. the surface of the cervix).

4 Typing and staging

The diagnosis of cancer is usually reached on the basis of history (what the patient tells the doctor) and on the results of a number of tests. Tests are primarily aimed at typing (finding out what type of cancer cell is involved) and staging (finding out what stage the cancer is at, how far it has spread).

- Typing involves obtaining a sample of the cancer cells, typically by means of biopsies (removing some living cells, refer above). An operation or endoscopy may be needed to remove some living cells. Examples of endoscopy (looking inside) are listed under Diagnosis above.

Once the sample of cells has been removed, it is sent to a pathologist: (either a histologist (a tissue specialist) or a cytologist (a cell specialist). These specialists look at the cell under the microscope to see if there are any cancer cells and, if so, what type of cells they are. Typing of the cells is important, because it influences the approach/treatment as different types of cancer respond to different types of treatment.

Different types of staging or classification apply to different types of cancer; however, a commonly-used staging system is the 'TNM' classification. In this staging classification system, 'T' describes the size of the tumor and whether it has invaded nearby tissue on a scale of 1 to 4, 'N' describes the degree of regional lymph node involvement on a scale of 0 to 3, and 'M' describes whether the tumor has metastasized (spread) ("0" = no and "1" is yes). For instance, T4N0M0 stands for a tumor that has invaded neighboring organs but without regional lymph node involvement and without metastases.

For some tumor types specific or earlier staging scales are used, and this may be confusing. Bowel cancer, for example, is usually staged according to the Dukes classification (Dukes A, B, C, D, with A meaning that the cancer is confined to the lining of the bowel and D indicating that there are metastases elsewhere, for example in the liver). Lymphomas may be classified as Stage I, II, III or IV, depending on the spread of the cancer.

The classification of cervical cancer can be confusing, as two different stages are also distinguished. The earliest pre-cancerous cell changes are described as CIN-1, CIN-2 and CIN-3, while developments beyond these very early stages are described as cervical cancer stage I to IV.

It is very difficult to take a general approach to staging, as a lot depends on the condition of the patient, the type of cell involved, the success of previous treatment, and so on.

5 Treatment

Cancer treatment may be *curative* (aimed at achieving a cure) or *palliative* (aimed at lessening the patient's suffering only), and these terms can be very difficult to interpret.

When the patient is terminally ill (when death seems inevitable), health professionals will decide on the best palliative approach, which may involve radiation therapy to shrink the tumor, or sustained-release morphine to control the pain.

While researchers around the world are still working on new approaches to cancer, some of the most common treatment options to date include:

– *Surgery* – To surgically remove cancer cells. Surgery is often no longer an option when the tumor has invaded neighboring organs.

- *Radiation therapy* – Concentrated dose of radiation is applied to a specific area. Radiationtherapy may also be used to shrink benign tumors. Radiation therapy may cause side-effects like nausea and irritated skin.
- *Chemotherapy* – Treatment of cancer by chemicals which are intended to 'search out and destroy' predominantly cancer cells. Chemotherapy may have certain side-effects such as hair loss and gastrointestinal complaints such as vomiting and diarrhea.
- *Hormone therapy* – Some cancers are very sensitive to hormones and shrink when treated with appropriate hormones (e.g. prostate cancer is sometimes treated with estrogen). In other cases doctors may withhold hormones, e.g. estrogen may be withheld if the patient is suspected of having breast cancer.
- *Brachytherapy* – Radioactive sources may be temporarily or permanently implanted near the tumor order to destroy the cancer from close by. In order to prevent radiation from affecting health professionals and visitors, these patients are often kept in isolation.
- *Hyperthermia* – Overheating cancer cells can destroy them and also help maintain the effects of radiation therapy. Hyperthermia is now also combined with chemotherapy, where chemotherapy is inside little balls of fat which are placed near the cancer. Hyperthermia is then used to melt the fat so the chemotherapy medicine can work directly on the cancer.
- *Immunotherapy*– The use of agents to boost the immune response of the body against the cancer cells.
- *Laser treatment* – Using a laser to burn away cancer cells, allowing new cells to grow up from the basal membrane.
- *Cryotherapy* – To freeze off cancer cells, e.g. liquid nitrogen treatment for superficial skin cancers.
- *Proton therapy* – Using a beam of protons to destroy cancer cells, without

damaging nearby tissue.

6 Common forms of cancer

1. *Bowel cancer (colon cancer)* – Cancer of the large intestine (colon) or rectum.
Cause: Unknown. Risk factors may include age, dietary factors, alcohol intake and family history.
Symptoms: Bowel cancer is usually staged according to the Dukes classification.
Early signs include blood in the stool, changes in bowel habits (diarrhea or constipation) and slight rectal bleeding. Later signs include a feeling of discomfort or fullness in the abdomen, pain, anemia, and weight loss.
Diagnostic tests: barium enema using barium as a radio opaque contrast, colonoscopy, biopsy.
Treatment: Surgery; radiation therapy; chemotherapy.

2. *Breast cancer* – Cancer cells in breast tissue form a lump, cause discharge from a nipple, or cause puckering of the skin (making it look like the skin of an orange), sometimes seen in Paget's disease of the breast.
Cause: Unknown, genetic factors may play a role (especially in HER2 positive cancers), often found in close relatives of patients with breast cancer, i.e. mother, sister, maternal aunt or grandmother. In other types, alcohol intake may play a role.
Symptoms: Painless lump found during self-examination of the breast, dimpled skin, inward turning nipple, discharge (fluid) from the nipple.
Diagnostic tests: Mammogram; CT scan; breast ultrasound (recommended if breast tissue is dense), MRI, breast biopsy (needle biopsy, hook wire biopsy).

Treatment: Lumpectomy, mastectomy plus reconstruction (breast removed leaving skin and inserting artificial breast) followed by radiation therapy, chemotherapy, hormone treatment (often Tamoxifen®) or treatment with Herceptin. Follow-up including regular mammograms, chest x-rays, bone scans, total body scans.

3. *Cervical cancer* – Abnormal cells growing on the cervix or mouth of the womb.
   Cause: Risk factors include *human papilloma virus* (*HPV*) (wart virus strains) infection; starting sexual intercourse before body's immune system is mature (before age 18), smoking.
   Symptoms: Spotting in between menstrual periods; bleeding after intercourse.
   Diagnostic tests: Pap smear, colposcopy, cone biopsy.
   Treatment: Laser surgery, loop electrosurgical excision procedure (LEEP) or diathermy loop treatment, cryosurgery, cone biopsy, hysterectomy, radiation therapy, chemotherapy, all depending on the stage.
   Please see page 255 of this chapter for the classification of cervical cancer. It is important that the interpreter understand these classifications.

4. *Colon cancer* (refer to Bowel cancer above)

5. *Lung cancer* – Abnormal cells growing in lung tissue. Differing types include small cell (also called oat cell) and squamous cell carcinoma (often seen in former or current heavy smokers), adenocarcinoma or broncho-alveolar carcinoma (seen in non- smokers). epithelioma (often seen after asbestos exposure).
   Cause: Often related to smoking (active or passive) or inhalation of irritant gases such as asbestos.
   Symptoms: Dry cough, coughing up blood, chest pain, wheeze, breathlessness,

frequent chest infections or asthma attacks, weight loss. If the cancer has spread, the patient may have headaches or bone pain.

Diagnostic tests: Chest x-ray, needle biopsy or bronchoscopy and biopsy, tomogram of chest, ventilation-perfusion (VQ) scan, perfusion lung scan, CT scan of body (to check for spread), ventilation lung scan (inhaling gas as a contrast medium), blood test; sputum test.

Treatment: Surgery, radiation therapy, chemotherapy.

6. *Leukemia* – Refer to Chapter 19, page 342-343.

7. *Lymphoma* – Any cancer which starts in the lymph glands. Includes non-Hodgkin's lymphoma (including Burkitt's lymphoma) or Hodgkin's lymphoma. There are any different types depending on the type of cell involved (mantle cell, T-cell, B-cell).

   Cause: Damage to the DNA of the lymph cells. Exposure to chemicals may play a role.

   Symptoms: Painless lumps on lymph glands.

   Diagnostic tests: Biopsy, CT scan MRI scan.

   Treatment: Radiation therapy, chemotherapy, prednisone.Treatment depends on the stage and the type of cell involved. See Chapter 23 for more information.

8. *Melanoma* – A cancer which starts from the pigment cells (melanocytes) in the outer layer of the skin.

   Cause: Unknown, but risk factors include exposure to UV light, fair skin, moles, family history, and previous skin cancer.

   Symptoms: A change in existing freckles or moles, including irregular edges, change of color (including black, blue and red or light grey), also moles or freckles which itch, bleed, are tender or form a crust.

Diagnostic tests: Surgical excision and biopsy, measuring the depth, body scanning; radiotherapy after excision to reduce rate of recurrence.

Treatment: Wide surgical excision and biopsy depending on the depth of the melanoma (measured in millimeters; the thinner the melanoma, the better the outlook), radiation therapy, chemotherapy.

9. *Myeloma* – cancer starting from the bone-marrow cells.

Symptoms: Severe bone pain and spontaneous fractures; often occurs in ribs, vertebrae, pelvic bone and flat bones of the skull.

Treatment: Radiation therapy. See Chapter 19 for more information.

10. *Ovarian Cancer* – Cancer of the ovary/ovaries.

Cause: The exact cause is unknown, but risk factors include: gene mutations; family history of particular types of cancer; and hormonal factors including early start of menstrual periods, late menopause, never having had children, never having used a contraceptive pill.

Symptoms: Symptoms are typically late and include discomfort in abdomen, lump or swelling on ovary*, abnormal vaginal blood loss;, sometimes ascites (fluid collection in the abdomen) or swelling of the legs.

Diagnostic tests: CT scan, Pap smear, laparoscopy or laparotomy, biopsies, Ca125 tumor marker test.

Treatment: Total abdominal hysterectomy with removal of both ovaries (bilateral oophorectomy), irradiation of the pelvis, chemotherapy, iridium treatment (localized radiation through implanted iridium rod).

**different from an ovarian cyst*

11. *Pancreatic cancer* – Cancer of the pancreas.

Cause: Smoking, diabetes, exposure to polychlorinated biphenyl compounds (PCBs).

Symptoms: Loss of appetite, weight loss, flatulence, pain around mid-stomach or in the back, jaundice, sudden onset of diabetes.

Diagnostic tests: Laparoscopy, imaging.

Treatment: Partial pancreatectomy (surgical removal of part of the pancreas) plus surgical removal of part of small intestine and stomach, chemotherapy, radiation therapy.

12. *Prostate cancer* – Abnormal cells in the prostate.

Cause: Unknown. Risk factors may include age, dietary factors and family history.

Symptoms: Prostate cancer may be classified as stage A, B, C, D, where A means that the cancer is confined to the 'capsule' of the prostate and D indicates that there are metastases. Symptoms include a lump in the prostate, and problems with urination (urge, slow start, slow stop, weak stream or trickle).

Diagnostic tests: Prostate specific antigen (PSA) blood test, rectal examination, biopsy, body scanning.

Treatment: Depends largely on the stage of the cancer, the patient's age and general condition. Treatment may include transurethral resection of prostate (TURP), radical prostatectomy, radiation, chemotherapy, brachytherapy, hormone treatment.

13. *Sarcoma* – Refer to Chapter 20, page 355.

14. *Stomach cancer – gastric carcinoma* – Cancer cells in the lining of the stomach. For more information refer to Chapter 25.

Cause: Unknown, but helicobacter pylori bacteria are thought to play a role, as do genetic mutations in some families.

Symptoms: Aversion to meat, nausea, swallowing problems, lack of appetite.

Diagnostic tests: Barium swallow (contrast x-ray where patient swallows barium), gastroscopy and biopsy, CT scan, PET scan.

Treatment: Surgery (gastrectomy).

15. *Skin cancer* – Uncontrolled growth of abnormal cells on the skin. There are various types, including basal cell carcinoma (BCC), squamous cell carcinoma (SCC), and melanoma (see page 259-260).

Cause: Often the result of sun exposure; often seen in farmers, outdoor workers and vehicle drivers (left or right arm).

Symptoms: Sores or changes in the skin that do not heal, crater-like lesions, change in color, bleeding, itching, pain. Sometimes people get patches of *actinic keratosis* (rough grey-pink scaly patches) as a forewarning that they may be at risk for skin cancer. This cancer can recur or spread.

Diagnostic tests: Regular 'spot checks', biopsy, total body scan (to check for spread).

Treatment: Removal by burning off the patches (*cauterizing*), freezing off the patches with liquid nitrogen (*cryo-surgery*), or removing or cutting out the patches (*radiation* or *excision*). This may be followed by chemotherapy or radiation therapy.

16. *Testicular cancer* – Abnormal cells in the testicles (balls), usually in men between 15 and 45 years of age.

Cause: Unknown, but risk factors include undescended testicle (see Chapter

26).

Symptoms: Swelling or lump in the testicles, heavy feeling in the testicles, nipples may feel large and tender.

Diagnostic tests: Biopsy.

Treatment: Chemotherapy. Prognosis very good if detected early.

17. *Uterine cancer – also known as endometrial cancer or cancer of the womb* – Abnormal cells in the uterus (womb) in women, most commonly after menopause.

    Cause: Unknown, but risk factors involve hormonal factors, especially unopposed estrogen (estrogen that is not balanced out by natural progesterone). As an example, overweight women may produce more estrogen in their fat tissue (even after menopause) without producing progesterone.

    Symptoms: Vaginal bleeding (after menopause).

    Diagnostic tests: Hysteroscopy; biopsy.

    Treatment: Hysterectomy (surgical removal of the womb), radiation therapy.

7 통역사와 번역사들께

제2장에서 언급했듯 통역사는 모든 정보를 정확하게 전달하고 정보를 임의로 삭제하거나 빠뜨리지 말아야 하는 이유를 잘 알고 있어야 한다. 통역사는 문화적 구속이나 개인적 금기 사항 때문에 모든 정보를 정확하게 전달할 수 없을 것 같으면 의료전문가에게 알려야 한다. 통역사는 나쁜 소식을 전하는 면담에 자신도 부정적인 영향을 받을 수 있음을 알고 자기 스스로를 경계해야 한다(Lai, Heydon & Mulayim, in press; Crezee, Jülich & Hayward, 2013). 통역사는 환자가 나쁜 소식을 접했을 때 여러 방식으로 반응한다는 것을 인식할 필요가 있다. 환자는 의사나 통역사가 '나쁜 소식'을 전달한 사실 조차 부정할 수 있다.

환자는 화를 내고, 욕을 하고, 우울해지거나 내성적으로 변할 수 있다. 이런 모든 반응은 정상이고, 의료전문가는 이를 이해한다. 통역사는 이런 반응에 대처하고 면담을 통제하는 일은 자신의 몫이 아니라 의료전문가의 몫이라는 매우 중요한 사실을 자각해야 한다. 통역사는 가끔 환자의 공격적 반응과 내성적 반응에 대해 환자를 책망하고 싶은 마음이 들 수 있다. 의료전문가는 통역 윤리강령을 모르고 가끔 통역사에게 환자에게 말하게 하고 환자를 위로하라는 부탁까지도 할 수 있다. 이런 부탁은 부적절하다. 일부 문화에서는 환자가 자신의 실제 진단 사항을 알면 안 되기 때문에 가족들이 통역사에게 통역을 정확하게 하지 말라는 압력을 가할 수 있다. 이런 상황에 통역사가 환자의 가족들에게 자신은 통역사의 윤리강령을 따라야 한다고 상기시켜 줄 필요가 있다. 통역사는 다음의 내용을 덧붙여 말하고 싶을 수 있다. “**지금 상황을 어떻게 생각하는지 의사에게 말씀하시면, 제가 당신과 의사 사이에서 통역해 드릴게요. 하지만 저에게 정확성과 공정성 유지에 필요한 전문 윤리강령을 위반하라는 부탁은 하지 말아 주세요.**(Please tell the doctor how you feel about this and I will be happy to interpret between you and the doctor. However, please do not ask me to breach my professional code of ethics, which requires me to maintain accuracy and impartiality.)”

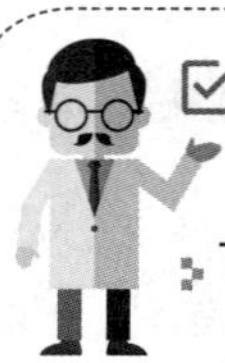

Summary of main points

- This chapter has given a brief overview of oncology, including:
  - common tests used for diagnosis (determining type and stage of cancer)
  - health professionals involved
  - commonly used treatment methods
  - some commonly encountered forms of cancer

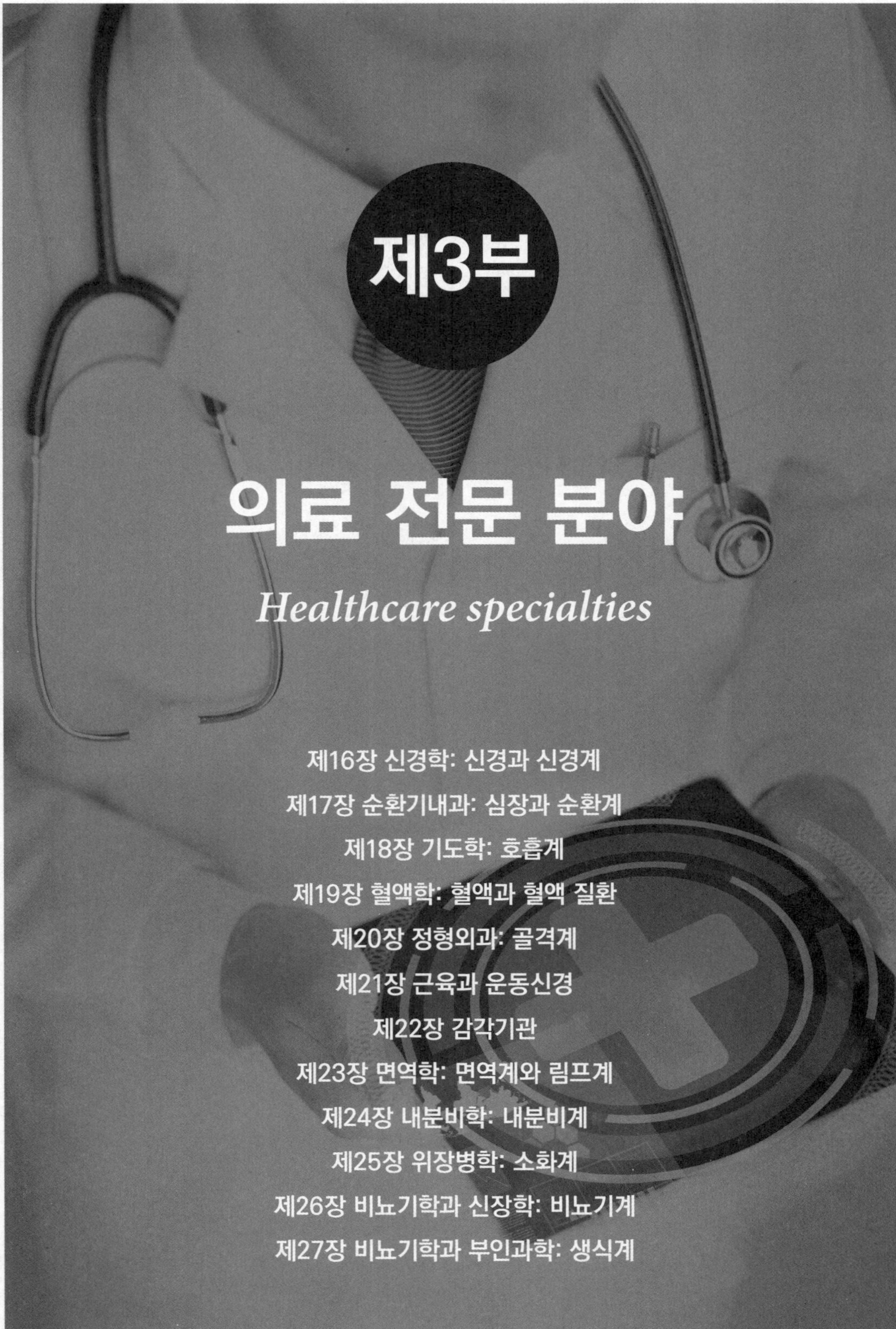

제3부

의료 전문 분야

Healthcare specialties

제16장

신경학: 신경과 신경계

Neurology: Nerves and the nervous system

1 영한 용어사전

Acquired Immune Deficiency Syndrome (AIDS)	에이즈, 후천성 면역 결핍증
Alzheimer's disease	알츠하이머병
analgesics	진통제
aneurysm	동맥류
anticonvulsants; anti-epileptic drugs	항경련제; 항간질약
aphasia	실어증
axon	(신경 세포의)축색 돌기
benign tumor	양성 종양
blood clot; embolism	혈전; 색전증
blood vessels	혈관
braces	보조기
brain injury	뇌손상
brain scan	뇌주사(腦走査) 사진, 뇌 스캔
brain tumor	뇌종양

carotid arteries	경동맥
CAT (scan)	컴퓨터 단층촬영
Central Nervous System (CNS)	중추 신경계
cerebellum	소뇌
cerebral palsy	뇌성마비
cerebro-vascular accident (CVA), stroke	뇌졸중, 뇌혈관 장애, 중풍
cerebrospinal fluid (CSF)	뇌척수액, 수액
cerebrum	대뇌
cervical traction	경부(頸部)견인
chancre; open sore	하감(下疳), 개방성 상처
chemotherapy	항암 화학요법
chickenpox	수두
clenching teeth	이 악물기
clots	응혈(凝血)
cluster headache	군발성(群發性) 두통
coma	혼수 상태, 코마
contractures	구축(拘縮)
craniotomy	개두술(開頭術)
crutches	목발
dementia	치매
disk	추간판, 디스크, 척추 원반
dopamine	도파민
dura mater	경막(硬膜)
electro-encephalo-graphy (EEG)	뇌파 검사, 뇌전도 검사
endarterectomy	내막 절제술
endoscopic discectomy	내시경 추간판 절제술, 내시경 디스크 절제술
epidural space	경막외강
epilepsy	간질
hemiparalysis	편마비, 반마비
hemiparesis	편측 부전 마비
herniated disk (slipped disk, ruptured disk, prolapsed disk)	추간판 탈출증, 허리디스크
Human Immuno-Deficiency Virus (HIV)	인간면역결핍바이러스
Huntington's disease	헌팅턴 무도병

hypnotics	수면제, 최면제
idiopathic epilepsy	특발성 간질
immunitiy	면역력
immunosuppressed	면역 반응 억제
in-dwelling catheter	유치(留置)도뇨관
incontinence	실금(失禁)
inner meninges (pia mater)	유막(柔膜)
level of consciousness (LOC)	의식수준
Lewy body dementia	루이체 치매, 루이소체 치매
lumbar puncture	요추천자
malignant tumor	악성 종양
meninges	뇌척수막, 뇌막, 수막
middle meninges	중경막
migraines	편두통
MRI	자기공명영상법, 자기공명장치, 엠아르아이
multi-infarct dementia	다발성 경색성 치매
multiple sclerosis	다발성 경화증
muscle relaxants	근이완제, 근육 이완제
myasthenia gravis	중증 근무력증
myelin	수초, 미엘린
Neurologist	신경과 전문의, 신경과 의사
Neurosurgeon	신경외과의사
neurosyphilis	신경매독(神經梅毒)
neurotransmitter	신경전달물질
non-steroidal anti-inflammatory drugs (NSAIDs)	비스테로이드성 항염증
osteoarthritis	골관절염, 퇴행성 관절염
paraplegia	하반신 마비, 대마비
Parkinson's disease	파킨슨병
percutaneous	경피(經皮)
peripheral nerves	말초신경(末梢神經)
peripheral nervous system	말초신경계
persistent vegetative state	지속적 식물인간 상태, 지속 식물 상태
PET scan	양전자 방출 단층촬영(술)

physiotherapy	물리치료
plexus	(신경·관·섬유 등의) 총(叢), 망(網)
poliomyelitis	급성 회백수염(灰白髓炎), 척수성 소아마비
psychotropics	향정신성의, 향정신약물
quadruplegia	사지(四肢)마비
radiotherapy	방사선요법, 방사선치료
reflexes	반사 신경
rubella	풍진(風疹)
sciatic nerve	좌골 신경
sciatica	좌골 신경통
scissors gait	가위 걸음, 가위 보행, 가위상 보행
sedatives	진정제
seizure	발작
sexually transmitted disease	성병
shingles (Herpes zoster)	대상포진(帶狀疱疹)
slipped disk	추간판 탈출증, 허리디스크
slurred speech	불명료언어
spastic finger movements	경련성 손가락 움직임
speech therapy	언어치료
spinal cord	척수, 등골
spinal cord injury	척수외상
spinal nerves	척수신경
spinal tap	요추천자
stroke	뇌졸중
subarachnoid space	지주막하강(蜘蛛膜下腔)
subdural space	경막하강(硬膜下腔)
symptomatic epilepsy	증후성 간질
synapse	신경 접합부, 연접, 시냅스
syphilis	매독
tension headache	긴장성 두통
transforaminal	신경공
Transient Ischemic Attack (TIA)	일과성 뇌허혈 발작
venereal disease	성병
ventricles	(심장의) 심실(心室), 뇌실(腦室)

vertebral column	척추, 척주
vetebral canal	척수관
wheelchair	휠체어
whiplash; Cervical Acceleration Deceleration (CAD)	편타손상, 경부 가속감속 증후군

신경계는 말 그대로 인체 제어 센터를 뜻한다. 신경계의 작동은 매우 복잡하다. 하지만 통역사는 신경외과의사나 신경과 전문의가 환자에게 하는 설명을 전반적으로 이해할 수 있어야 하기에, 본 장에서는 신경계를 대략적으로 살펴본다. 뇌졸중과 같은 신경 질환을 앓은 환자 일부는 재활 치료를 받아야 한다. 우선 신경계 관련 용어에 자주 등장하는 라틴어와 그리스어의 어원부터 알아보자.

2 Terms with Latin and Greek roots

cerebellum	part of the brain behind the brain stem (Latin: *small brain*)
cerebrovascular	to do with the blood vessels in the brain
cerebrum	brain
cervix	neck (*cervical* region – C1–C8)
dura	one of the outer linings of the brain and spinal cord
encephala	brain (tissue)
epi	on top of
epidural	on top of the dura
lumbar puncture	spinal tap (taking a sample of cerebrospinal fluid for testing)
lumbar	lower back (*lumbar* region: L1–L5)
meninges	membranes covering the brain and spinal cord

neuro(n)	nerve cell
para	alongside, beyond
paraplegia	paralysis affecting lower half of the body
paresis	weakness
peripheral nerves	nerves outside of the central nervous system (i.e. not in brain and spinal cord)
plegia	paralysis
quadri	four (4)
quadriplegia	paralysis affecting four limbs
sacrum	tailbone (sacral region: S1–S5)
spina	backbone, spine
sub	under
subdural	under the dura
tetra	four (4)
thorax	chest (thoracic region: T1–T12)
vertebra (*plural: vertebrae*)	one of many bones forming the backbone

3 Anatomy of the CNS

The CNS consists of the brain and the spinal cord.

3.1 The brain

Structures inside the brain include the cerebrum, cerebellum and ventricles.

Ventricles are chambers filled with cerebrospinal fluid inside the brain, which circulates through these ventricles and down the spinal cord.

Spaces and membranes around the brain include:

- subarachnoid space
- subdural space (*sub* being under the dura)
- dura mater (*dura mater* being hard mother; where the word mother here refers to a thick membrane)
- epidural space (*epi* being on top of)
- meninges (outer coverings)
- inner meninges (*pia mater* or soft mother, where the word mother refers to a thick membrane)
- middle meninges

3.2 The spinal cord

The function of the spinal cord is to transmit messages from the body to the CNS and vice versa, including reflexes. The spinal cord is enclosed by the vertebral canal or spinal canal (behind the vertebral column).

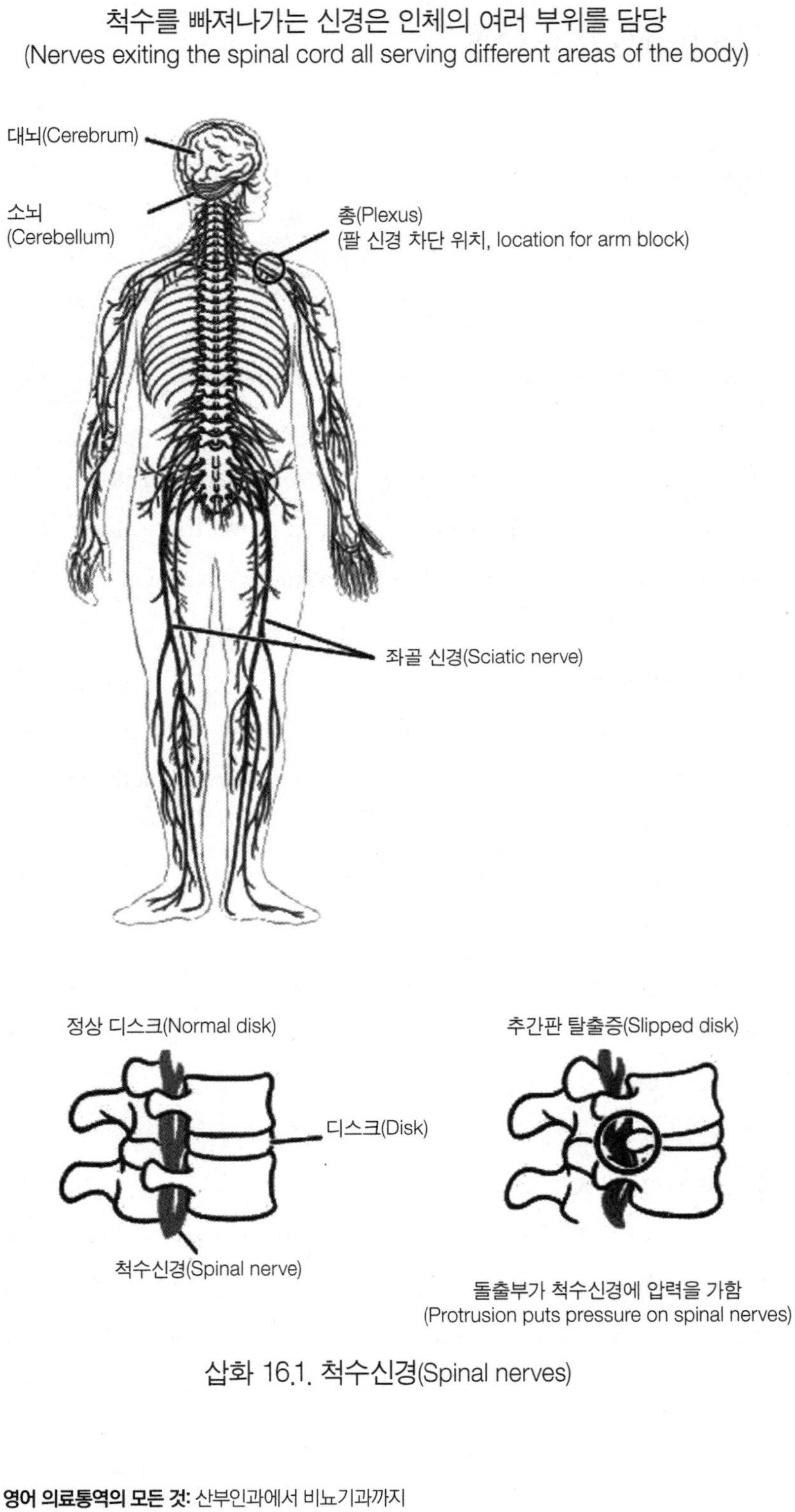

삽화 16.1. 척수신경(Spinal nerves)

4 Function of the CNS

The CNS has two main functions: firstly it stimulates movement, and secondly it maintains normal body balance and health (e.g. breathing, digestion, blood pressure, temperature).

These two functions are achieved through the millions of nerve cells that make up the CNS. These nerve cells pass signals (information) to each other in two directions, from the CNS to the body (down the spinal cord and along the "peripheral nerves") and from the body to the CNS (along the peripheral nerves and up the spinal cord).

The CNS also involves hormonal messengers, which are covered in Chapter 24 (endocrinology).

A number of things can go wrong in the transmission of signals from one nerve cell to the other. Most nerve cells have very long arms called *axons*. The axons are protected by myelin, a sort of rolled-up pancake-like sheath. If the myelin gets inflamed (as in multiple sclerosis) and/or damaged, nerve signals cannot be transmitted.

In other illnesses (e.g. Parkinson's disease), there is something wrong with the "transmission fluid" in the space between the nerve cells which stops signals from being properly transmitted.

When people break their neck or back (backbone) and the spinal cord (the bundles of nerves going down the backbone) is damaged, they may be paralyzed as a result, because signals from the brain to the muscles can no longer be transmitted. Likewise, signals to do with sensation and pain can no longer be transmitted to the brain.

5 Health professionals

- *Neurologist* – physician specializing in disorders of the nervous system.
- *Neurosurgeon* – surgeon specializing in surgery involving the nervous system.

6 Disorders of the nervous system

Some common disorders affecting the central and peripheral nervous systems are:

1. *Alzheimer's disease* – see dementia below.

2. *Brain tumor* – Any growth in the brain. Tumors can cause pressure and interfere with normal brain activity. A brain tumor can be benign (not cancerous) or malignant (consisting of cancer cells).
   Causes: 20–40% of brain tumors are secondary to cancers elsewhere in the body (e.g. breast, lung, stomach, bowel, kidney or melanoma). Associated factors may include exposure to vinyl chloride and immunosuppressant drugs.
   Symptoms: Headaches, nausea, vomiting, seizures, loss of movement or sensation, changes to eyesight, sometimes personality changes.
   Diagnostic tests: Brain scan (i.e. CAT/MRI/PET scan) and/or biopsy through craniotomy (making an opening in the skull).
   Treatment: Surgery and/or radiation therapy.
   Note: chemotherapy is not an option due to the blood-brain barrier (the barrier between the blood circulation and the circulation of cerebrospinal fluid), which inhibits treatment effects.

3. *Cerebral palsy* – A group of disorders affecting the CNS, creating mild to severe problems with motor control.

Causes: Damage to motor areas in the developing brain occur during pregnancy, at birth or not long after birth, due to a lack of (or low levels of) oxygen or infection (e.g. rubella).

Symptoms: Floppy muscles, young babies sitting and walking late, *scissors gait* when walking, involuntary movements of face and hands, slurred speech spastic finger Movements, problems seeing/hearing.

Treatment: Physical therapy; braces, crutches or wheelchairs; speech therapy; surgery; muscle relaxants; anti-convulsants.

4. *Coma* – A state of deep unconsciousness making a patient unable to communicate/respond to any stimuli.

Causes: Brain injury, stroke, poisoning, bleeding into the brain, brain tumor, and many other possible reasons.

5. *Cerebrovascular accident* (*CVA*) or *stroke* – A incident affecting the blood vessels in the brain.

Causes: A CVA can be caused by either a bleed (brain *hemorrhage*) or a lage blood clot (*embolism*) in the arteries which bring oxygen to the brain.

Symptoms: This depends on which part of the brain is affected by not receiving enough oxygen. The CVA can affect the motor center (which sends signals to the muscles), which can result in hemiparesis (weakness down one side of the body) or hemiparalysis (paralysis down one side of the body). In other cases, the speech center may be affected, which affects the person's ability to speak and understand language (aphasia). The CVA is often preceded by a TIA (transient ischemic attack) or warning stroke.

Treatment: Physical therapy; occupational therapy; speech therapy; drugs to dissolve clots or to prevent further clotting (if the CVA was caused by a blood clot), sometimes *endarterectomy* surgery to open up the carotid arteries, if these are narrowed/blocked.

6. *Dementia* – This involves parts of the brain associated with memory, learning and decision-making which no longer function properly. There are different forms of dementia, including Alzheimer's disease (large percentage of cases), Lewy body dementia and multi-infarct dementia.
   Causes: Dementia can be due to conditions like Parkinson's or Huntington's, which cause a loss of brain cells, but can also be due to multiple small infarcts in the brain; alcohol or drug abuse; head injury; lack of certain B Vitamins; anemia; brain tumors; or infections (e.g. AIDS, Creutzfeldt-Jakob's disease).
   Symptoms: Memory loss (especially short term memory), confusion, disorientation, personality changes, loss of social skills.
   Treatment: Some types of dementia can be treated by treating the cause (e.g. benign brain tumor, lack of Vitamin B12), other forms cannot currently be treated, but research on prevention continues.

7. *Epilepsy* – Sudden bursts of electrical activity in the brain.
   Epilepsy involves sudden and recurrent seizures and is thought to affect 1–2% of the population.
   There are many different subtypes of epilepsy, all characterized by a lack of control on the part of the person having the episode. Some subtypes are broadly classified as focal seizures or partial seizures, which affect just one part of the brain. The person may experience strange sensations or movements, and partial seizures may become generalized. Generalized seizures, in comparison, affect both halves of the brain. The person may lose consciousness (sometimes only very briefly).

Patients may get an aura or a feeling that they are going to have an episode.

Causes: Too much electric activity in the brain, causing brain messages to become muddled up. This can be caused by severe head injuries, CVA, a brain tumor, chemical imbalances, infection in the brain, genetic conditions and drug abuse. If the cause of the epilepsy is known, we talk about symptomatic epilepsy, if there is no known cause we talk about idiopathic epilepsy.

Symptoms: These can vary from person to person, depending on the type of episode. Symptoms may include seizures (formerly called fits), loss of consciousness and incontinence, clenching teeth, being mentally *absent* for a very short while, picking at clothes, staring into space, clenching fists, smacking lips.

Diagnostic tests: An EEG, which records the electrical activity of the brain.

Treatment: Anti-epileptic drugs; some patients have a support dog (seizure-alert dog), which can sense an oncoming episode and can warn the person so they are able to get themselves into a safe place before an episode.

8. *Guillain Barré syndrome* – see Chapter 21, page 373.

9. *Hemorrhage* – Blood "bursting forth"

This is bleeding from a ruptured blood vessel into the brain, or into the space surrounding the brain. The bleeding leads to increased pressure on the brain, and the patient may lose consciousness or go into a coma. Sometimes premature babies also bleed into the brain, which may cause brain damage or cerebral palsy.

Sites of bleeding can include: *subdural* (often slow, signs may occur days after the accident; subdural bleeds are very dangerous for this reason, as some may die unexpectedly), *epidural* (often arterial, signs will develop very quickly), *arachnoid* (congenital malformation of blood vessels in the brain), and *cerebral* (in the brain itself).

Causes: Brain injury, high blood pressure, aneurysm (weakening in blood vessel), blood vessel abnormality, bleeding disorder, brain tumor, liver problem (affecting the blood's ability to clot).

Symptoms: Severe headache, loss of consciousness.

Diagnostic tests: CT scan, cranial ultrasound.

Treatment: Often neurosurgical to relieve pressure on the brain.

10. *Headache* – Pain in the head

Causes: Headaches can have many different causes. Some of the more common causes are muscle tension (tension headache), migraines (see below) or cluster headaches (these come in clusters followed by long headache-free periods). Hangover headaches are caused by dehydration when a person has drunk too much alcohol. Some causes may be extra-cranial (such as infection of the eyes/ears/sinuses, influenza or tension), or intra-cranial (such as tumors, meningitis or damage (e.g. swelling) to the brain.

Diagnostic tests: History, imaging.

Symptoms: Throbbing, pounding or dull pain in the head, depending on the cause.

Treatment: Muscle relaxants, painkillers.

11. *Meningitis* – An infection/inflammation of the membranes protecting the brain and spinal cord. Meningitis can cause deafness, brain damage, and life-threatening septic shock if caused by bacteria which multiply rapidly.

Causes: Bacterial or viral infection (e.g. through cup sharing).

Symptoms: Headache, neck stiffness, fever, chills, rash (small spots of bleeding under the skin), drowsiness, nausea, vomiting, child screams when legs are lifted for diaper change (pulling on meninges).

Diagnostic tests: Lumbar puncture to test cerebrospinal fluid.

Treatment: Immediate high-dose antibiotics for bacterial meningitis to prevent septic shock.

12. *Migraine* – A throbbing headache, usually on only one side of the head.

    Causes: Migraines are the end result of a chain of events in the brain and may be triggered by certain foods (e.g. wine, chocolate, coffee), hormones, or stress, though the root cause of migraines is still unknown.

    Symptoms: Sensitivity to light, nausea, vomiting. Patients may feel a migraine coming on (aura).

    Treatment: Anti-migraine drugs.

13. *Motor neuron disease* – see Chapter 21, page 373.

14. *Multiple sclerosis (MS)* – A destruction of the protective *myelin sheaths* around the *axons* (long arms) of nerve cells, which results in nerve messages not being passed on.

    Causes: Unknown, perhaps genetic predisposition and/or a virus or environmental factors. Autoimmune (the body's own immune cells attack the nervous system).

    Symptoms: In MS, attacks alternate with remissions. The disease may lead to a progressive loss of function, which may become fatal if breathing muscles become paralyzed.

    Treatment: Medication to control symptoms.

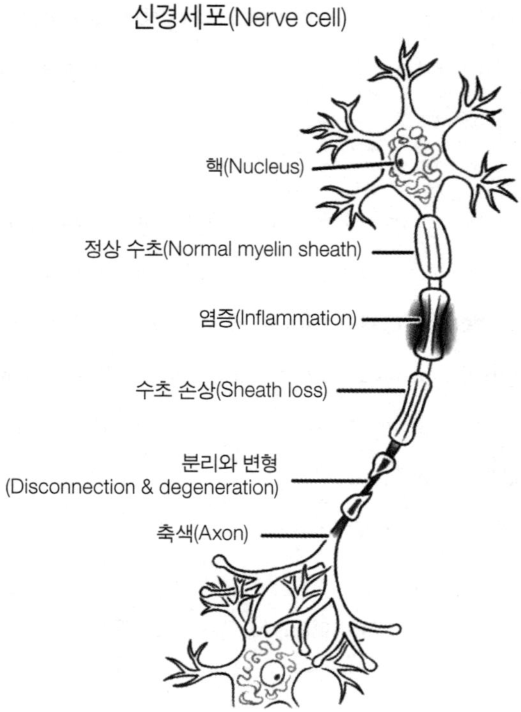

삽화 16.2. 수초(Myelin sheath)

15. *Myasthenia gravis* – see Chapter 21, page 374.

16. *Poliomyelitis* – see Chapter 21, page 374-375.

17. *Parkinson's disease* – A degeneration of the *substantia nigra,* the part of the brain which controls levels of *dopamine* (a neurotransmitter), which consequently means that nerve signals cannot be transmitted properly.
Causes: Unknown.
Symptoms: Mask-like facial expression; wide-eyed, unblinking stare; drooling, open mouth; difficult to start movement; tremor (trembling hands),

depression.

Treatment: Physical therapy, anti-Parkinson drugs (to encourage production of dopamine)

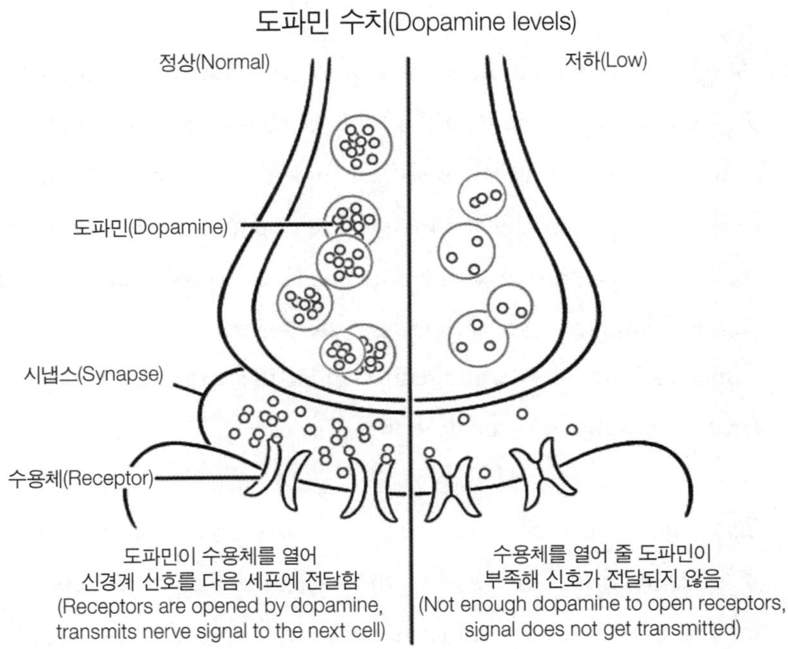

삽화 16.3. 파킨슨병 도식(Parkinson's disease schematic)

18. *Persistent vegetative state* – A situation in which a patient who was previously in a coma, now seems to be awake, but is not able to respond or to communicate. The patient needs to be fed and toileted.

19. *Sciatica* – Severe pain along the sciatic nerve.

Causes: Slipped disk (see below), irritation due to osteoarthritis (wear and tear) of the vertebrae (see under bone disorders), back injuries/exertion.

Symptoms: Severe pain (sometimes also weakness) down the lower back and leg.

Diagnostic tests: X-ray, CT scan, MRI scan.

Treatment: This is dependent on cause but can include anti-inflammatory drugs, physical therapy, and surgery.

20. *Shingles* – Inflammation of the nerves caused by the herpes zoster virus. This virus lies dormant in the body of those who have had chickenpox in the past, and is mostly seen in people over 50 years of age, those in a weakened condition due to illness, stress or poor nutrition, or in people who are immunosuppressed (have low immunity) e.g. those who are *HIV positive*.

    Causes: Reawakening of the herpes zoster virus.

    Symptoms: Pain, blisters and redness along the path of the nerve.

    Treatment: Sometimes medication (e.g. acyclovir).

21. *Slipped disk* – Also known as a *herniated disk, protruding disk, ruptured disk* or *prolapsed disk*. Occurs when the nucleus of an intervertebral disk pops out and presses on the spinal nerves. Can happen in the neck and lower back.

    Causes: Incorrect lifting or other sudden injury.

    Symptoms: Nerve pain (e.g. sciatica), pins and needles, weakness.

    Diagnostic tests: MRI scan; CT scan.

    Treatment: Rest; strengthening exercises, surgery (e.g. percutaneous transforaminal endoscopic discectomy).

22. *Spinal cord injury* – A fractured spine or broken back(bone) in which various nerves are injured and result in a loss of movement/function of parts of the body.

    Causes: Typically due to an accident (e.g. being thrown clear of a car, contact sports like American football or rugby, diving into shallow water, falling from a height).

Symptoms: Loss of movement/function in the body; the degree of this loss depends on the level of the injury.

- *Quadriplegia* – Injury to nerves which serve the body from the neck down. The patient may suffer loss of feeling/sensation and paralysis from the neck downwards; this may also affect the patient's breathing muscles.
- *Paraplegia* – Injury to the nerves which serve the lower half of the body. The patient may suffer loss of feeling/sensation and paralysis from the middle of the body down.

Treatment: Wheelchair with/without neck brace, physical therapy for passive move- ments to prevent 'contracture'; may need in-dwelling catheter; pressure area care to prevent pressure sores.

23. *Syphilis* – A venereal disease (sexually transmitted disease) which eventually attacks the central nervous system.

Causes: Sex with an infected person.

Symptoms: There are three stages and related signs: (1) chancre, open sore (2) joint aches, rash (latent stage, positive Wassermann blood test), and (3) organ deterioration. We speak of neurosyphilis when the illness has affected the central nervous system, with symptoms possibly including meningitis, memory loss, loss of coordination, personality changes.

Treatment: Antibiotics (also given to all sexual partners).

24. *Whiplash* – Also referred to as *cervical acceleration deceleration* (*CAD*), is an injury of the neck which occurs when the head snaps forwards and then back very fast, such as in a car accident.

Causes: A very sudden snapping movement of the head.

Symptoms: Headaches, pain in shoulders, pins and needles in arms.

Treatment: Depending on severity may include NSAIDS, muscle relaxants, cervical collar, physical therapy, cervical traction.

7 Some common medications

analgesics	pain killers
anticonvulsants or *anti-epileptic drugs*	sometimes used as tranquilizers
hypnotics	sleeping medications
muscle relaxants	reduce pain by relaxing tense muscles
psychotropics	have an effect on the mind
sedatives	calming medications

8 Some common tests

- *CT scan* – Computed tomography scan using radiation to produce clear "sliced" images of a certain part of the body.
- *EEG* – Electroencephalography, in which leads are attached to the head to test the electrical activity of the brain.
- *Lumbar puncture* – Procedure in which CSF (cerebrospinal fluid) is collected for testing from the lumbar region under local anesthetic using a hollow needle and syringe.
- *Spinal tap* – See lumbar puncture.
- *MRI scan* – Type of scan which uses magnetic fields to produce very clear images.

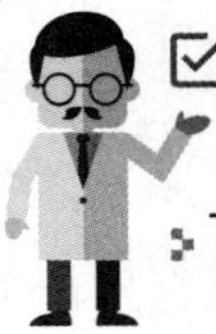

Summary of main points

- This chapter has given a brief overview of neurology, including:
  - a brief overview of anatomy
  - terms with Latin and Greek roots
  - health professionals involved
  - some commonly encountered conditions relating to the nervous system, together with common diagnostic tests and treatment methods

- Conditions affecting the nervous systems can affect level of consciousness (LOC), speech, perception, sensation and movement among others.

제17장

순환기내과: 심장과 순환계

Cardiology: Heart and the circulatory system

1 영한 용어사전

5-lead ECG; 5-lead EKG	5유도 심전도 유도
ACE inhibitors	ACE억제제
Acute Coronary Syndrome (ACS)	급성 관동맥 증후군
Ambu bag	암부백
angina pectoris	협심증
anginine	(협심증에 쓰이는) 혈관 확장제
angiography	혈관 조영검사
angioplasty	혈관성형술
angiotensin receptor blockers (ARBs)	안지오텐신 수용제 차단제
anti-arrhythmic drugs	항부정맥제
antifibrinolytics	항섬유소용해제, 항섬유소용해성
antiplatelets	항혈소판
aorta	대동맥
aortic valve	대동맥판

arrhythmia	부정맥
arterioles	소동맥
atria	심방
atrial fibrillation (AF)	심방세동
atrial flutter	심방조동
Atrial Septal Defect (ASD)	심방중격결손증
atrioventricular node (AV node)	방실결절
atrium	심방
atriventricular (AV) canal defects	방실관 결손
balloon	풍선
betablockers	베타차단제
blood clot	혈전
bloodstream	혈류
calcium channel blockers (CCBs)	칼슘통로 차단제, 칼슘채널 차단제
capillaries	모세혈관
cardiac arrest	심장마비, 심정지, 심장정지
cardiac catheter for angiography	혈관 조영검사를 위한 심장도관
cardiac catheterization	심도자술, 심장도관술
Cardiac surgeon	심장외과 전문의
Cardiologist	순환기내과 전문의
cardiology	순환기내과, 심장내과
cardiomegaly	심장 비대
cardiopulmonary resuscitation (CPR)	심폐소생술
Cardiothoracic Surgeon	흉부외과 전문의
cardiotonic drugs	강심제
cardioversion	심율동전환
carditis	심장염
cath lab	캐쓰랩(심혈관 조영술 및 관상동맥 시술 등을 주로 하는 순환기내과의 수술실)
central venous pressure	중심정맥압
cholesterol	콜레스테롤
clopidogrel	클로피도그렐(항혈전제의 하나)
clot-dissolving drugs	혈전용해제
clotting	(피의) 응고(凝固)
conduction problems	(심장)전도장애, (심장)전도계 이상

congenital heart defects	선천성 심장병
congestive heart failure; heart failure	울혈심부전(증), 심부전
coronary artery	관상동맥
coronary artery by-pass surgery (CABG)	관상동맥 우회술
Coronary Artery Disease (CAD), ischemic heart disease	관상동맥질환; 허혈성심질환
coronary care unit (CCU)	관상동맥질환 집중치료실
Creatine Kinase (CPK) test	크레아틴 키나아제 수치 검사
cyanosis	청색증
defibrillator	제세동기
digoxin	디곡신
diltiazem	딜티아젬(협심증 치료제의 하나)
diuretics	이뇨제
Double Outlet Right Ventricle (DORV)	양대혈관 우심실 기시증
electrocardiogram (ECG; EKG)	심전도(心電圖) 검사
embolism	색전증
endocarditis	심내막염
exercise EKG; threadmill test; stress test	운동부하검사
fibrillations	세동, 섬유성 연축(攣縮)
fibrinogen	피브리노겐, 피브리노젠, 섬유소원 (척추동물의 혈장 및 림프 속에 들어 있는 당단백질)
fibrinolytics	섬유소용해(纖維素溶解性)
gingivitis	치은염
gum disease	치주질환, 잇몸질환
heart block	심장차단, 심차단
heart failure	심부전
heart flutter	심장조동
heart murmur	심잡음
heart rhythm	심장 리듬
heparin	헤파린(혈액응고를 막는 작용을 하는 황산화 무코 다당류의 일종)
high blood pressure	고혈압
hypertension	고혈압(증)
infarction	경색(梗塞)
ischemic	허혈(虛血)의, 허혈성(虛血性)의

ischemic changes	허혈성 변화
laxatives	완화제(緩下劑), 설사제(泄瀉劑)
mitral valve	승모판(僧帽瓣)
mouth to mouth respiration	구강 대 구강 인공호흡(법)
myocardial	심근(心筋)의
Myocardial Infarction (MI), heart attack	심근경색(증)
myocarditis	심근염
nitrolingual spray	니트로링구알 스프레이(협심증 발작시 응급치료 및 협심증 발작 예방)
non-STEMI (None ST Elevation Myocardial Infarction)	비ST절 상승 심근경색(증)
pacemaker	심박 조율기
paddles	패들
palpitations	심계항진(心悸亢進), 가슴 두근거림
Patent Ductus Arteriosus (PDA)	동맥관 개존증
percutaneous transluminal coronary angioplasty (PTCA)	경피적 관상동맥 성형술
physiotherapy	물리치료
plaques	플라크, 경화반
platelets	혈소판
pulmonary edema	폐부종
pulmonary valve	폐동맥판
radio-opaque	방사선 비투과성
regurgitation	(혈액의) 역류
rheumatic fever	류마티스 열
sedatives	진정제
septal defects	중격결손
septum	중격(中隔), 격막(隔膜)
sinoatrial node (SA node)	동방결절(洞房結節)
sinus rhythm	동율동(洞律動)
sphygmomanometer	혈압계
ST elevation	ST절 상승
stable angina	안정형 협심증
statins	스타틴(콜레스테롤 저하제)
STEMI (ST Elevation Myocardial Infarction)	ST절 상승 심근경색(증)

stent	스텐트
stroke	뇌졸중
Swan-Ganz catheter	스완-간도관, 스완-간 카테터, 폐동맥 카테터
systemic embolism	전신색전증
Tetrology of Fallot (TOF)	활로씨 사증후군
Thoracic Surgeon	흉부외과 전문의
thrombosis	혈전증(血栓症)
thrombus; clot	혈전(血栓), 응혈(凝血)
tightness of the chest	가슴 조임
Transposition of the Great Arteries (TGA)	대혈관전위
tricuspid valve	오른방실판막, 삼첨판(三尖瓣)
unstable angina	불안정형 협심증
valve atresia	동맥판 폐쇄(증)
vasodilator	혈관확장제
venioles	심장의 세정맥
ventricle	심실
ventricular fibrillation	심실세동
Ventricular Septal Defect (VSD)	심실중격결손증

심장은 인체에서 뇌 및 폐와 함께 생명 유지에 가장 필수적인 장기이다. 심장이 멈추면 혈액순환이 멈추고, 인체 조직은 산소 공급을 더 이상 받지 못하게 된다. 조직은 심장이 멈춘 후 5분 뒤부터 죽기 시작한다.

심장마비(심장 박동의 정지)를 앓은 사람의 심장이 심장마비 후 5분 안에 펌프 작동을 시작하지 않으면 뇌손상이 생길 위험이 더 증가한다. 이런 이유로 인공호흡과 심장 마사지가 동시에 이루어지는 심폐소생술이 매우 중요하다.

심장의 구조와 기능을 알면 심장과 심장의 작동을 더 잘 이해할 수 있을 것이다. 우선, 심장학 관련 용어에 나오는 라틴어와 그리스어의 어원부터 살펴보자.

2 Terms with Latin and Greek roots

angiography	X-ray examination of the blood vessels, using a radio-opaque fluid which is injected into the blood stream
angioplasty	Blood vessel repair, using a thin cardiac catheter with a balloon (and a stent) on it
arrhythmia	Irregular heart beat (literally: no-rhythm)
card/cardio	
cardiac catheterization	heart examination of the heart by introducing a thin catheter into an artery and passing it into the coronary arteries
cardiac surgeon	heart surgeon
cardiologist	doctor specializing in the heart
cardiology	special branch of medicine dealing with the heart
cardiomegaly	enlargement of the heart (megalos: big)
cardioversion	an electric shock delivered to the heart to stop abnormal heart rhythms, in the hope that the heart' s own pacemaker (the sinus node, see below) will become the pacemaker again and the heart will get back to "sinus rhythm."
carditis	inflammation of the heart (itis: inflammation)
chemical cardioversion	attempts to restore normal heart rhythm by administering medication
coronary	like a crown (corona: crown)
coronary artery	artery which takes blood rich in oxygen to the heart muscle itself

Coronary Care Unit or CCU	
cyanosis defibrillator	looking blue due to lack of oxygen (cyan: blue) machine for applying electrical shocks to the heart to stop fibrillations (abnormal heart rhythms) or to "jump start" the heart again
EKG or ECG	electrocardiogram, a procedure used to measure the electrical activity of the heart muscle
endocarditis	inflammation of the inner lining of the heart (endo: inside)
fibrillations	irregular heart rhythm where the heart is not contracting properly (a bit like quivering)
infarction	death/damage due to lack of oxygen
ischemic	no blood (i.e. no oxygen)
myocardial	heart muscle (myo: muscle)
myocarditis	inflammation of the heart muscle
palpitations	fluttering of the heart, abnormal heart rate or abnormal heart rhythm
radio-opaque	chemical compound that resists radiation and becomes highly visible in X-rays (so blood vessels filled with the dye show up on X-rays)
sinus rhythm	heart rhythm originating in the sinus node, the natural pacemaker of the heart
thoracic surgeon	surgeon who operates on the thorax (chest)

3 Anatomy of the heart

The heart consists of four compartments or chambers. The top two chambers are called the *atria*, atrium being the Latin word for the vestibule or ante-chamber where people used to wait before being admitted to the main room. The lower two chambers are called the *ventricles*.

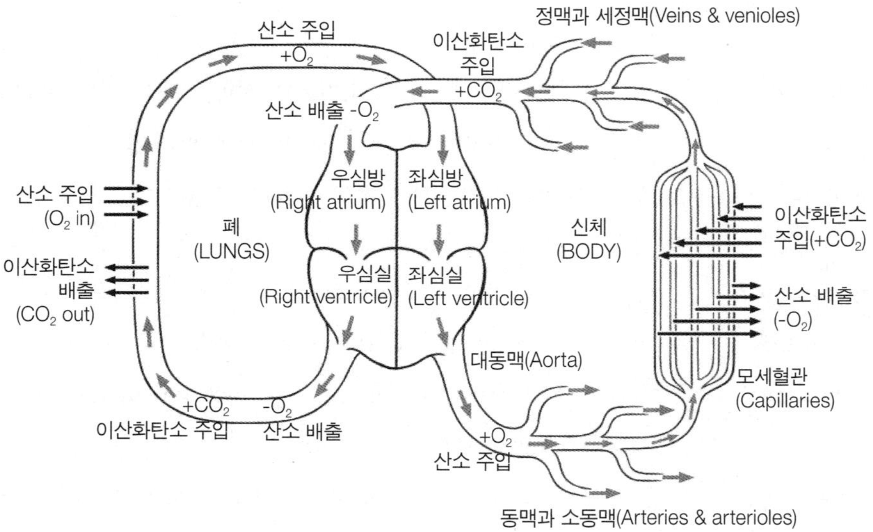

삽화 17.1. 심장을 묘사한 도식(Schematic representation of the heart)

There are valves between the atria and the ventricles. The valve between the right atrium and the right ventricle is called the *tricuspid* valve, because it has three (tri) leaves. The valve between the left atrium and the left ventricle is called the *mitral* valve, because it has two leaves and looks like a bishop's hat (miter).

The heart has two other valves: one valve between the left ventricle and the aorta(called the *aortic* valve), and the other between the right ventricle and the pulmonary artery (called the *pulmonary* valve). Memory aid: mitraL – Left; tRicuspid – Right.

Note: Figure 17.1 is a schematic diagram only and not a picture of what the heart really looks like.

4 Function of the heart

The heart's function is to supply the body with oxygenated blood full of nutrients, and to remove de-oxygenated blood full of waste products from cell metabolism.

The heart pumps blood full of oxygen into the aorta. The aorta branches off into arteries which supply various organs and areas of the body. Arteries are strong, elastic, muscular blood vessels, as they have to withstand high pressure.

Arteries branch off into *arterioles* and finally into *capillaries*, the smallest blood vessels in the body. Oxygen is supplied to the tissues, and the tissues in turn dump their "waste" into the bloodstream.

The capillaries change into small veins, which drain into venioles. Veins contain blood which is low in oxygen (*de-oxygenated*) and which contains various waste products. Veins direct this blood to the right atrium of the heart. This blood goes through the lungs to pick up new oxygen for delivery around the body.

The blood passes from the right atrium through the first valve (tricuspid valve) into the right ventricle. From there it passes through the pulmonary valve into the pulmonary artery into the lungs.

Blood rich in oxygen (*oxygenated*) leaves the lungs and flows into the left atrium. From the left atrium it goes through the mitral valve, into the left ventricle. From the left ventricle, the blood is pumped through the aortic valve into the aorta, for delivery around the body.

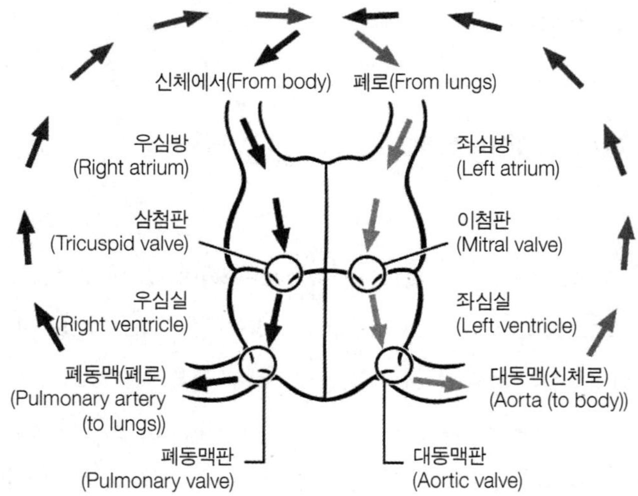

삽화 17.2. 심장판막을 묘사한 도식
(Schematic representation of the heart valves)

The heart = pump, pumps blood around the body and around the lungs: right atrium → (tricuspid) valve → right ventricle → (pulmonary) valve → pulmonary artery/lung →artery → blood to lungs →

→ oxygen in/CO_2 out → to left atrium → (mitral) valve → left ventricle →

→ aortic valve → aorta → arteries → small arteries → capillaries → oxygen out and CO_2 in, nutrients and wastes exchanged – *you may compare this to a truck doing deliveries to individual houses and picking up their waste for taking to the dump.*

→ small veins → large veins (venioles) → large vein → right atrium of heart → right ventricle → lungs → heart → body → heart → lungs → heart → body → heart → and so on…

In addition to the various organs and body tissues that require oxygen to function, the heart muscle itself also needs oxygen to function properly. The very first arteries to branch off the aorta are called the *coronary* arteries because they run around the heart, as if forming a crown (corona means crown). It is these coronary arteries that bring blood that is rich in oxygen to the heart muscle itself.

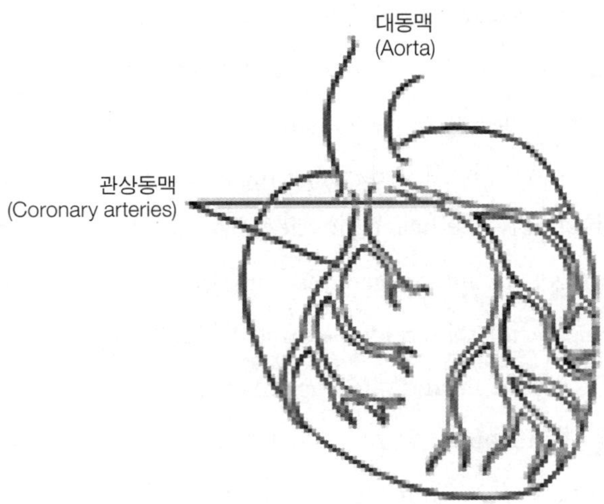

삽화 17.3. 심장과 관상동맥(Heart and coronary arteries)

5 Health professionals

- *Cardiologist* – Physician specializing in heart disorders
- *Cardiac surgeon* – Surgeon specializing in heart surgery
- *Cardiothoracic surgeon* – Surgeon specializing in heart and lung surgery

6 Disorders of the heart

Broadly speaking, heart problems can be classified into four main types:

1. *Problems with the coronary arterie*

   This affects oxygen supply to the heart muscle and is often referred to as coronary artery disease (CAD) (formerly known as ischemic heart disease; *ischemic* literally means no blood). Obviously a lack of blood equals a lack of oxygen supply, and without oxygen the heart muscle cannot do its job.

   In people with CAD there is damage to, or narrowing of, the coronary arteries which supply the heart muscle with blood. As a result, the heart muscle does not get enough oxygen, resulting in chest pain. This chest pain is known as *angina pectoris*, literally meaning a "tightening of the chest".

   Patients may have chronic and ongoing CAD, but they may also present with acute coronary syndrome (ACS), i.e. with acute coronary artery problems such as heart attacks (myocardial infarctions), unstable angina, or even sudden cardiac death (SCD), due to sudden cardiac arrest (SCA). This is discussed further below.

2. *Problems with the heart valves*

   People may be born with valve defects or may develop problems with their heart valves following infections somewhere else in the body. When heart valves start to leak, doctors will hear an abnormal heart sound called a murmur, which may be a sign that blood is leaking back (*regurgitation*). Leaky valves may lead to an enlarged heart and heart failure, depending on the valves involved and on what caused the leaky valve. Heart valves can now be replaced through non-invasive procedures, (balloon valvuloplasty) although many surgeons still prefer open heart surgery.

3. *Problems with the heart's role as a pump*

   People may develop problems with their heart not being able to pump blood efficiently anymore. This is known as heart failure. Patients often experience shortness of breath and swelling of the ankles. See page 305-306 for more information.

4. *Problems with conduction of electrical activity in the heart*

   So, how does the heart muscle know when to contract? The heart is self-sufficient.

   The *sinoatrial* node (SA node), the heart's own pacemaker found at the top of the right atrium, gives the signal. The SA node sends an electrical impulse directly to the *atrioventricular* node (or AV node), which sends a message to the atria to contract. The signal then passes through the *septum*, the central heart wall dividing the heart into left and right. The two branches branching off into the left and the right side of the heart then spread the message into the ventricle muscle, which synchronizes a ventricular contraction, making both ventricles contract simultaneously.

7 Some common disorders of the heart

1. *Acute Coronary Syndrome (ACS)* – ACS can relate to either unstable angina (see angina below) or a heart attack.

   Causes: See angina and myocardial infarction.

   Symptoms: See angina and heart attack.

   Diagnostic tests: Blood test to look for elevated levels of cardiac enzymes, which signal major damage to the heart muscle (these would not be present in unstable angina or non-STEMI heart attacks).

Treatment: Doctors will diagnose whether ACS patients are experiencing unstable angina or a heart attack, and if a heart attack, what kind of heart attack they are having i.e. STEMI or non-STEMI. Please see heart attack below.

2. *Angina* – From *angina pectoris,* meaning "tightening of the chest". Angina occurs when there is narrowing of the coronary arteries. As a result, the arteries cannot supply the heart muscle with enough oxygen, especially during exertion. This results in chest pain.

Doctors distinguish between stable angina and unstable angina. In unstable angina there are unstable plaques in the walls of the arteries which may break off and cause a blockage of the artery without warning, e.g. at rest or at night. In stable angina, there are partial blockages of the arteries, but they are stable. Stable angina is more common and is also (as the name suggests) more predictable in that the pain usually comes on with physical exertion or emotional stress.

Unstable angina is less common, less predictable and more dangerous, as platelets can suddenly collect on existing plaques in the walls of the arteries. Unstable angina can be the cause of sudden death through a heart attack.

Causes: Being overweight or obese, diabetes, high blood cholesterol, smoking, lack of exercise, "predisposition" through family history.

Symptoms: *Stable angina:* Pain or tightness in the chest, especially on exertion or following a heavy meal, or when stepping out into the cold. *Unstable angina:* Pain or tightness in the chest at rest or at night.

Diagnostic tests: ECG (EKG), exercise tolerance test (ETT) or stress test, blood tests, angiography.

Treatment: Medication (sprayed under the tongue, it helps to open up the coronary arteries so more oxygen can be supplied to the heart), oxygen, coronary artery by-pass surgery, angioplasty using either a balloon or a stent (which is a small mesh tube used to keep the artery open), medications to stabilize the plaques in the walls of the coronary arteries, cholesterol control (by diet or medication or both).

3. *Conduction problems* – Occurs when the heart's electrical signal is not conducted properly.
   Causes: This may be caused by an/a:
   – *Incomplete heart block*
   – *Complete heart block*
   – *Heart flutter*

There are different types of heart flutter:

1. *Atrial flutter:* Heart beats at 240–360 beats per minute. Caused by damaged heart muscle.

2. *Atrial fibrillation (AF)* involves very fast atrial contractions resulting in the heart being unable to pump properly. AF patients are at risk of complications associated with clots which can form in the atrium and travel around the body, causing embolisms, thrombosis or a stroke.

3. *Ventricular fibrillation* is where the heart is not pumping, only quivering, so there is no circulation, and this leads to death. Ventricular fibrillation is very dangerous because it usually leads to cardiac arrest, in which the heart stops completely.

Treatment: Atrial flutter and atrial fibrillation treatment includes cardioversion, medications (e.g. amiodarone, digoxin), and anti-clotting treatments. For ventricular fibrillation, CPR is performed (a combination of artificial respiration, either mouth to mouth or with an ambu bag, and heart massage), and a defibrillator may be used (two *paddles* are placed on the chest and a shock is delivered) to try and get the heart's own pacemaker (the SA node) working again and the heart pumping in normal sinus rhythm again.

4. *Congenital heart defects* – Heart disorders that children are born with. Septal defects or a "hole in the heart" are probably the most common, being caused by an opening in the wall (septum) between the heart chambers. An atrial septal defect (ASD*) is a hole between the atria. A ventricular septal defect (VSD) is a hole between the ventricles. In ASD, blood which is high in oxygen flows through the hole in the wall between the atria from left to right atrium. As a result, blood which is high in oxygen is mixed with blood which is low in oxygen and this mixing of blood increases the blood flow back to the lungs. The increased blood flow causes a swishing sound, which can be heard as a heart murmur. In VSD, blood which is high in oxygen keeps passing through the hole in the wall from the left ventricle back into the right ventricle. As in ASD, blood which is high in oxygen is mixed with blood which is low in oxygen and this mixing of blood increases the blood flow back to the lungs. The increased blood flow causes a swishing sound, which doctors refer to as a heart murmur.

   Causes: There are a number of congenital heart defects, ranging from single conditions such as patent ductus arteriosus (PDA – see Chapter 12, page 199-200), ASD and VSD, to complex heart defects such as transposition of the great arteries (TGA), and tetralogy of Fallot (TOF) (which includes a narrow pulmonary valve, a hole in the wall, an overriding aorta as well as hypertrophy of the right ventricle), double outlet right ventricle or DORV (where the aorta comes out of the right ventricle), valve atresia (valve narrowing or blockage), AV canal defects (combination of septum defects and valve problems).

Symptoms: Very often one of the first things that nurses and parents notice is that the baby looks "dusky" and seems out of breath when feeding. In ASD the baby will be tired and not feeding well, and as a result will not be growing well either. The baby may also have frequent chest colds. In VSD the baby may have fast, shallow breathing, frequent chest colds and sweating; may not be feeding well and/or growing normally, and may be irritable.

Treatments: There is a lot of excellent material (including animations) on congenital heart defects available on the internet. Surgical techniques are continually being improved and updated.

**Please note the abbreviation ASD may also be used to refer to autism spectrum disorder, so please double check before interpreting or translating this abbreviation.*

5. *Congestive heart failure,* also called *heart failure* – Occurs as a result of faulty pump action in which the heart cannot pump sufficient blood and oxygen around the body to meet the body's needs.

Causes: Previous heart attack or CAD, or heart valve problems.

Symptoms: Due to this faulty pump action, some body parts do not get enough oxygen and/or retain fluid. This fluid retention may show in swollen ankles and shortness of breath (fluid retained in blood vessels in the lungs). Some patients may have to sleep sitting up, to avoid shortness of breath at night; some are short of breath when speaking.

Treatment: Medication including anti-arrhythmic drugs to help maintain normal heart rhythm,diuretics to get rid of excess fluid, and drugs to strengthen the heart muscle. Low-salt and low-fat diets are also prescribed, as well as fluid restriction to avoid overloading the heart. Exercise will maintain fitness and health.

6. *Myocardial infarction (MI) or heart attack* – Occurs when there is a partial or complete blockage of a coronary artery, which can lead to part of the heart muscle being starved of oxygen and dying. Doctors currently distinguish between two types of MIs, the more "common" ST segment elevation myocardial infarction (STEMI) and the less common non-STEMI. In a STEMI, the coronary artery is completely blocked by a blood clot, and a large part of the heart muscle will start to die. This means the heart cannot pump anymore and the patient may die quite suddenly. In a non-STEMI there are unstable plaques in the walls of the coronary artery, and platelets are collecting and sticking to this plaque. As a result, the coronary artery becomes partly blocked. Because there is less damage to the heart muscle, the heart can continue to pump adequately, which means there is less risk of sudden death.
   Causes: Blockage of an already narrowed coronary artery by a *thrombus* (clot) or by a plaque which has broken off from the wall of the artery. Damage to the arteries can be caused by high blood cholesterol levels (blood fats), smoking, diabetes, high blood pressure, predisposition through family history, gum disease (*gingivitis*). lack of physical activity and obesity.
   Symptoms: Shortness of breath, a crushing feeling in the chest which *radiates* to arms and/or jaw. Note: some people only have pain in their arms, either left or right.
   Diagnostic tests: 12-lead-EKG or ECG, 5-lead EKG or ECG, angiography. An elevated CPK (creatine phosphokinase) in a blood test may indicate damage to the heart muscle. Other enzyme values may also go up after a heart attack.
   Treatment: Depends on the type of heart attack. If the EKG shows ST

elevation, there is a big blood clot that needs to be dissolved because it is completely blocking a coronary artery. If there is no ST elevation, there are plaques in the wall of the coronary artery that need to be stabilized to prevent them from causing further blockages. Treatment also includes managing several possible complications, including cardiac arrest (heart stops because heart muscle is so damaged that it cannot contract anymore), systemic embolism, pulmonary edema (swelling in the lung circulation) and shock.

For STEMIs, treatment includes urgent angioplasty, clot-dissolving medications such as Streptokinase® and fibrinolytics (drugs which help to dissolve fibrinogen). Other medications include aspirin, clopidogrel, betablockers and statins (drugs that lower blood cholesterol levels). The patient may also require oxygen, cardiotonic medications (to strengthen the heart muscle), medications to stop irregular heartbeat, pain killers, sedatives, laxatives (to prevent extra strain on the heart), or a coronary artery by-pass graft(CABG). See Figure 17.4. In a CABG, a vein from the patient's legs may be used to create a bypass from the top of the aorta "downstream" past a narrowed area of the coronary artery. Implanting a stent has become a very popular procedure; stents are implanted using a heart catheter. See Figure 17.5. After discharge treatment includes a rehabilitation program involving physical therapy, gentle exercise, limiting caffeine, stopping smoking.

7. *Valve defects* – Occurs when one of the heart valves is not working properly or is damaged/narrowed so that blood leaks back (regurgitation). Valve defects can affect the mitral valve (between the left atrium and the left ventricle), the tricuspid valve (between right atrium and right ventricle), the aortic valve or the pulmonary valve.

Causes: Rheumatic fever, valves damaged by strep bacteria, other infections, e.g. gingivitis, high blood pressure, congenital malformation.

Symptoms: Heart murmur, sometimes same symptoms as in heart failure.

Treatment: Medication to control symptoms of heart failure, valve repair or valve replacement.

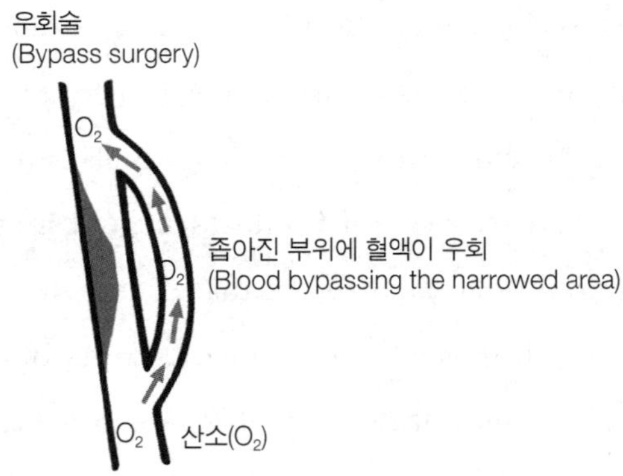

삽화 17.4. 관상동맥 우회술(Coronary Artery Bypass Graft, CABG)

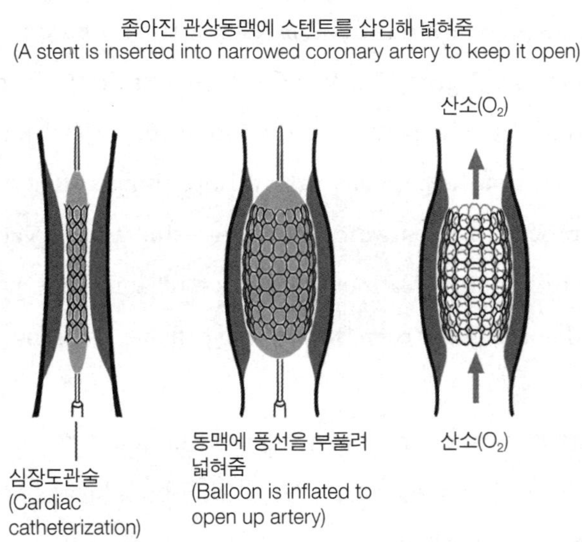

삽화 17.5. 관상동맥 내 스텐트(Stent in coronary artery)

8 Some common medications

anginine	Medication against angina (tablet placed under the tongue, so it can be absorbed directly into the bloodstream)
vasodilator	widens the blood vessels/arteries
antiplatelets	aspirin andclopidogrel stop platelets from sticking together
antifibrinolytics	Heparin
betablockers	medication used to slow the heart so it does not have to work too hard
digoxin	drug used to strengthen the pump action of the heart(in heart failure or in problems with irregular heart beat)
diltiazem	used against angina and high blood pressure
nitrolingual spray glyceryl trinitrate (GTN) spray or tablets	medication sprayed under the tongue, where it is directly absorbed into the bloodstream; used for relief of *angina*. This is a vasodilator, making the arteries widen, resulting in more oxygen to the heart (and hence less pain)
amiodarone®	medication used to correct irregular heartbeat
diuretics	medication used to help reduce fluid retention (e.g. in patients with heart failure)
angiotensin-converting-enzyme inhibitors/ACE inhibitors	medications used to correct hypertension. ACE inhibitors reduce the body's supply of angiotensin II. Angiotensin makes blood vessels contract and narrow.

calcium channel blockers (CCBs)	slow the movement of calcium into the cells of the heart and blood vessels. Calcium causes stronger heart contractions, so CCBs ease the heart's contraction and relax the blood vessels.
angiotensin receptor Blockers (ARBs)	relax the blood vessels by blocking receptors for angiotensin

9 Some common tests

- *Blood pressure* – Blood pressure can tell the health professional a lot about the pump action of the heart. Blood pressure can be taken while the patient is sitting, lying or standing.

  Blood pressure can be taken manually with a sphygmomanometer (blood pressure cuff) and stethoscope. Some departments use a cuff attached to a machine which inflates the cuff automatically every 15 or 30 minutes. The reading will show up on a screen.
- *Arterial blood pressure monitoring* – In intensive care units, blood pressure is often monitored through a line in the patient's artery (arterial line) which is connected to equipment which shows the reading up on a monitor screen.
- *Central venous pressure* – Doctors may want to monitor the central venous pressure, by inserting a special line into the neck vein or into the upper hollow vein which drains blood from the body back into the right atrium of the heart.
- *Swan-Ganz catheter* – If the doctors are interested in measuring pressures in different areas in the heart, they may insert a Swan-Ganz

catheter in the large sub-clavian vein just above the heart to monitor these pressures and to measure cardiac output.

- *Cardiac catheter for angiography or angioplasty*– The patient is taken to the *cath lab (special area for cardiac catheterization procedures)* and *EKG* leads are attached. Then a catheter (a long narrow tube) is inserted either through the patient's artery in the left groin (if the doctors want to examine the coronary arteries) or through a vein in the left groin (if the doctors want to examine the right side of the heart and the pulmonary artery).

  The long tube is then slowly pushed up the aorta and then into the coronary arteries. The patient stays awake.

  The doctor will want to do an *angiogram* (a special x-ray of the blood-vessels) and inject some contrast dye so that he will be able to get a good picture of the blood vessels on the screen. The angiogram will show any narrowing or blockages of the arteries.

  The angiogram is filmed for later study by the heart surgeon prior to surgery.

  If there is narrowing in one or two arteries due to fatty deposits on the walls of the arteries, the patient may be asked to come back to the cath lab for a PTCA or angioplasty. In some cases the angioplasty is done immediately following the angiogram, but this is always discussed with the patient first.

- *PTCA* – Percutaneous (through the skin) transluminal (across the diameter of the bloodvessel) coronary (in the coronary artery) angioplasty (repairing the blood vessel).

  The coronary arteries are approached with a catheter (see under cardiac catheter), which is pushed into that part of the coronary artery which is narrowed. The balloon around the catheter is then inflated to squash the fatty plaque in the artery, thus opening that part of the artery again. The EKG is watched all the time for signs that the heart muscle is suffering from a lack of oxygen.

The stent method often helps to open up arteries for longer periods. Sometimes stents are put in areas where there is severe narrowing to open up the artery at that point. Stents are like little "mesh" tubes.

- *EKG or ECG or Electrocardiogram* – The electrical activity of the heart can be monitored by means of an EKG (a recording of the electrical activity of the heart).

  In a 12-lead EKG, ten electrodes are placed on the skin (six around the heart and four on arms and legs). For monitoring in a coronary care unit or for telemetry (monitoring from a distance), three or four electrodes are placed on the skin around the heart. Experienced professionals can read ECGs and tell whether everything is normal, or whether the person is suffering from certain disorders.
- *Exercise tolerance test– also called stress test or treadmill test* –ETTs are done to see how the heart copes with exercise. The patient walks on a treadmill, while the EKG leads are attached to their chest. The ETT may help the doctor to diagnose whether the patient has ischemic heart disease. As the patient continues to exert himself, the EKG may start to show signs that the patient's heart is not getting enough oxygen (so-called ischemic changes).
- *Cardiac Computerized tomography or Cardiac CT*– A scan used to create detailed images of heart and blood vessels are created, so physicians can look for calcium buildup, plaques in arterial walls, heart valve defects or other problems.

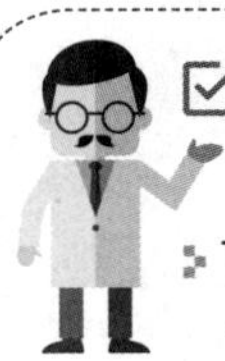

요약

- This chapter has given a brief overview of the heart, including:
  - anatomy
  - health professionals involved
  - some commonly encountered conditions relating to the cardiacsystem, together with common diagnostic tests and treatment methods
- In adults, heart problems usually affect one of the following:
  - arteries
  - heart muscle
  - conduction of electrical activity
  - heart valves
- In babies, heart problems usually affect the anatomical structure of the heart, e.g. a hole in the wall between left and right side of the heart.

제18장

기도학

The respiratory system

1 영한 용어사전

active tuberculosis	활동성 폐결핵
air passage	기도(氣道)
airways	기도(氣道)
alveoli; air sacs	폐포(肺胞)
alveolus	폐포(肺胞)
angiography	혈관 조영검사
anti-cough	기침 억제제
anti-histamines	항(抗)히스타민제
Arterial Blood Gases (ABGs)	동맥혈가스
asthma	천식
Autohaler	오토헬러(흡입용 천식치료제)
BiPAP mask (Bilevel Positive Airway Pressure mask)	바이팝(호흡보조장치)
bloodstream	혈류
bronchi	기관지

bronchiectasis	기관지 확장증
bronchioli	세기관지(細氣管支)
bronchodilator	기관지확장제
bronchoscopy	기관지 내시경 검사, 기관지경 검사
bronchospasm	기관지 경련
By-Face Positive Airway Pressure (PAP) mask	상기도 양압기
cancer of the larynx	후두암
capillaries	모세혈관
chemotherapy	항암 화학요법
chest tightness	가슴 조임
chest X-ray	흉부 X선 검사
Chronic Obstructive Pulmonary Disease (COPD)	만성 폐쇄성 폐질환
Clinical Respiratory Physiologist (CRP)	임상 호흡기 생리학자
Continuous Positive Airway Pressure (CPAP)	지속적 상기도 양압술
cor pulmonale	폐성심(肺性心)
corticosteroids	코르티코스테로이드
cronic hoarseness	만성적 쉰 목소리
cyanosis	청색증
diaphragm	횡격막, 가로막
disseminated tuberculosis	파종(播種)결핵
dyspnea	호흡장애, 호흡곤란
echocardiogram	심장 초음파
electrocardiogram (ECG; EKG)	심전도(心電圖) 검사
Emergency Room	응급실
emphysema	폐기종
epiglottis	후두개(喉頭蓋)
expectorant	(가래를 삭여 주는) 거담제
expiration	숨을 내쉼, 호기(呼氣)
gas exchange	가스 교환
hay fever; allergic rhinitis	고초열(枯草熱), 화분증(花粉症), 알레르기 비염
hemoglobin (Hb)	헤모글로빈, 혈색소(血色素)
Human Immuno-Deficiency Virus (HIV)	인간면역결핍바이러스

Hyaline Membrane Disease; Infant Respiratory Distress Syndrome (IRDS), Neonatal Respiratory Distress Syndrome	유리질막병, 신생아 호흡곤란 증후군
inactive tuberculosis	비활동성 결핵
inhaler; puffer	흡입기
inspiration	숨을 들이마시기, 흡입(吸入)
Intensive Care Unit	중환자실, 집중치료실
laryngectomy	후두 절제술
laryngoscopy	후두 내시경 검사, 후두경 검사
Light Emitting-Diode Fluorescence Microscopy (LED-FM)	발광다이오드 형광 현미경, LED 형광 현미경
lobe	(폐·뇌의)엽(葉)
lobectomy	엽절제(술)
lung carcinoma; lung cancer	폐암종(肺癌腫), 폐암
Mantoux test	결핵 피부반응 검사, 투베르쿨린 반응검사, 만토우 검사
metastases	전이(轉移)
mucolytics	점액분해제, 거담제
mucus	점액
mycobacterium tuberculosis	결핵균(結核菌)
nebulizer	분무기, 네뷸라이저
needle biopsy	천자생검(穿刺生檢), 침생검
Neonatal Intensive Care Unit	신생아 집중치료실, 신생아 중환자실
oedema	부종(浮腫), 수종(水腫)
peak flow meter	최대 호기량 측정기
phlegm	가래, 담(痰)
pharynx	인두(咽頭)
pneumectomy	폐절제술
pneumonia	폐렴
Positive End-Pressure Ventilation (PEEP)	호기말 양압
postural drainage	체위배액
prednisone	프레드니손(부신 피질 호르몬제)
pulse oximeter	산소포화도 측정기
radiotherapy	방사선요법, 방사선치료
red blood cells	적혈구
respiratory rate	호흡수

Respiratory Therapist	호흡치료사, 호흡요법사
sleep apnea; obstructive sleep apnea (OSA)	수면무호흡증
spacer	스페이서(정량식흡입제 보조장치)
speech therapy	언어치료
Spiral CT scanning	나선형 컴퓨터 단층촬영
spirometry	폐활량 측정(법), 폐활량 검사
sputum	가래, 담(痰)
steroid inhaler	스테로이드 제제 흡입제
steroids	스테로이드
stoma	인공항문, 장루(腸瘻)
surfactant	계면활성제, 표면 활성제, 표면 활성 물질
trachea; windpipe	기관(氣管)
transbronchial biopsy	경기관지 생검
Tuberculosis (TB)	결핵
ventilator; breathing machine	인공호흡기; 호흡기
ventilation-perfusion (VQ) scan	환기 관류스캔
Ziehl-Neelsen Acid Fast Bacteria stain test (AFB)	(질-닐슨 염색법을 통한) 항산균 도말검사

호흡계는 인체의 호흡을 통제한다. 호흡계의 문제는 단기간에 우리의 생존을 위협할 수 있다. 호흡수(1분간 호흡 수)는 응급실이나 중환자실에서 의료전문가가 주시하는 활력 징후 중 하나이다.

통역사는 의료전문가가 천식이나 조산아에게 나타나는 호흡기 질환처럼 흔히 접하는 호흡 질환을 언급할 때 사용하는 용어를 이해하는 것이 중요하다.

2 Terms with atin and Greek roots

alveolus	little air sac (plural: *alveoli*)
apnea	no breathing
bronchi (*plural*)	breathing tubes (*bronchus*: single)
dyspnea	difficulty in breathing/abnormal breathing
e or ex	out
expiration	breathing out (spirare: blow)
inspiration	breathing in
larynx	voice box (containing the vocal cords)
pharynx	throat
pneu/pnea	to blow (Greek)
pneumon	lung (Greek)
pulmon	lung (Latin)
pulmonary artery	blood vessel going from the heart to the lung(to pick up oxygen)
re	repeated; again and again
respiration	breathing (in/out)
spirare	to blow (Latin)
trachea	windpipe

3 Other important terms

gas exchange	breathing in *oxygen* (O_2) and blowing out *carbon dioxide* (CO_2)
mucus	slimy substance on inside of membranes

sputum

or phlegm — the slimy substance that is coughed up from the lungs; spit

4 Anatomy of the respiratory system

Mouth
pharynx/throat epiglottis
larynx/voice box and vocal
cords trachea/windpipe
bronchi
bronchioli (literally: "smaller
bronchi")
alveoli or air sacs respiratory
center in the brain

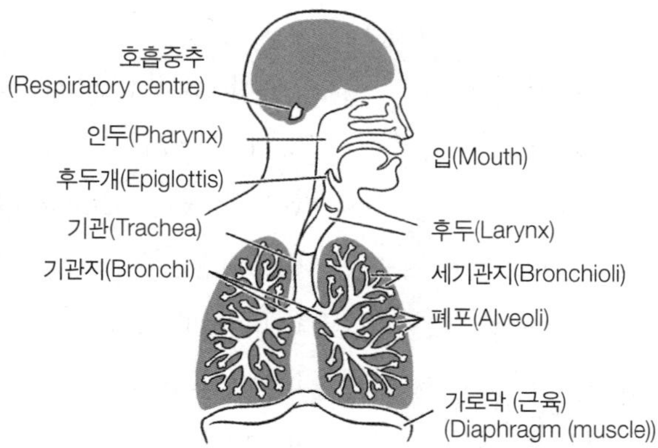

삽화 18.1. 기도 단면도
(Cross-section of the airways)

5 Function of the respiratory system

The respiratory center in the brain ensures that there is an ongoing exchange of oxygen (O_2) and carbon dioxide (CO_2) between the blood and the lungs. The respiratory center in the brain stem sends a signal to the breathing muscles. The breathing muscles, which run down from the neck to the upper ribs, tighten and pull the chest up and out. At the same time, the large muscle below the lungs (the *diaphragm*) contracts and the chest cavity becomes bigger. As a result of a change in air pressure in the lungs, air is sucked into the chest cavity. This is *inspiration* or breathing in. After inspiration, the breathing muscles relax, the elastic fibers in the lung contract, pressure builds up in the diaphragm below the lungs, and air is pushed out. This is called *expiration* or breathing out.

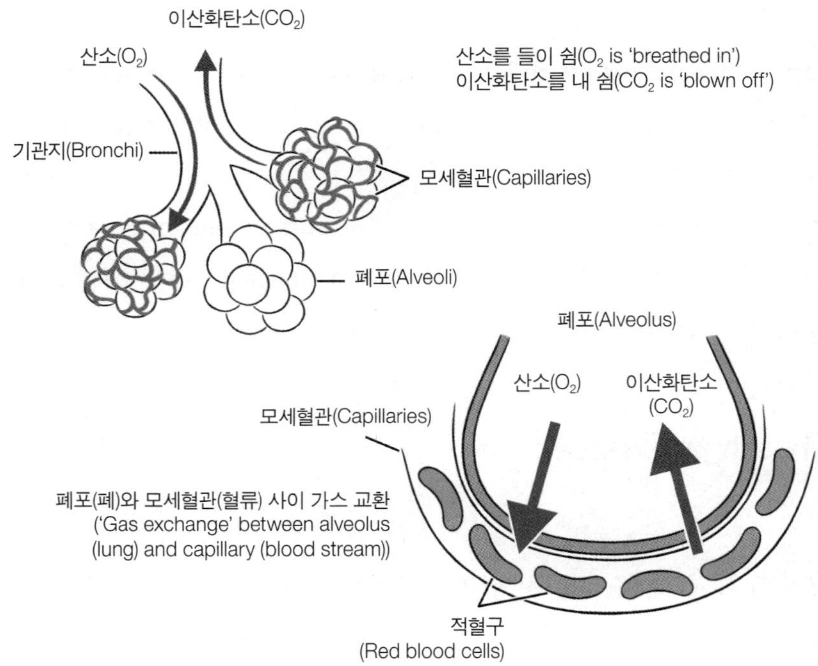

삽화 18.2. 폐포와 가스 교환 확대 그림(Alveoli and gas exchange close-up)

In most people the respiratory center in the brain is stimulated by high levels of CO_2 in the blood, but for those with longstanding lung problems (such as emphysema) it may be stimulated by low levels of O_2 in the blood.

The diagram below may help you understand the mechanism of breathing:

Control: respiratory center in the brain → breathing muscles tighten → inspiration
→ breathing muscles relax → expiration
O_2 inhaled → attached to hemoglobin in the wall of red blood cells → transported around body
CO_2 is blown off

In many cases, patients with breathing difficulties will find it difficult to breathe when they are lying down flat. They will find it easier to breathe when they are sitting up.

Brain injury or drugs which affect the respiratory center in the brain can also adversely affect breathing. In this case, a ventilator or breathing machine may be used to help patients breathe.

6 Health professionals

Respiratory specialists – doctors specializing in disorders of the respiratory system.

Respiratory therapists – health professionals who carry out a wide range of respiratory function tests, including sleep studies.; they may also manage life support for patients in Intensive Care units and EDs, stabilizing patients during transport to hospital; respiratory therapists are often educators in pediatric clincs (e.g. on asthma).

7 Disorders of the respiratory system

1. *Asthma* – A long term condition in which the airways are inflamed

and narrowed (*bronchospasm*), which may lead to attacks of wheezing or coughing, and difficulties in breathing out.

Causes: Many asthma patients are hypersensitive to wheat, dust, airborne pollen or to certain drugs. Sometimes taking deep breaths (when stressed or after exertion) or breathing in cold air may trigger (bring about) an asthma attack. This hypersensitivity causes the muscles in the wall of the bronchi (airways) to tighten so the airways become narrowed. At the same time, the membranes in the lining of the airways swell up and produce a lot of mucus, leading to a clogging of the airways.

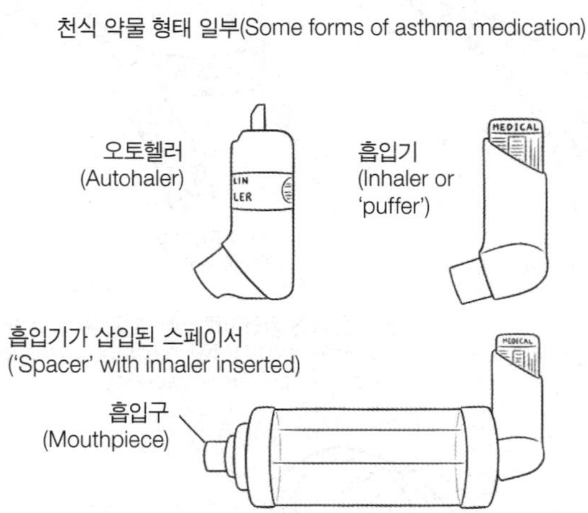

삽화 18.3. 천식 약물 형태 일부(Some forms of asthma medication)

Symptoms: The patient finds it very difficult to breathe out and may wheeze when breathing out, producing a sort of whistling sound. Children often cough when they get an asthma attack. Other symptoms include chest tightness, shortness of breath, and use of accessory breathing muscles.

Diagnostic tests: Spirometry (pulmonary function test), using a peakflow meter (to see how much air the patient can still blow out).

Treatment: Preventers (often steroid inhalers) to stop ongoing inflammation and prevent asthma attacks; bronchodilators (given as inhalers or through nebulizers) (see Figures 18.3, 18.4, 18.5) to open up the airways by relaxing the muscles around the bronchi; oxygen; prednisone in tablet form or injected intravenously (into the vein), avoiding triggers; sometimes breathing exercises. It should be noted that asthma attacks can become life-threatening within a very short space of time, and an ambulance should be called if a person is having real difficulty breathing and speaking. Children in particular may die if they become exhausted with the effort of pushing the air out.

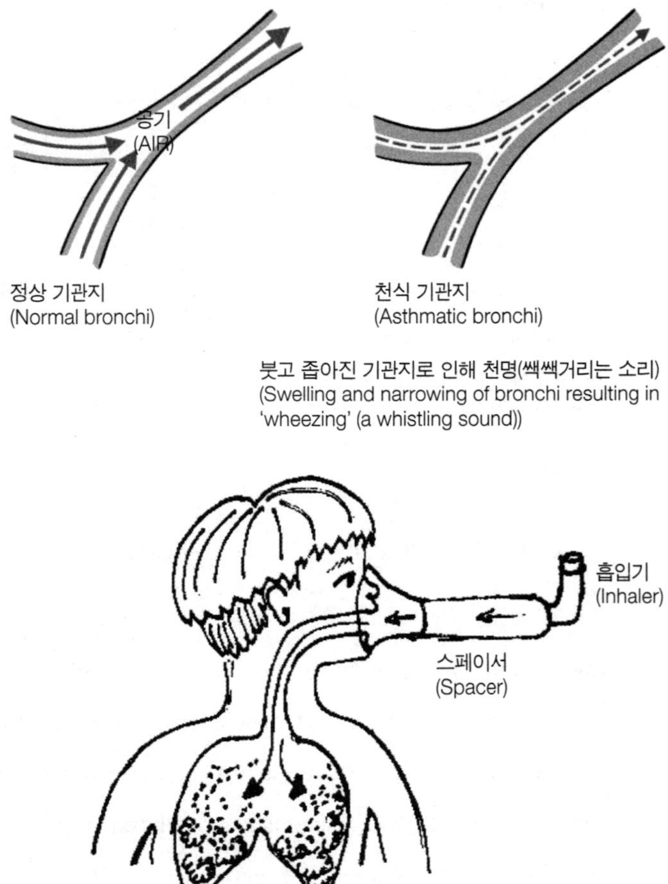

삽화 18.4. 천식 발작 중 기관지(Bronchi during an asthma attack)

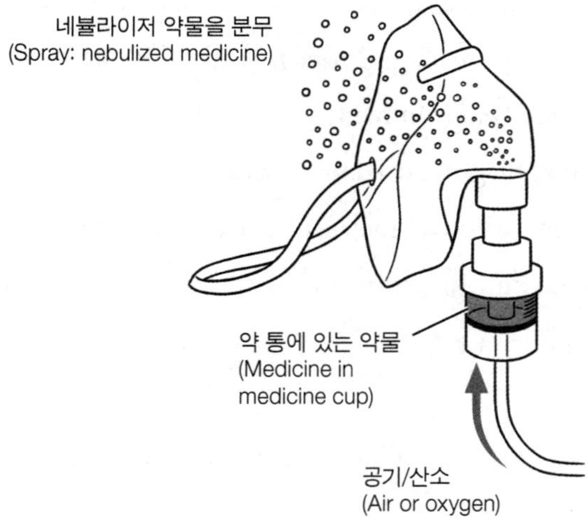

삽화 18.5. 네뷸라이저 스프레이(Nebulizer spray)

Note: Nebulizers are devices which help patients to inhale medication in spray form. In hospitals, nebulizers are usually connected to oxygen supply to help carry the medication into the lung. The nebulizer may have a mouth piece or a mask to fit around the patient's nose or mouth.

2. *Bronchiectasis* – Air passages become dilated (widened) and distorted (misshapen).
   Causes: An infection leads to distortion of the airways. Phlegm collects in a pouch-like widening in the walls of damaged bronchi.
   Symptoms: Recurrent chest infections, which in turn lead to further damage to the walls of the airways; slightly raised temperature; feeling unwell during an infection.
   Treatment: Assistance to help patient to cough up the phlegm (e.g. postural drainage), antibiotics for airway infections.

3. *Bronchitis* – Inflammation of the bronchi.

Cause: *Acute bronchitis* is caused by a virus in 90% of cases or by bacteria in 10% of cases, while *chronic* (ongoing) *bronchitis* may be due to smoking or working in a dusty, polluted environment.

Symptoms: Coughing up phlegm; raised temperature.

Diagnostic tests: X-ray; sputum specimen sent to lab to test for bacteria.

Treatment: Non-steroidal anti-inflammatory drugs; drugs to loosen (and help the patient to cough up) phlegm.

4. *Cancer of the larynx* – Cancer cells on the vocal cords or on the wall of the voice box.

Causes: Smoking is a risk factor.

Symptoms: Chronic hoarseness; (later) lump on neck; earache; sore throat.

Diagnostic tests: Laryngoscopy or micro-laryngoscopy (looking inside the voice box).

Treatment: Laryngectomy (removal of voice box) and creation of a *stoma* (opening in the larynx) radiotherapy; chemotherapy; speech therapy; patient learns to talk again through the stoma.

5. *Cancer of the lung* (see lung cancer)

6. *Chronic Obstructive Pulmonary Disease* (*COPD*) or *Chronic Obstructive Respiratory Disease* (*CORD*) – Damage to the alveoli (tiny air sacs).

Causes: Respiratory illness (such as asthma, chronic bronchitis, bronchiectasis or emphysema), smoking.

Symptoms: Wheezing; tight feeling in the chest; constant cough with lots of phlegm; tiredness; weight loss; frequent colds; *cyanosis* (purplish blue color) of fingernails and lips; *edema* (swelling) due to fluid retention.

Diagnostic tests: Pulse oximeter (testing oxygen saturation levels in the blood), spirometry (a type of pulmonary function test), chest x-ray.

Treatment: Oxygen; bronchodilators; corticosteroids; lung training (pursed lip breath- ing), BiPAP mask (bi-level positive airway pressure mask that helps COPD patients keep their airways open).

7. *Emphysema* – from the Greek: *blown up, inflated*. Alveoli become permanently enlarged, small bronchi collapse and the lungs lose their elasticity, making chest and lungs appear permanently blown up.

Causes: Long-term exposure to smoking, pollution, industrial dust and fumes.

Symptoms: Severe shortness of breath; lack of oxygen.

Treatment: Oxygen; bronchodilators; corticosteroids; physical therapy: breathing exercises; antibiotics for infection.

8. *Cor pulmonale* – Sometimes referred to as "fluid on the lungs". Occurs as a result of an increase in pressure in the arteries in the lungs. As a result, the right side of the heart enlarges because it has to work harder to pump the blood through.

Causes: Ongoing lung conditions such as emphysema or COPD.

Symptoms: With increased blood pressure in the lung arteries, breathing becomes increasingly difficult; swollen ankles.

Diagnostic tests: Chest x ray; EKG; echocardiogram.

Treatment: Stop smoking (smoking cessation), oxygen therapy; medication for heart failure.

9. *Hay fever* – (*Allergic rhinitis*) – An allergic reaction to substances.

Causes: Various substances including plant pollens, dust, dust mites, pets (fur/hair).

Symptoms: Runny, itchy nose, watery eyes, sneezing, stuffy feeling in nose; lack of energy.

Diagnostic tests: Physical examination. Sometimes skin test for allergies.

Treatment: Anti-allergy drugs; nasal sprays.

10. *Hyaline membrane disease* (see infant respiratory distress syndrome below)

11. *Infant respiratory distress syndrome* (*IRDS*) or *neonatal respiratory distress syndrome* – Occurs in premature babies, with babies of diabetic mothers also at risk (see Chapter 12).

    Causes: If a baby is born before 28–32 weeks of pregnancy, its lungs are still premature and not ready for breathing. These babies' lungs lack surfactant and the little air sacs (alveoli) may easily collapse.

    Symptoms: The baby's breathing is difficult and labored (grunting). Other signs may include flared nostrils and in-drawing of the chest.

    Treatment: The baby is admitted to the neonatal intensive care unit and given surfactant into the lungs. The baby is put on a ventilator, and positive end-expiratory pressure (PEEP) ventilation or continuous positive airway pressure (CPAP) may be used to help keep the baby's alveoli open. Preventive treatment can also include giving the mother a prenatal course of steroids which helps the baby's lungs mature.

12. *Lung carcinoma/Cancer of the lung/Lung cancer*– Cancer cells take over normal lung tissue. There are different types of lung cancer (small cell vs. non-small cell) and also different stages (limited – one lung; extensive – spread to both lungs). In lung secondaries or metastases, cancer cells have spread to other parts of the body.

    Causes: In most cases lung cancer is caused by smoking. Other causes may include passive smoking or breathing in other irritating substances such as asbestos, coal dust, nickel, petroleum, radon gas.

Symptoms: Chronic coughing or wheezing; blood in phlegm; weight loss; fatigue.

Diagnostic tests: Chest x-ray; spiral CT scanning; angiography or VQ scan (to look at the blood vessels in the lung), bronchoscopy and biopsy; needle biopsy; sputum or phlegm samples. Cancer cells will be checked under the microscope to decide what type of cancer it is (see Chapter 15).

Treatment: The cancer cells may spread to other areas, such as the brain, bone marrow, and liver. Whether the cancer spreads and where it spreads largely depends on the type of cancer. Treatment depends on cell type and spread (stage). This may include surgical treatment such as pneumectomy (removal of entire lung) or lobectomy (removal of one lung lobe). However, surgery is only useful if the cancer has not spread. Non-surgical treatment includesradiation therapy; chemotherapy and targeted therapies.

13. *Pneumonia* – Infection/inflammation of the alveoli (see Figure 18.6).

    Causes: Infection (often bacterial), causing the alveoli to swell up, which makes it difficult for oxygen to pass through the wall of the alveoli into the bloodstream.

    Symptoms: Tiredness and shortness of breath (due to lack of oxygen), fever.

    Diagnostic tests: A chest x-ray may show a *whiteout* (area of no air movement at all), oximetry (percentage of oxygen saturated blood).

    Treatment: Bed rest; oxygen; physical therapy; intravenous antibiotics.

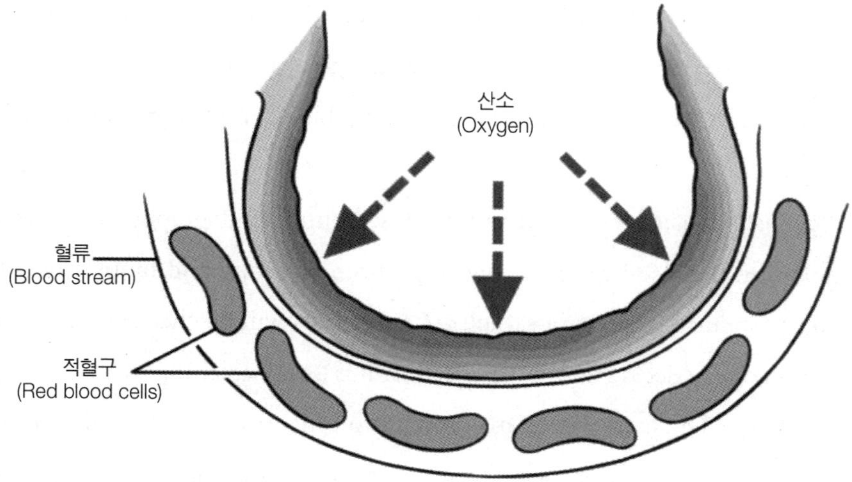

삽화 18.6. 폐포의 부종과 염증(Swelling and inflammation of the alveoli)

14. *Sleep apnea* – The most common form is *obstructive sleep apnea* (OSA), occurs when a person's throat closes repeatedly during sleep, obstructing the airway.

    Cause: Soft tissue at the top of the throat keeps blocking off the passage of air to the lungs; often in obese individuals.

    Symptoms: Snoring; waking up to take a breath (leading to disrupted sleep, lack of deep sleep stages, and waking up feeling very tired).

    Diagnostic tests: Sleep study at home (adults only) or in a sleep lab (pediatrics) in sleep lab (with video and continuous pulse oximetry overnight).

    Treatment: Continuous positive airway pressure (CPAP) mask/machine to keep airways open; sometimes bi-level positive airway pressure (BiPAP) mask (not continuous).

15. *Tuberculosis (Tb)* – Infection with Tb bacilli.

Causes: Mycobacterium tuberculosis (bacteria) spread through airborne droplets (coughing, sneezing, laughing). Tuberculosis may be *walled off* and lie dormant in the body for long time (during this time the Tb is called *inactive*). Another infection (including HIV) may reactivate the Tb by allowing it to "break out of the walls". *Active* Tb is infectious to others.

Symptoms: Cough; tiredness; fever; weight loss; night sweats; blood in sputum

Diagnostic tests: Chest x-ray; PPD skin test; the *Ziehl-Neelsen (Zn) AFB stain test*; LED-FM (see page 333) eyesight test (for visual acuity).

Treatment: Depends on whether the patient has inactive tuberculosis or active tuberculosis. Also depends on whether the patient has a drug resistant strain of Tb (common in South East Asia and Africa). *Inactive tuberculosis* can be treated with an antibiotic (INH) to prevent active Tb. *Active tuberculosis* can be treated by INH plus a combination of other drugs. Tb drugs can have side-effects affecting eyesight, liver function and hearing, so visual acuity (eyesight) and audiometry (hearing) tests may be done during treatment. Patients on treatment for Tb should not drink any alcohol. As explained in Chapter 3, for cultural reasons, some interpreters interpret "No alcohol" as "No alcohol – this includes beer" since beer is not considered alcohol in some cultures.

Possible complication: Disseminated tuberculosis: Tb has spread from the lungs to other parts of the body through the blood or lymph system.

NOTE: Interpreters should wear an N-95 face mask or a powered air purifying respirator (PAPR), NOT a simple surgical mask, when interpreting for patients with infectious tuberculosis.

8 Some common medications

cough medicines	prevent too much coughing, by suppressing the inclination to cough (often using codeine)
antihistamines	drugs which prevent allergic reaction by preventing release of histamine
bronchodilators	drugs which open up the bronchi (given as inhalers or through nebulizers)
corticosteroids	may lessen symptoms in life-threatening situations by dampening immune response: they do not address the underlying cause.
expectorants	medications which make it easier to cough up phlegm/sputum from air passages
mucolytics	medications which help dissolve mucus, making it easier to cough up
preventers	medications to prevent asthma attacks; often inhaled corticosteroids

9 Some common diagnostic tests

- *Arterial blood gases (ABGs)* – Blood is taken from the patient's artery, then sent to the lab for precise measurement of levels of oxygen and carbon dioxide as well as pH and a few other indicators.
- *Bronchoscopy* – The doctor pushes a flexible fiberoptic tube into the patient's bronchus and examines the lining, taking biopsies if needed. A bronchoscopy may be done if it is difficult to reach a diagnosis in any other way. Sometimes

the patient may have washings of the bronchi and alveoli (*lavage*). These washings or biopsies may show up Tb bacilli.

- *Chest x-ray (CXR)* – An x-ray of the chest area, taken in two directions – one with the patient facing the x-ray machine and one with the patient standing sideways to the x-ray machine. The chest x-ray can give valuable information on the structures in the chest (heart, lungs, windpipe) and any abnormalities such as air, blood or fluid in the chest; thickenings in the lungs; enlarged heart, etc.
- *CT scan* – Computed tomography imaging.
- *Light-emitting diode fluorescence microscopy (LED-FM)* – A type of smear microscopy (microscopic examination of sputum specimen), more sensitive and less time-consuming than the standard Ziehl-Neelsen AFB stain.
- Pulmonary *function test* – Series of tests done in the pulmonary lab, measuring, amongst other things, oxygen uptake on exercise (6-minute walk test) and amount of oxygen inhaled and exhaled.
- *Mantoux test or PPD (purified protein derivative)* – Skin test whereby a small amount of tuberculin is injected just under the skin. The test is "positive" for tuberculosis if the injection site becomes red and raised two to three days after the test.
- *Oximetry* – Monitors oxygen saturation of the blood (normally 96–98% on air).
- *Peak flow meter* – Tube with mouthpiece which measures the amount of air the patient is able to breathe out (or to "shift"). The patient takes a breath in, places the mouth around the mouthpiece (sealing it off), and "huffs" into the peak flow meter.
- *Pulse oximetry* – Oxygen saturation measured by means of a device placed overthe fingertip of the patient (see Figure 10.2, page 164).
- *Spirometry* – Checking the air capacity of the lung with the aid of a machine
- *Sputum specimen (sputum spec)* – Patient coughs up some phlegm into a sterile

container, which is sent to the laboratory for testing for infection, such as tuberculosis.

- *Transbronchial biopsies* – Biopsies taken by using bronchoscopy.
- *Ziehl Nielsen acid-fast bacteria stain test (AFB)* – Traditional test on sputum for tuberculosis bacteria, which will stain (show up) when touched with an acid dye.

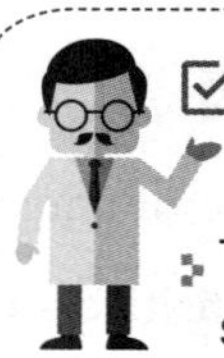

☑ **Summary of main points**

- This chapter has given a brief overview of the respiratory system, including:
  - a brief overview of anatomy
  - terms with Latin and Greek roots
  - health professionals involved
  - some commonly enounctered conditions relating to the respiratory system, together with common diagnotics tests and treatment plans.

제19장

혈액학: 혈액과 혈액 질환

Hematology: Blood and blood disorders

1 영한 용어사전

abnormal monoclonal (M) protein	M단백질
Acute Lymphoid Leukemia	급성 림프구성 백혈병
Acute Myeloid Leukemia	급성 골수성 백혈병
albumin	알부민(단백질의 일종)
allogeneic bone marrow transplant	동종골수이식
alpha thalassemia	알파 지중해빈혈
anemia	빈혈(증)
aneurysm	동맥류
angiogram	혈관 조영술
angiography	혈관 조영검사
angioplasty	혈관 성형술
anticoagulants	항응고제
antifibrinolytics	항섬유소용해제, 항섬유소용해성
arteries	동맥

arteriosclerosis	동맥경화증
atherosclerosis	죽상동맥경화증, 죽상경화증
auscultation	청진(법)
beta thalassemia	베타 지중해빈혈
blasts	모세포(母細胞)
blood clot	혈전
blood vessels	혈관
bone marrow aspiration	골수 흡인
bone marrow	골수
capillaries	모세혈관
Chronic Myeloid Leukemia (CML)	만성 골수성 백혈병
Chronic Lymphocytic Leukemia (CLL)	만성 림프구성 백혈병
claudication	파행(跛行)증
clotting; coagulation	(피의) 응고(凝固)
CVA	뇌졸중, 뇌혈관 장애, 중풍
Deep Vein Thrombosis (DVT)	심부정맥 혈전증
Doppler test	도플러 검사
embolism	색전증
embolus	색전
femoral artery	넙다리동맥, 대퇴동맥
femoropopliteal	대퇴슬와부
fibrinogen	피브리노겐, 피브리노젠, 섬유소원 (척추동물의 혈장 및 림프 속에 들어 있는 당단백질)
Full Blood Count (FBC)	일반 혈액검사, 전체혈구계산 검사
gangrene	괴저(壞疽)
globulin	글로불린
glomeruli	(신장 등의) 사구체(絲球體)
graft-versus-host disease	이식편대숙주병
Hb Barts	바르트 혈색소
heart attack	심근경색
hematocrit (Ht)	적혈구 용적률
Hematologist	혈액학 전문의
hematoma	혈종(血腫)
hemoglobin (Hb)	헤모글로빈, 혈색소(血色素)
hemolytic anemia	용혈성 빈혈

hemophilia	혈우병
hemorrhagic anemia	출혈성 빈혈
heparin	헤파린(황산기를 가진 산성 다당류의 일종으로 혈액 응고 저지 작용이 강한 물질)
High Density Lipoprotein (HDL)	고밀도 지단백
leukemia	백혈병
Low Density Lipoprotein (LDL)	저밀도 지단백
lymph glands; lymph nodes	림프절, 임파절(淋巴節)
lymphoma	림프종, 임파선암
malaria	말라리아
myeloma	골수종(骨髓腫)
occlusion	폐색(閉塞)
peripheral vascular disease	말초혈관질환
phlebitis	정맥염(靜脈炎)
Phlebotomist	사혈(瀉血) 전문가
platelets	혈소판
red blood cells	적혈구
Red Blood Count (RBC)	적혈구 수
Rhesus disease	레서스 용혈성
sclerosis	경화증(硬化症)
sclerotherapy	혈관경화요법, 경화요법(硬化療法)
sickle cell anemia	겸상 적혈구 빈혈증
spleen	지라, 비장(脾臟)
stripping	박리술
Thalassemia	지중해빈혈
thrombectomy	혈전 제거술
thrombocyte	혈소판, 전구(栓球)
thrombocytopenia	혈소판 감소증
thrombophlebitis	혈전 정맥염
thrombosis	혈전증(血栓症)
thrombus	혈전(血栓)
transfuse	수혈하다
transfusion reaction	수혈 반응, 수혈 부작용
universal donor	만능공혈자(萬能供血者), O형 공혈자
universal receiver	만능수혈자(萬能輸血者), AB형 수혈자

varicose veins	하지정맥류
vasodilator	혈관확장제
veins	정맥
white blood cells	백혈구

혈액은 우리 인체에서 복잡한 혈관 체계를 통해 흐른다. 혈관 체계는 혈액순환 장에서 더 자세히 나와 있다. 본 장에서는 혈액, 혈액의 구성성분, 혈관의 여러 종류만 살펴볼 것이다.

2 Blood

2.1 Terms with Latin and Greek roots

albumin	blood protein
anemia	lack of blood (no blood)
athero	fat(ty)
arterio	arterial; to do with the arteries
arteriosclerosis	hardening of the arteries
atherosclerosis	fatty hardening of the arteries
capillary	to do with the finest (hair-like) blood vessels (capilla: hair)
coagulation	clotting (literally: clumping together)
cyte	cell
embolus	big blood clot
embolism	blockage of a blood vessel by a blood clot (or air bubble)
emia	see: hemia
erythro	red (erythrocyte: red cell)

fuse	to pour (liquids)
-gram/graphy	image; recording (grafein: to write)
haem	see: hem-
hematologist	doctor specializing in the treatment of blood disorders
(h)emia	in the blood (e.g. *leukemia*)
hem-, hemo-, /hemato-	
	blood (from the greek: *haimos* or *haimatos*)
hemoglobin	protein in red blood cells that allows them to carry oxygen
hemorrhage	bleed (blood bursting forth)
heparin	anti-clotting agent (hepar: liver)
infusion	to pour in
leuko	white (*leukocyte:* white cell)
lymphocyte	lymph cell
lymphoma	lymph cancer (oma: growth, tumor)
-penia	lack of (e.g. thrombocytopenia: lack of platelets)
plaques	deposit; patch (e.g. *atheromatous plaque:* fatty deposit)
plasma expander	helping to increase the volume of the plasma
thrombo	clot
thrombocyte	platelet (clotting cell)
thrombosis	occurrence of clots (-osis: condition, state)
transfuse	to pour (fluid) across

2.2 Anatomy of blood

Blood consists of formed elements and fluid:

- Formed elements: red blood cells (oxygen; hemoglobin), white blood cells (part of immune system; to fight infections)
- Platelets (clotting)

Fluid (serum):

- Salts (electrolytes: Na; Cl; Ca; K, etc)
- Oxygen (O_2) and carbon dioxide (CO_2)
- Food (sugar, fat, proteins), vitamins and minerals
- Hormones (chemical messengers)
- Proteins
  - albumin
  - globulin
  - fibrinogen
- Wastes (removed via kidneys or lungs)

2.3 Function of blood

Red blood cells live for around 90 to 120 days. If a person loses a lot of blood, it will take a few months before they have replaced the lost blood cells.

If a blood-vessel gets cut, blood will start to clot in order to stop the bleeding and start the repair process. Clotting (coagulation or "clumping together") is a very complicated process, involving a chain reaction of many different coagulation factors. Put in a nutshell:

damage → platelets clump together → clots form → bleeding stops

Sometimes, unwanted clotting occurs. This often happens to people who already have damage to the walls of their blood vessels. This damage can be due to fatty deposits, cigarette smoking or many other factors. Unwanted clotting can also be a result of other disorders. Unwanted clotting can be dangerous because it can lead to clots blocking arteries. The medical word for a small clot is thrombus. Thrombosis is a condition where people have clots in their blood vessels. A large clot (consisting of many small clots, sticking together) is called an embolus. When large clots cause a major blockage this is called an embolism.

In short:

plaques in walls of blood vessels may lead to unwanted clotting (thrombosis; embolisms)

thrombus → less oxygen to cells

embolism → less or no oxygen to cells → lung embolism;

OR cerebrovascular accident (CVA) (in the brain);

OR heart attack (in the heart)

2.4 Health professionals

Hematologist – Doctor specializing in blood disorders.

Phlebotomist – Health professional specializing in taking blood samples.

2.5 Disorders of the blood

1. *Anemia* – There are not enough red blood cells in the blood, or there is not enough hemoglobin, or the volume of red cells is low; often a sign of underlying illness.

   Causes: Heavy blood loss (hemorrhagic anemia), heavy menstrual periods; occult (unnoticed) bleeding in stomach or bowels; cancer; sickle cell anemia; inability to absorb iron from food; decreased red blood cell production (e.g. in kidney failure), or *hemolytic anemia* (involving the breakdown of red blood cells), e.g. in malaria, blood transfusion reactions or Rhesus disease.

   Symptoms: Feeling cold, weak, tired, irritable; shortness of breath.

   Diagnostic tests: Full blood count (FBC), red blood count (RBC), Hb (hemoglobin) Ht (hematocrit), gastroscopy; colonoscopy (to check for blood loss from the digestive tract), CT scan.

2. *Hemophilia* (bleeder disease) – A hereditary bleeding disorder where either clotting factor VIII (hemophilia A) or clotting factor IX (hemophilia B) are missing, so clotting time is longer than normal.
   Causes: Inherited from carrier mother, *mostly* males only are affected.
   Symptoms: Bruising very easily; bleeding does not stop.
   Diagnostic tests: Clotting test.
   Treatment: Transfusion of the missing clotting factors to prevent bleeding. Transfusions can lead to complications such as brain hemorrhage or developing antibodies to transfused Factor VIII.

3. *Leukemia* (Greek: white blood) – Cancer affecting the white blood cells. Normally stem cells in the bone marrow develop into different types of healthy white cells, red cells and platelets. In leukemia the bone marrow produces lots of immature white cells called *blasts*. The blood is flooded with immature white cells (*white blood*), but there are not enough red cells, platelets or healthy white cells.
   There are several types of leukemias: acute myeloid leukemia; acute lymphoid leukemia; chronic myeloid Leukemia (CML), chronic lymphoid leukemia (CLL). Acute leukemia develops very quickly while chronic leukemia develops slowly and symptoms may be less pronounced.
   Causes: Exact cause is unknown, but risk factors may include genetic, environmental factors (including infections), all impacting on immune response.
   Symptoms: Tiredness; weight loss; looking pale; fever; sweats; repeated infections; enlarged lymph glands; enlarged liver and spleen; abdominal discomfort (large spleen). Patients can also have anemia as well as bleed easily

and develop infections, because the *blasts* cannot fight these infections. Leukemia may also lead to internal hemorrhaging, which may be fatal (lead to death). Likewise, high fever due to uncontrolled infection can also be fatal.

Diagnostic tests: Bone marrow aspiration (sample), blood test (white cell count), biopsy of lymph gland(s).

Treatment: Chemotherapy; radiation; allogeneic bone marrow transplant (transplant using bone marrow from another person). Bone marrow transplants can have complications such as graft-versus-host disease (see Chapter 23), whereby the healthy donor bone marrow attacks the sick body of the person receiving it.

4. *Malaria* – Parasitic infection of the liver and red blood cells.

   Cause: Bite by infected mosquito.

   Symptoms: Fever with chills; headache; hemolytic anemia and jaundice. Can result in brain damage leading to coma and death.

   Treatment: Preventing mosquito bites in tropical countries; oral medication; recent research suggests a particular type of antiworming medication may work well against malaria.

5. *Myeloma* – Cancer of the blood which develops in the bone marrow.

   What happens: Myeloma cancer cells in spine, ribs, pelvic bones; these can destroy the bone.

   Causes: Exact cause is unknown.

   Symptoms: Severe bone pain; soft spots in the bone; spontaneous fractures (breaks of the bone).

   Diagnostic tests: CT scan; MRI scan; bone marrow biopsy; kidney function tests; blood tests for abnormal monoclonal (M) protein (produced by the myeloma cells).

Treatment: Chemotherapy.

6. *Rhesus disease* – See Chapter 28 for specific information on Rh disease.
   Please note: Most people are positive for Rhesus factor (Rh+), which means they have this factor on the surface of their red blood cells. Fewer people are Rh negative (Rh-), which means they do not have this factor. If an Rh- person receives Rh+ blood, that person will start to make antibodies against the Rh factor.

7. *Sickle cell disease* – An inherited blood disorder. During an attack of sickle cell anemia, red blood cells take on a rigid "sickle" shape after giving up their oxygen. Sickle shaped cells cannot fit through the narrow capillaries, resulting in a reduced blood supply to that part of the body.
   Causes: Genetic/inherited. Sickling attacks are more likely to occur when the patient is in a cold environment or doing exercise.
   Symptoms: Sickling attacks are very painful, because parts of the body are deprived of oxygen and therefore send out pain signals. If sickling occurs in the bone, bone may die.
   Diagnostic tests: Blood test; if sickling occurs in the lungs, an x-ray may show a complete whiteout, meaning that whole areas of the lungs are no longer involved in oxygen exchange.
   Treatment: Treatment of symptoms only. Genetic counseling is advised for carriers of sickle cell anemia wishing to have children.

8. *Thalassemia* – An inherited condition in which the body makes abnormal hemoglobin and many red blood cells are destroyed, resulting in severe anemia. There are several types, including: alpha thalassemia, beta thalassemia and Hb Barts. Common in Southeast Asia, the Pacific Islands

and countries around the Mediterranean. The term thalassemia major refers to a severe form of the condition, whereas the term thalassemia minor refers to a less severe form.

Cause: Genetic

Symptoms: These range from none to mild to severe anemia. Carrier mothers may experience recurrent miscarriages and stillbirths if the unborn baby has inherited a severe form of thalassemia.

Diagnostic tests: Blood tests.

Treatment: Treatment of symptoms only. Genetic counseling is advised for carriers of thalassemia wishing to have children.

9. *Transfusion reaction* – The body's response to receiving non-compatible blood (e.g. wrong blood group, wrong Rhesus factor).

   Cause: Non-compatible blood transfusion (e.g. in emergency medicine).

   Symptoms: Lower back pain; chills; low blood pressure; sometimes kidney failure (blood in urine), shock; death.

   Diagnostic tests: Blood test.

   Treatments: Stop transfusion; manage symptoms.

2.6 Some common medications

anticoagulants	medications used to prevent clotting
antifibrinolytics	medications used to break down and dissolve blood clots
heparin	anticoagulant (given by injection or intravenous drip)
vasodilators	drugs used to widen the blood vessels
vitamin K	helps to stop bleeding (given to newborns as they tend to be low on vitamin K)
Warfarin®	anticoagulant; effects are monitored by regular blood tests.

2.7 Some common diagnostic tests

- *Bleeding time* – Testing how long it takes before the bleeding stops (earlobe and blotting-paper).
- *Blood grouping* – Test done to see what blood group a person has: *type A, B, AB* (universal receiver) or *Type O* (universal donor), *Rhesus factor*, Rh+ (rhesus positive) or Rh- (Rhesus negative);
- *Group and hold* – Checking blood group and keeping blood on standby.
- *Clotting time* – Test done to see how soon blood clots.

3 Blood vessels

3.1 Terms with Latin and Greek roots

angio	blood vessel
angiography	process of producing an image of the blood vessels using contrast dye
angioplasty	blood vessel repair (see also Chapter 17)
angiogram	image of the blood vessels following angiography
aorta	largest body artery with smaller arteries branching off to take oxygen to specific areas (comparable to a main road with many side roads branching off)
arterial	relating to arteries
arteries	strong muscular blood vessels transporting blood rich in oxygen
cardiovascular	to do with the heart and blood vessels
claudication	narrowing of leg arteries, causing patients to stop frequently when they are walking due to severe pain in the legs caused by lack of oxygen in leg muscles

cholesterol	blood fats
cyanosis	looking blue (due to lack of oxygen)
endarterectomy	removal of fatty plaque from the wall of the artery (endo: inside; arter: artery; ec (Greek: ek: out: tomy: cut)
fem-pop or Femoropopliteal	relating to arteries in the upper and lower leg
hematoma	bruise (literally: blood swelling)
hemorrhage	bleed
occlusion	blockage
occluded	blocked
phlebitis	inflammation of the veins
sclerosis	hardening
thrombectomy	procedure to remove a big blood clot from the body either by surgically removing it or by dissolving it and sucking it out through a catheter (thin tube)
thrombophlebitis	inflammation of blood vessels with the formation of small clots
vascular	relating to blood vessels
venous	relating to veins

3.2 Anatomy of blood vessels

There are three main types of blood vessels:

–*Arteries* – Strong, muscular blood vessels which take blood that is rich in oxygen (bright red) around the body, distributing oxygen and nutrients to all the body cells.

–*Capillaries* – Very fine, hair-like blood vessels, which form the link between the tiniest end arteries and the tiniest little veins.

–*Veins* – Wide blood vessels which take blood low in oxygen, but high in carbon dioxide (a waste product) back to the heart. This blood looks dark red.

3.3 A word about cholesterol

There are different types of cholesterol, the most well-known types being high density lipoprotein (HDL) or "good cholesterol", which removes cholesterol from the blood vessels, and low density lipoprotein (LDL) or "bad cholesterol", which can build up fatty plaque on the walls of the arteries.

Cholesterol is measured in milligrams per deciliter (mg/dL).

Some people have high cholesterol levels as an inherited condition called *hyper- lipidemia* (high fats in the blood). Following are the approximate levels recommended *for healthy people* (at the time of writing) (MayoClinic 2014):

표 19.1. 권장 콜레스테롤 수치(Recommended cholesterol levels)

	US
Total cholesterol	< 200 mg/dL
LDL	< 130 mg/dL
HDL*	> 40 mg/dL
Triglycerides	< 150 mg/dL

*the higher the more protective

3.4 Disorders of the blood vessels

1. *Aneurysm* (Greek: widening) – Local widening of blood vessels, usually in brain, abdomen or chest. There are different types of aneurysms. A dissecting aneurysm occurs when blood seeps through a lengthwise tear between layers of the wall of the artery. The layers come apart and swell and the artery becomes shaped like a balloon. An abdominal aortic aneurysm (AAA) is a widening in the aorta in the abdomen. Complications can arise as a result of a rupture and bleed which can lead to death.

   Causes: Sometimes caused by congenital weakness in blood vessels, but can also be due to injury; smoking; atherosclerosis.

Symptoms: Sometimes abdominal discomfort, sometimes no symptoms.

Diagnostic tests: Auscultation (murmur), Doppler; ultrasound.

Treatment: Watchful waiting; repair by vein graft or surgical clipping or by inserting a coil.

2. *Deep vein thrombosis (DVT)* – A big blood clot in a deep vein, usually the lower leg.

   Causes: Being immobile for a long period of time (e.g. bed rest; paralysis), cancer; medications(e.g. birth control pills), injury/damage to veins (e.g. intravenous needle or canula), varicose veins; old age; previous DVT.

   Symptoms: Swelling; pain; warm and tender limb with discolored skin. This condition can lead to a lung embolism (big blood clot stops blood from entering lungs to pick up oxygen), which may be fatal.

   Diagnostic tests: Doppler; ultrasound, CT scan.

   Treatment: Anticoagulants.

3. *Narrowing of arteries* – When arteries are narrowed or blocked, oxygen cannot get through to the tissue, resulting in pain. If no oxygen gets through at all, cells start to die.

   Causes: Artery walls may be damaged due to smoking, high blood pressure or high levels of insulin or glucose. Fat may also be deposited on artery walls due to high blood fats (cholesterol).

   Symptoms: Narrowed or blocked arteries can lead to a number of conditions, depending on where the blockages are:

   Eyes – Narrowing of the tiny arteries at the back of the eye (in the *retina*) may lead to loss of vision.

   Heart – Coronary artery narrowing may lead to angina or heart attacks (see

Chapter 17, page 302-303 and page 306-307).

Neck – Carotid artery narrowing may lead to TIAs or CVAs (see Chapter 16, page 277-278).

Legs – Narrowing of the femoral arteries (in the groin and upper leg) may lead to peripheral vascular disease which may lead to claudication (being able to walk only a small distances before severe pain comes on) or to leg ulcers that do not heal, or to gangrene (tissue dying and going black).

Kidneys – Narrowing of the tiny arteries in the glomeruli, which may lead to kidney failure (see Chapter 26, page 451-452).

Diagnostic tests: angiography; arteriography; Doppler; ultrasound; CT scan.

Treatment: Lifestyle changes such as exercise, cholesterol-lowering diet and stopping smoking,; cholesterol-loweringmedications; angioplasty with stent; balloon angioplasty (see Chapter 17, page 308 and page 311-312); endarterectomy (removal of fatty plaque), bypass surgery using vein graft (blood vessel replaced with vein from patient's own leg) or man-made graft. Where there is narrowing of leg arteries treatment may include femoropopliteal (*fem- pop*) bypass surgery to bypass narrowed section of leg arteries and improve blood supply to the leg, or amputation of part of the leg.

4. *Thrombophlebitis* – Inflammation, usually in superficial vein.

   Cause: Damage to the vein (e.g. through an intravenous needle or canula), long periods of immobility (e.g. long flight), birth control pills, especially in women who are older or who smoke. Complications can arise if the clot breaks off and causes a blockage elsewhere (e.g. in heart, lungs or brain).

   Symptoms: Swelling, redness, tenderness.

   Diagnostic tests: Doppler; ultrasound; CT scan.

   Treatment: Anti-coagulants; compression stockings; elevating legs; exercise.

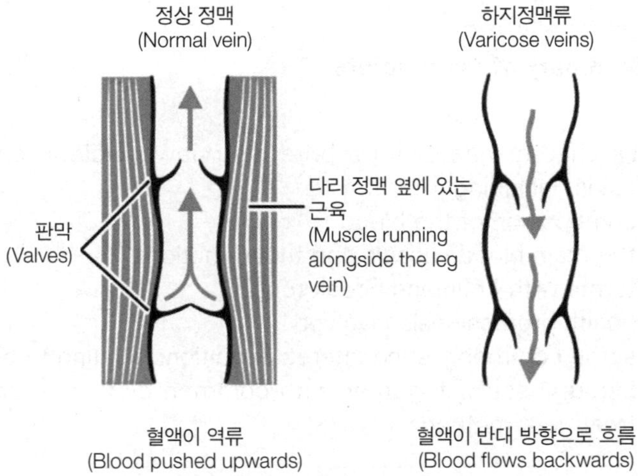

삽화 19.1 하지정맥류(Varicose vein)

5. *Varicose veins* – Bulging, twisted, swollen veins, often in legs.

   Causes: Standing for long periods of time; pregnancy; constipation; family history; being overweight. Complications can arise whereby leg circulation can be affected and leg ulcers can occur.

   Symptoms: Itching around veins; swelling in legs; aching legs; throbbing pain; muscle cramps; pain behind knee.

   Diagnostic tests: Doppler; ultrasound.

   Treatment: Exercise; elastic support stockings; sclerotherapy (which entails injecting veins with sclerosing solution to close them down), stripping (surgical removal of veins).

Summary of main points

- This chapter has given a brief overview of blood and blood vessels, including:
  - composition of the blood
  - the main blood vessels and their functions
  - terms with Latin and Greek roots
  - health professionals involved
  - some commonly encountered conditions relating to blood and blood vessels, together with common diagnostic tests and treatment methods.

제20장

정형외과: 골격계

Orthopedics: The skeletal system

1 영한 용어사전

ankylosing spondylitis	강직성 척추염
anterior cruciate ligament rupture	전방십자인대 파열
arthroscopy	관절경 검사
autoimmune disease	자가면역질환
back brace	허리 보조기
bone cancer	뼈암, 골육종, 골암(骨癌)
C-reactive protein (CRP)	C 반응성 단백 (시험)
chiropractor	척추 지압사
closed fracture; simple fracture	폐쇄성 골절, 단순골절
comminuted fracture	분쇄골절(粉碎骨折)
compartment syndrome	구획증후군
CT scan	컴퓨터 단층촬영, CT촬영
DEXA scan; bone density scan	골밀도 검사
dinner fork fracture; Colles' fracture	콜레스골절, 손목골절

displaced fracture	전위골절
dynamic hip screw	압박 고 나사
Erythrocyte Sedimentation Rate (ESR)	적혈구 침강 속도
external fixation	외고정
finger bone replacement	손가락 인공관절 치환술
gas gangrene	가스 괴저병
greenstick fracture	녹봉골절(綠棒骨折)
hydrocephalus	수두증
knee brace	무릎 보조기
MRI scan	자기공명 영상촬영
neck of femur	대퇴골 경부
non-steroidal anti-inflammatory drugs (NSAIDs)	비스테로이드성 항염증
numbness	저림, 마비, 무감각
open fracture	개방성 골절
orthopedic surgeon	정형외과의사
osteoarthritis	골관절염, 퇴행성 관절염
osteomalacia; rickets	골연화증
osteomyelitis	골수염(骨髓炎)
osteopath	접골사(接骨師)
osteoporosis	골다공증
osteosarcoma	골육종
osteotomy	절골술(切骨術), 골절술
rheumatic fever	류마티스 열
Rheumatoid arthritis (RhA)	류마티스 관절염
sarcoma	육종(肉腫)
scoliosis	척추측만증
screw and plate	나사와 판
skeletal system	골격기관
slipped disk	추간판 탈출증, 허리디스크
spinal column	척주
total hip replacement	고관절 전치환술
total knee replacement	슬관절 전치환술
X-ray	X선 검사

골격계는 인체를 지지하는 구조이다. 인체에는 귀 안에 있는 작은 뼈를 포함해 총 206개의 뼈가 있다. 이런 뼈 중 일부는 라틴어로만 알려져 있다. 아래 목록은 의료진이 가장 자주 언급하는 골격 부위를 포함한다.

2 Terms with Latin and Greek roots

ankylo	stiff
arthro	joint
inter	in between
-itis	inflammation
osteoarthritis	inflammation of bone and joint
intervertebral	in between the vertebrae
myelum	bone marrow
osteo	bone
porosis	porous; brittle
sarcoma	cancer of the connective tissue (*sarc* – co tissue; *oma* – tumor or swelling)
spondylos	vertebra
therapy	treatment

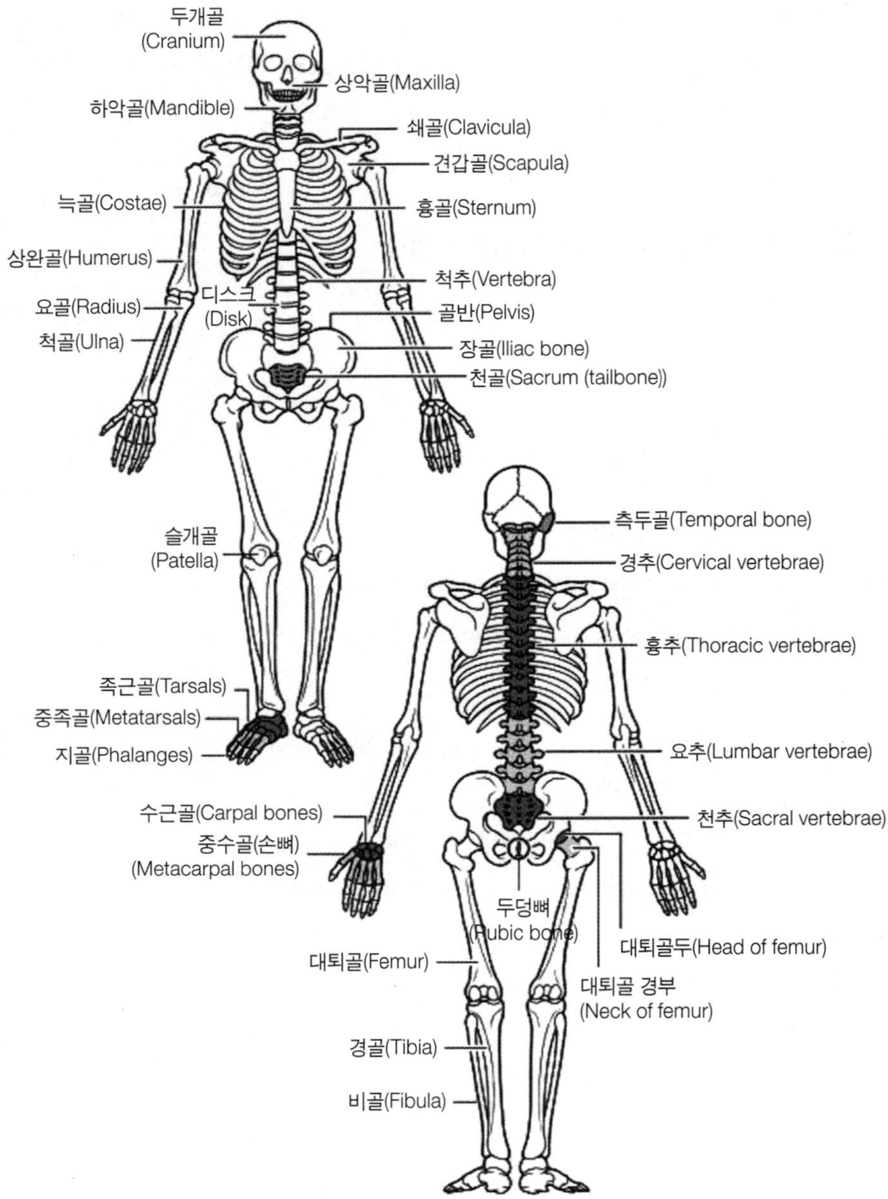

삽화 20.1. 골격의 앞뒤 그림(Skeleton front and back view)

3 Anatomy of the skeletal system

3.1 Head

cranium	skull
temporal bone	bone on the side of the skull, above the ear
maxilla	upper jaw
mandible	lower jaw

3.2 Torso

vertebrae	there are 33 vertebrae in the spine, separated by intervertebral disks
cervical	(vertebrae) at neck level
thoracic	(vertebrae) at chest level
lumbar	(vertebrae) at lower back level
sacral	(vertebrae) at the level of the tailbone
clavicle	collarbone
scapula	shoulder blade
costae	ribs
intercostal	between the ribs
sternum	breast bone
pelvis	area between the hip bones
iliac bone	hip bone

3.3 Arms

humerus	upper arm
radius and ulna	two bones of the forearm
metacarpal bones	small bones in the hand

3.4 Legs

femur	thigh bone
neck of femur	neck of the thigh bone
head of femur	head of the thigh bone
patellal	kneecap
meniscus	small crescent-shaped piece of cartilage in the knee joint
fibula	one of two long narrow bones in the lower leg
tibia	shin bone
metatarsal bones	small bones in the foot

4 Function of the bones

The bones have various functions:
- support of the body
- protection (e.g. ribs protecting heart and lungs)
- leverage (movement)
- production of blood cells (in the bone marrow)
- storage of minerals (calcium; phosphorus)

Bone has an excellent blood supply and is constantly changing and developing depending on circumstances (e.g. during weight-bearing exercise, bone gets stronger). Bone is made up of minerals and collagen fibers. Healthy bone requires protein, vitamin D3, calcium and phosphorus. Excessive consumption of soft drinks containing phosphorus and inadequate intake of calcium may lead to an imbalance in the body, causing bone loss.

The bone marrow (soft center) of some flat bones (hip bones, breast bones) is involved in the production of blood cells.

5 Health professionals

-*Chiropractor* – Health professional who has completed studies in the area of musculo- skeletal disorders; often specializing in manipulation of the spinal column.

-*Orthopedic surgeon* – Medical doctor specializing in orthopedic surgery.

-*Orthopedist* – physician specializing in orthopedics

-*Osteopath* – Health professional specializing in trying to eliminate structural problems of the skeletal system, and especially in manipulation of the spinal column.

-*Physical therapist* – Health professional who has completed studies in the treatment of muscular disorders; physical therapists are often involved in treatment of sporting injuries, rehabilitation of patients (e.g. following surgery or strokes) or in helping prevent breathing problems (e.g. patients with chronic lung disorders). See also Chapters 6 and 21.

6 Disorders of the bones and joints

1. *Ankylosing spondylitis* (also called *bamboo spine* or *poker spine*) – Ongoing inflammation and stiffness of the spine and pelvic joints. Eyes, heart, lung and bowels may also be involved. Eventually the joints involved start to fuse together. The spine becomes rigid. Usually occurs in men between 20 and 40 years of age.
   Causes: Autoimmune disease.

Symptoms: Worsening pain and stiffness in the lower back.

Diagnostic tests: Blood tests.

Treatment: Nonsteroidal anti-inflammatory drugs (NSAIDs).

2. *Anterior cruciate ligament rupture* – Rupture of ligament that runs across the front of the knee.

   Cause: Twisting force to the knee while foot firmly on the ground, during sports or motor vehicle collision.

   Symptoms: Pop and severe pain when injury happens; initial instability, extensive swelling.

   Diagnostic tests: Physical examination (patient cannot fully straighten the leg), MRI.

   Treatment: Surgery

3. *Curvature of the spine* – Spine curves to the left or right side – the most common type of curvature is scoliosis (from the Greek, meaning *crooked*).

   Causes: Unknown.

   Symptoms: Depends on curvature.

   Diagnostic tests: X-ray.

   Treatment: Back brace; surgery in severe cases.

4. *Bone cancer*– A fast growing tumor in the bone and/or the connective tissue, in the leg or in the upper arm. There are many different types of primary bone cancer (cancer that starts in the bone), osteosarcoma is one of these. Secondary bone cancer refers to cancer spread (to the bone) from somewhere else. Common in breast, prostate or lung cancers.

   Causes: Unknown.

   Symptoms: Pain; problems with movement; fracture.

Investigations Diagnostic tests: X-ray, MRI scan, bone scan, bone biopsy. For secondary forms tests include CT scan.

Treatment: Limb-sparing surgery with bone graft or prosthesis; amputation; radiation therapy, chemotherapy, palliative treatment. For secondary forms treatment can include surgery; chemotherapy; radiation therapy.

5. *Fractures* – Broken bones. There are several types of fractures: open fractures (bone sticking out through the skin), closed fractures/simple fractures (skin is not broken) and greenstick fractures (incomplete fractures). Children's bones, in particular, are a bit like young green twigs and often bend rather than break completely. Fractures can also be displaced (bone pieces are out of place), non-displaced (bone pieces are still in place) or comminuted (bone has been broken into more than two pieces).

   Some common fractures include: a fractured neck of the femur (abbreviated as #NOF) (especially in older women), dinner fork fracture (when radius and ulna are broken close to the wrist), fracture of the spine (which may cause injury to the spinal cord, see Chapter 16), and fractured tibia and fibula (abbreviated as #tib fib).

   Causes: Impact of some kind.

   Symptoms: Depends on the fracture, please see above.

   Diagnostic tests: X-rays.

   Treatments: General treatment methods for fractures include repositioning (putting it back in place) or reducing the fracture (bringing it back into position), collar-and- cuff; sling; plaster cast; sometimes traction (pulling it into alignment using a weight and pulley system) is used for broken thigh bones. Surgical treatment may include total hip replacement for a broken neck of femur (NOF), screw and plate; dynamic hip screw; pin; external fixation (bone supported by metal rods from outside of the body).

For open fractures the skin wound will not be closed so as to not lock in bacteria (anaerobic bacteria thrive if there is no oxygen) that could cause gas gangrene under the skin. Complications such as compartment syndrome can arise when plaster casts become too tight, blocking blood flow or putting pressure on the nerves. Symptoms of compartment syndrome may include pain; tingling; 'pins and needles'; numbness; patient is unable to move toes or fingers (flex, extend). In this case the cast will need to be split to relieve the pressure and restore the blood flow.

6. *Hydrocephalus* (from the Greek meaning: water on the brain) – Cerebrospinal fluid (CSF) is not absorbed, leading to too much fluid in the ventricles (cerebrospinal fluid spaces) in the brain. Hydrocephalus may also result from brain injury (including stroke).
   Causes: In infants: not well understood. In older people: brain injury.
   Symptoms: In infants, the skull will grow bigger to accommodate the fluid.
   Diagnostic tests: CT or MRI scan.
   Treatment: Shunt (or other surgery) to drain away excess cerebrospinal fluid.

7. *Osteoarthritis* – "Wear and tear" of joins/spine
   Causes: Overweight; too much jarring exercise.
   Symptoms: Stiffness; tenderness; deformity; difficulty moving.
   Diagnostic tests: x-ray; arthroscopy; ESR blood test *to exclude* rheumatoid arthritis and other conditions.
   Treatment: Weight loss; corticosteroid injections into joint; NSAIDS; physical therapy; knee brace. Surgical treatment may include total hip/knee replacement; osteotomy (to realign bone).

8. *Osteomalacia* – Referred to as rickets in children and osteomalacia in adults.

Cause: Malabsorption of calcium in the gut (either because there is not enough cal- cium in diet, or because of a lack of vitamin D) or because of a phosphate deficiency (because phosphate is lost through the kidneys).

Symptoms: In rickets, children's bones may become soft and bowed. In osteomalacia bones in the arms, legs, ribs and/or lower back are painful. Other symptoms include muscle weakness; waddling (duck-like) gait; chronic fatigue; bones lose their shape.

Diagnostic tests: X-ray; bone density (DEXA) scan

Treatment: Exposure to sunlight (vitamin D3), diet with calcium and/or phosphorus; vitamin D supplements.

9. *Osteomyelitis* – Inflammation or infection of bones and bone marrow.

Causes: Usually from infection elsewhere in the body (e.g. pneumonia or a urinary tract infection), open wound over bone (e.g. small heel wound) or open fracture.

Symptoms: Pain; fever; chills.

Diagnostic tests: Erythrocyte sedimentation rate (ESR), CT or MRI scan.

Treatment: Immobilizing affected bone (e.g. brace, splint), high dose of IV antibiotics; surgery.

10. *Osteoporosis* (also "*brittle bone disease*") – Bones become thinner, lighter, and more brittle, and they break more easily.

Causes: Lack of vitamin D3; lack of weight-bearing exercise; poor diet (not enough calcium, too much soda pop), certain medications (e.g. long-term use of corticosteroids), loss of estrogen protection after menopause; family history of osteoporosis; smoking; excessive alcohol intake.

Symptoms: Bones break easily.

Diagnostic tests: DEXA scan (bone density scan).

Treatment: Increase calcium intake; weight-bearing exercise; vitamin D; hormone replacement therapy.

11. *Rheumatic fever* – see Chapter 12, page 218-219.

12. *Rheumatoid arthritis* (RhA) – A connective tissue disorder involving inflammation of the connective tissue in joints, tendons and other parts of the body.

    Cause: Not known; auto-immune disease – some link it to gluten intolerance.

    Symptoms: Patients often feel ill, painful and stiff; small joints may be swollen or deformed.

    Diagnostic tests: Blood tests: ESR (erythrocyte sedimentation rate) and C-reactive protein (CRP) are high, indicating inflammation; rheumatoid factor is positive in the blood; x-rays; family history.

    Treatment: Disease modifying anti-rheumatic medication and biologic drugs (such as Humira®), some patients benefit from a diet that is gluten-free and high in fish oil. Surgery: joint replacement may be considered (total hip replacement; total knee replacement; finger bone replacement).

13. *Slipped disk*

    See Chapter 16, page 284.

14. *Whiplash*

    See Chapter 16, page 285-286.

☑ Summary of main points

- This chapter has given a brief overview of the skeletal system, including:
  - anatomy of bones and joints
  - terms with Latin and Greek roots
  - health professionals involved
  - some commonly encountered conditions relating to the bones and joints, together with common diagnostic tests and treatment methods.

제21장

근육과 운동신경

Muscles and the motor system

1 영한 용어사전

Achilles tendonitis	아킬레스 건염
cardiac muscle; myocard	심근
carpal tunnel syndrome	손목 터널 증후군, 수근관 증후군(手筋關症候群)
cerebellum	소뇌
cortex of the brain	뇌의 피질
corticosteroids	코르티코스테로이드
Duchenne's Muscular Distrophy (DMD)	뒤센형 근이영양증
electromyography (EMG)	근전도 검사
Guillain Barré Syndrome	길랑 바레 증후군, 급성 염증성 탈수초성 다발성 신경 병증
herpes zoster infection	대상포진(帶狀 疱疹)
immunoglobins	면역글로빈
immunosupressant drugs	면역 억제제
kinesiology	운동역학, 신체역학
ligament	인대(靭帶)

lumbar puncture	요추천자
Motor Neurone Disease (MND), Amyotrophic lateral sclerosis (ALS)	운동신경원 질환, 근위축성 측색 경화증, 루게릭병
motor system	운동신경(運動神經)
MRI scan	자기공명 영상촬영
muscle cell	근세포, 근육세포, 근섬유
Muscular Dystrophy (MD)	근육 위축증, 근위축증, 근이영양증
myasthenia gravis	중증 근무력증
myositis	근염(筋炎)
nerve cell	신경세포
nerve conduction velocity (NCV) test	신경전도속도 검사
Occupational Overuse Syndrome (OOS), Repetitive Strain Injury (RSI)	직업성 과사용 증후군; 반복성 긴장장애
poliomyelitis	소아마비, 급성 회백수염
polyneuropathy	말초신경병증
RICE (rest ice compression elevation treatment)	RICE 요법(쉬고, 냉찜질하고, 압박하고, 부상부위를 심장보다 높게 들어올리는 응급처치법)
ROM (range of motion)	가동범위
rotator cuff injury	회전근개 손상, 회전근개 파열
ruptured Achilles tendon	아킬레스건 파열
shin splints	정강이 통증, 경부목
skeletal muscle	골격근(骨骼筋)
smooth muscle	평활근, 민무늬근
sphincter	조임근, 괄약근
spinal cord	척수, 등골
spinal nerves	척수신경(脊髓神經)
sprain	염좌(捻挫)
stem cell treament	줄기세포 치료
strain	좌상(挫傷)
tendon	건(腱), 힘줄
tendonitis	건염(腱炎)
thymus gland	흉선(胸腺)

운동신경은 신경 세포와 근육 세포를 포함한다. 뇌는 운동신경 안에서 근육에 신호를 보내 몸의 움직임을 조정하고 통제한다. 즉, 뇌가 근육에 신호를 보내면, 근육은 수축하고 이로 인해 움직임이 나타나는 것이다. 소뇌는 몸의 움직임을 유연하고 조화롭게 한다. (참조: 술은 소뇌에 영향을 미쳐, 술을 먹으면 덜 유연하고 덜 조화로운 움직임이 나타난다.)

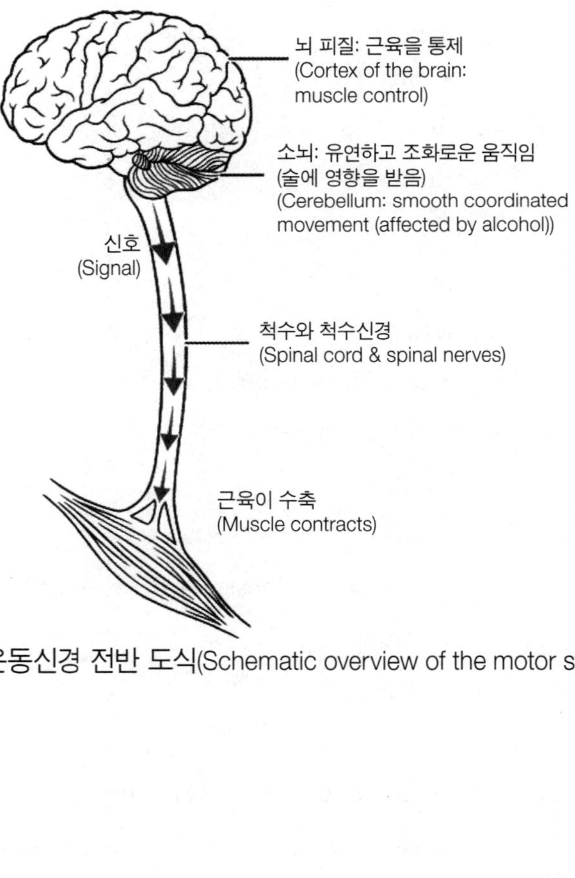

삽화 21.1. 운동신경 전반 도식(Schematic overview of the motor system)

2 Terms with Latin and Greek roots

atrophy	absence of growth (muscle atrophy)
a	not; without
ab	away from
ad	towards (Note: *adc*··· often changes into *acc*···)
-algia	pain
anti	against
bi	two (biceps = two headed)
chondro	cartilage-
con	together
contract	pull together
duct	lead
dys	bad; difficult; painful
dystrophy	abnormal growth
fascia	bundle
hernia	broken
-lysis	destruction of; loosening of; freeing of
malacia	softening
myalgia	muscle pain
myo	muscle
neuromuscular	to do with both nerves and muscles
-oid	resembling (e.g. deltoid muscle resembles a river delta)
ortho	straight
para	beside/alongside; beyond; accessory to (e.g. paramedic)
pathos	sick/diseased
ped	child; grow

plasty	repair
sarco	connective tissue
syn	together
tonus	tone (muscle tone)
tract	route; pull
tri	three (triceps = three-headed)
trophy	growth

3 General terminology in relation to muscles

EMG	electromyography (electrical stimulation of muscle to measure strength of muscle contractions)
lesion	damage; injury; wound
ligament	band of fibrous tissue binding joints together
physical therapy	literally: physical treatment – active movement – passive movement
posture	the way somebody holds their body (e.g. stooped; hunched shoulder)
RICE	rest; ice; compression; elevation treatment for injuries
ROM	range of movement exercises
sphincter	circular band of muscle fibers around natural orifices (openings)
sprain	traumatic injury to muscle, tendon, or ligament around joints: creates pain and swelling
strain	damage (usually muscular) due to excessive physical effort (overdoing it)

tendon	strong fibrous cord attaching muscle to bone
torn muscle	tear in muscle fibers

4 Anatomy of the muscles

There are three main types of muscle in the body:

- *cardiac muscle* – muscle in the wall of the heart. The cardiac muscle (myocard) responds to the heart's own pacemaker, the sinus node.
- *skeletal muscle* – role is to provide movement (voluntary, automatic or reflex) of skeleton (e.g. breathing; walking; grasping)
- *smooth muscle* – involuntary muscle in hollow organs and blood vessels that play a role in digestion and circulation.

5 Function of the muscles

In general, muscles provide movement, maintain posture and produce heat, e.g. when someone with a high fever gets the *chills* because the "thermostat" in the brain has been reset and the person feels cold.

6 Health professionals

See Chapter 20, page 359.

7 Disorders of the motor system

1. *Guillain Barré syndrome* – A virus infection leads to an antibody response in which the body's immune system mistakenly attacks part of the nervous system, resulting in nerve damage.
   Causes: Viral infection.
   Symptoms: Weakness; muscle wasting; paralysis (may need ventilator), tingling; numbness. Mostly affects people between 20 and 50 years of age. Note: Guillain-Barré symptoms can worsen very quickly.
   Diagnostic tests: Blood tests; lumbar puncture; MRI scan.
   Treatment: Acute stage – rest; pain relief; physical therapy; ventilator/respiratory support. Recovery stage – strengthening exercises.

2. *Motor neuron disease (MND)* – Degeneration of nerve cells results in progressive muscle wasting; usually affects patients over 50 years of age (this condition is often fatal within 3–10 years). MNDs include amyotrophic lateral sclerosis (ALS), also called Lou Gehrig's disease or classical motor neuron disease.
   Causes: Toxins; inherited; viral and environmental causes have also been suggested.
   Symptoms: Muscle wasting and weakness; spasticity; difficulty swallowing. Can lead to complications due to respiratory infections.
   Diagnostic tests: Electromyography (EMG), MRI scan; muscle biopsy.
   Treatment: Physical therapy; occupational therapy; wheelchair.

3. *Muscular dystrophy (MD)* – Group of inherited disorders of the motor system, which leads to gradually worsening muscle weakness and muscle loss. One

form of MD is Duchenne's muscular dystrophy (DMD), which only affects boys.

Causes: Genetic disorder; missing protein (in DMD).

Symptoms: Affected children may develop problems walking by age 6 and may be in a wheelchair by age 12. Breathing may be affected by age 20.

Diagnostic tests: Electromyogram (testing muscle tone and strength), muscle biopsy

Treatment: Braces; walker; wheelchair; ventilator support if necessary.

4. *Myasthenia gravis* – An autoimmune disorder affecting the motor system. Anti-bodies attack the junction between nerves and muscles, and the nerve signal is not transferred to the muscles.

Causes: Autoimmune.

Symptoms: Drooping eyelid is often an early sign. Painless muscle weakness can progress to paralysis, which is dangerous if breathing and swallowing are affected.

Diagnostic tests: Repetitive nerve stimulation.

Treatment: Immunosuppressants; immunoglobulins; removing the thymus gland; stem cell treatment is being investigated.

5. *Poliomyelitis* – Infection in which the polio virus destroys the *motor nerves*.

Causes: Polio virus.

Symptoms: Sore throat, malaise; headache; fever (non-paralytic poliomyelitis), in paralytic poliomyelitis, this is followed by muscle pain, muscle weakness, problems urinating, problems breathing, and may lead to paralysis. If breathing muscles are paralyzed, it may result in death.

Diagnostic tests: Lumbar puncture (to distinguish it from meningitis), blood test for polio antibodies.

Treatment: Ventilator support if necessary; physical therapy, leg braces.

6. *Polyneuropathy* – A malfunction of many peripheral nerves at the same time, leading to degeneration of those nerves.
   Causes: Many different causes, including diabetes, alcohol abuse or infections such as *herpes zoster* or *Guillain Barré* (see page 373).
   Symptoms: Itchiness; "crawling" sensation; "burning" sensation; pain.
   Diagnostic tests: Electromyogram; nerve conduction velocity test (NCV).
   Treatment: Painkillers; physical therapy.

8 Disorders of the muscles

Disorders to do with the muscles proper are often related to either exercise, overuse, trauma, injury or infection. Patients will often see their primary doctor or physical therapist (see Chapter 6) for advice. Assessment will involve physical examination and history-taking.

1. *Carpal tunnel syndrome* – Increased pressure in the carpal tunnel (a narrow space inside the wrist) causes pressure on the median nerve.
   Causes: Occupational overuse; wrist injury; swelling during pregnancy or menopause.
   Symptoms: Leads to numbness, pain and tingling or pins and needles in the hand and/or arm.
   Diagnostic tests: Physical examination; history.
   Treatment: Wrist supports or splints; avoiding repetitive movements; steroid injections; surgery.

2. *Groin strain* – Adductor muscle in the inner thigh muscle stretched too far.
Treatment: Rest, stretching, ice, heat.

3. *Hematoma* – Literally, blood swelling. Blood leaks into the muscle tissue after injury, causing tenderness and bruising.
Treatment: Ice packs.

4. *Myositis* – Inflammation of muscle tissue.
Treatment: Corticosteroids.

5. *Occupational overuse syndrome (OOS) (also known as repetitive strain injury or RSI)* – Carpal tunnel syndrome and tendonitis may be examples of OOS (although they may also have a different cause).

6. *Shin splints* – Swelling or inflammation of muscles and tendons over the shin bone due to overuse or increased activity.
Treatment: Rest, ice; stretching, strengthening; orthotics; taping.

7. *Ruptured Achilles tendon* – Rupture of tendon at the back of the heel, causing pain, swelling, inability to walk.
Treatment: Cast or walking boot; surgery.

8. *Sprained ligament* – Stretch and/or tear of a ligament.
Treatment: *RICE*; immobilization and surgery if severe.

9. *Strained muscle* – Injury of a muscle or tendon.
Treatment: *RICE*; immobilization and surgery if severe.

10. *Tendonitis* – Inflammation of the tendons (fibrous cords connecting muscles to bones) e.g. tennis elbow; Achilles tendonitis; rotator cuff injury.

Treatment: *RICE*; anti-inflammatory medications; physical therapy.

9 Common treatment methods for muscle injuries

Medications	Anti-inflammatory medications or gels; painkillers
Physical therapy	Physical therapy may include exercises; electrical stimulation; massage; taping (rigid sports tape; stretchy kinesiology tape), applying heat or cold (ice).

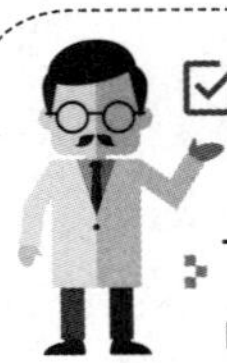

☑ Summary of main points

- This chapter has given a brief overview of the muscles and motor system, including:
  - anatomy of the muscles and the motor system
  - terms with Latin and Greek roots
  - health professionals involved
  - some commonly encountered conditions relating to muscles the motor system andjoints, together with common diagnostic tests and treatment methods.

제22장

감각기관

The sensory system

1 영한 용어사전

angle-closure glaucoma	폐쇄각 녹내장
antihistamines	항히스타민제
anvil	침골(砧骨)
aqueous fluid	안방수(眼房水)
astigmatism	난시
Audiologist	청각사, 청능사, 청각학자
Audiometrist	청력검사원
auditory nerve	청신경(聽神經)
balance	균형감각, 평형감각
balance organ	균형감각을 관장하는 기관
blind spot	맹점(盲點)
blocking agent	차단제
cataract	백내장
cochlea	달팽이관

conjunctiva	결막(結膜)
conjunctivitis	결막염
cornea	각막(角膜)
corneal implant	각막 이식
ear canal	이도
ear drum	고막(鼓膜)
ear infection	이염
eustachian tube	유스타키오관, 이관(耳管)
excimer laser	엑시머 레이저
eye muscle	안근(眼筋), 눈 근육
eyesight	시력
eyelid	눈꺼풀
floaters; vitreous floaters	비문증(飛蚊症)
glaucoma	녹내장
glue ear	중이염
grommet	그로밋(귀에서 진물을 빼내기 위해 수술로 삽입하는 작은 관)
hammer	추골(槌骨), 망치뼈
hearing	청력, 청각
hyperopia; hypermetropia; farsightedness	원시(遠視)
impacted cerumen; impacted ear wax	이구전색
inner ear	내이(內耳), 속귀
iris	홍채(虹彩)
lens	수정체(水晶體)
macula	황반(黃斑)
macular degeneration (AMD)	황반변성
Meniere's disease	메니에르병
middle ear	중이(中耳), 가운데귀
miotics	동공 축소제
motion sickness	멀미
myopia; shortsightedness	근시(近視)
numbness	저림, 마비, 무감각
nystagmus	안진(眼震)
open-angle glaucoma	개방각 녹내장
Ophtalmologist	안과의사, 안과 전문의

optic nerve	시신경(視神經)
optician	안경사
Optometrist	검안사(檢眼士)
otitis media; middle ear infection	중이염(中耳腔)
Oto-Rhino-Laryngologist (ORL), Ear-Nose-Throat (ENT) specialist	이비인후과의사, 이비인후과 전문의
otoscope	검이경(檢耳鏡)
outer ear	외이(外耳), 바깥귀
photorefractive keratectomy	굴절교정레이저각막절제술, 엑시머레이저 수술
pins and needles	저리는, 찌릿찌릿한
pressure in the 'watery' fluid	안압(안구 내의 수양액의 압력)
pupil	동공(瞳孔), 눈동자
retina	망막(網膜)
retinal detachment	망막박리(網膜剝離)
retinoblastoma	망막아세포종
smell and taste	후각과 미각
stirrup	(가운데귀 속에 있는) 등골(鐙骨), 등자뼈
strabismus	사시(斜視)
syringing	(귀이개를 사용해) 귀지 파내기
tetracycline	테트라사이클린
tingling	얼얼함, 따끔거림, 쑤심
tinnitus	이명(耳鳴), 귀 울림
touch	촉각
trachoma	트라코마
tympanometry	고막운동성 검사
vertigo	현기증, 어지럼증
vitreous fluid; vitreous humour	유리체액(琉璃體液)

감각기관은 다섯 가지 감각을 맡아보는 기관이다.

- 시각(Eyesight)
- 후각과 미각(Smell and taste)
- 청각(Hearing)
- 평형감각(Balance)
- 촉각(Touch)

보기, 듣기, 냄새 맡기, 맛 보기, 느끼기 등 외부 세계에서 경험하는 느낌은 눈, 코, 미뢰(味蕾), 귀, 다른 감각기관에 의해 우리가 보는 것, 냄새 맡는 것, 맛 보는 것, 듣는 것, 느끼는 것의 메시지가 뇌로 전달된다.

2 Terms with Latin and Greek roots

astigmatism	distorted images cornea is not symmetrical a: no; stigma: mark)
cataract	cloudy, opaque lens
cochlea	(Greek: snail shell) hearing organ which looks like a snail shell
corneal implant	artificial cornea
Eustachian tube	tube connecting middle ear with nose/throat cavity
excimer laser	special type of laser used for eye surgery
hyperopia/hypermetropia	farsightedness; condition where person has difficulty seeing things close-up
kerato-	cornea; having to do with the cornea
- metrist	someone who measures

myopia	shortsightedness
ophthalmos	eye
opt/optic	relating to the eye
photorefractive	light bending (rays)
photorefractive keratectomy	
	laser surgery to reshape the corneas to improve vision (less or no need for corrective glasses)
nystagmus	quick jittery movements of both eyes related to either loss of vision or loss of muscle control
retinoblastoma	tumor of retina (blast: immature cell; oma: growth)
strabismus	crossed eyes
tympanometry	checking how well the ear drum moves

3 The eye

Light enters the eye through the opening, the pupil. It then passes through the lens and is received by the nerve cells which are situated on the retina, at the back of the eyeball. The nerve cells pass the messages along the optic nerve on to the brain, which interprets the light patterns as images. The so-called blind spot is where the optic nerve leaves the retina.

4 Anatomy of the eye

This is a cross-section of the eye.

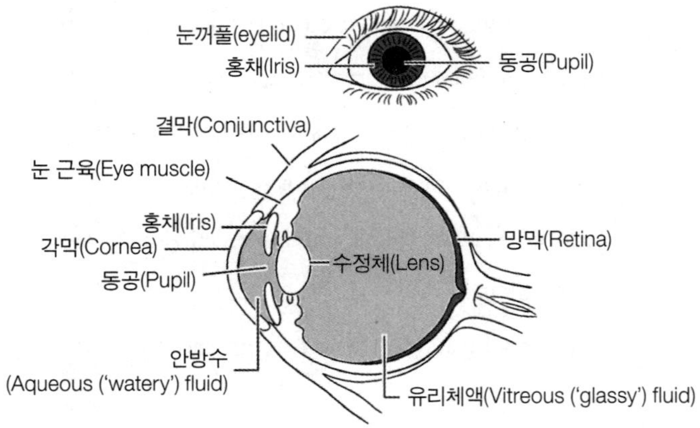

삽화 22.1. 눈 단면도(Cross-section of the eye)

5 Different parts of the eye

conjunctiva	the inner lining of the eyelids
cornea	the clear, dome-shaped, outermost layer of the eye
iris	the round colored disk which floats in the watery fluid between the cornea and the lens of the eye
lens	thin but tough see-through membrane in front of the eyeball. The lens focuses by changing its curve. When the curve of the lens changes, the light rays passing through the lens are bent at a different angle so as to all converge at

	one spot on the retina.
macula	the part of the eye that provides sharp, central vision, helping you see things clearly
optic nerve	takes images from the retina to the brain
pupil	the "black" hole in the middle of the iris. Muscles in the iris can make the pupil opening bigger or smaller. If there is not much light, the pupil opening will enlarge, to let more light in
retina	the nerve cells of the eye are situated on the retina, at the back of the eyeball

6 Health professionals

- *Ophthalmologist* – Doctor specializing in eyes and eye complaints.
- *Optometrist* – Health professional specializing in measuring eyesight.
- *Optician* – Professional specialized in providing people with the right glasses or contact lenses.

7 Disorders of the eye

1. *Cataract* – Lens becomes increasingly cloudy or opaque.
   Causes: Age; eye injury; diabetes; x-rays; microwaves; UV light; long-term use of corticosteroids.
   Symptoms: Blurry vision; "grey film" covering the eye.
   Diagnostic tests: Eye examination.
   Treatment: Surgery to remove cloudy lens and insert an artificial lens;

phacoemul- sification (ultrasound is used to break up lens into small pieces, which are then suctioned out).

2. *Conjunctivitis* – (also called pink eye) - infection or inflammation of the conjunctiva.
Cause: Viral or bacterial infection; irritation; allergy; chemicals.
Symptoms: Painful, swollen, red eyes; bacterial infection may cause yellow discharge.
Diagnostic tests: Swab; culture to see which bacteria has caused the infection.
Treatment: Anti-bacterial ointment; steroid or antihistamine eye drops for allergic conjunctivitis.

3. *Floaters* – Spots, flecks or "cobwebs" in the vision.
Cause: Bits of debris floating in the gel-like fluid (vitreous humor) in front of the retina, due to aging, injury or bleeding into the vitreous humor. Sudden increases in floaters with light flashes may be followed by retinal detachment (see below – medical emergency).
Symptoms: As above
Diagnostic tests: Eye examination
Treatment: None.

4. *Glaucoma* – Too much pressure in the fluid in front of the lens, leading to pressure on lens. This pressure is transferred to the fluid in front of the retina and may eventually lead to damage of the nerve cells on the retina. There are different types of glaucoma; the two most common are open-angle glaucoma, which develops gradually (slow onset), and angle-closure glaucoma, which can have an acute onset (start suddenly).
Cause: Risk factors include age; family history; myopia; diabetes.

Symptoms: Pain; reduced vision or even blindness; sudden loss of vision in one eye; halos around lights; often acute episodes with severe pain; nausea and vomiting.

Diagnostic tests: Regular eye examinations; pressure test in which a puff of air is blown against the eye (tonometry).

Treatment: Eye drops: surgery aimed at allowing fluid to seep away by enlarging drainage openings, e.g. laser treatment: laser iridotomy; laser trabeculectomy (filtration surgery).

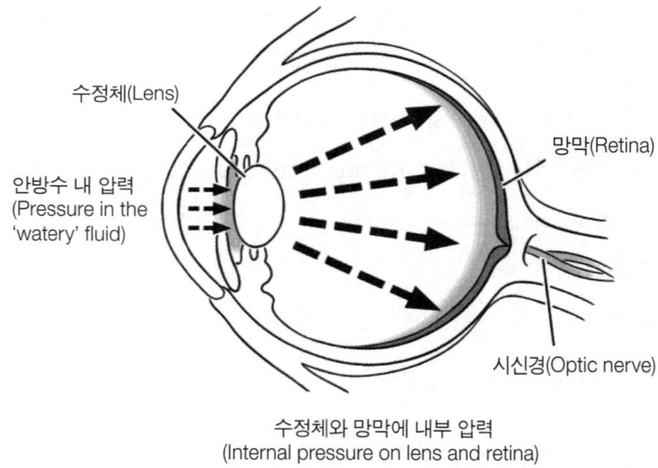

삽화 22.2. 녹내장을 묘사한 도식(Schematic representation of glaucoma)

5. *Macular degeneration, also Age-Related Macular Degeneration (AMD or ARMD)* – a range of conditions affecting the macula, the central part of the retina. AMD is a leading cause of blindness.

There are two types of AMD: dry and wet.

Cause: Deterioration of the retina. Risk factors include age; smoking; light eye color.

What happens: the macula deteriorates, especially in those aged 55 and older.

Dry (atrophic) form: This type results from the gradual breakdown of cells in the macula, resulting in a gradual blurring of central vision. Single or multiple, small, round, yellow-white spots called *drusen* are the key identifiers of the dry form.

Wet form: Abnormal blood vessels grow under the center of the retina, leaking, bleeding and scarring, leading to a rapid loss of vision.

Symptoms: Dry AMD: gradual blurring of central vision. Wet AMD: rapid loss of vision, usually in one eye first.

Symptoms: Blurry vision; blind spots.

Diagnostic tests: Visual field testing; special eye tests using contrast dye.

Treatment: Low vision aids; stopping smoking.

6. *Nystagmus* – Rolling or jerking eye movements.

   Cause: Some form of brain dysfunction; multiple sclerosis; use of alcohol or barbitu- rates (drugs causing sleepiness).

   Symptoms: As above.

   Diagnostic tests: Eye examination.

   Treatment: Treating underlying condition.

7. *Retinal detachment* – Retina comes away from the back of the eye.

   Cause: Age, myopia.

   Symptoms: Shower of sparkling spots and/or floaters, followed by feeling as if a curtain is moving across the eye. Note: this is a medical emergency, as it can lead to blindness.

   Diagnostic tests: Eye examination.

   Treatment: Immediate laser surgery to reattach the retina.

8. *Trachoma* – Type of conjunctivitis.

   Causes: Contagious bacterial infection.

Symptoms: Pain; redness; swelling; scarred eyelids rub on eyeballs, can lead to blindness

Diagnostic tests: Eye examination.

Treatment: Urgent medical attention required, including tetracycline (medication) and surgical repair of scarred eyelids.

8 The ears

Sound waves enter through the outer ear and the ear canal until they hit the ear drum, making it vibrate

The middle ear is situated between the ear drum and the inner ear. In the middle ear, the sound waves are passed from the ear drum to a number of small bones(the hammer, the anvil and the stirrup), until they reach the inner ear.

The inner ear is the part of the ear that contains the cochlea, the hearing organ, which is shaped like a snail shell and lined with nerve cells. The inner ear also contains the balance organ. The nerve cells in the inner ear receive the sound message and send it on to the brain by way of the auditory nerve.

There is a tube called the Eustachian tube which leads from the nose/throat area to the middle ear. This tube is one reason why infections are easily transferred from the nose/throat area to the middle ear.

9 Anatomy of the ear

The ear consists of three sections:

- the outer ear – where sound is received and transferred to the eardrum.
- the middle ear – where sound is transferred from the eardrum to the inner ear.
- the inner ear – which contains the hearing organ and the balance organ.

The illustration shows a cross-section of the ear.

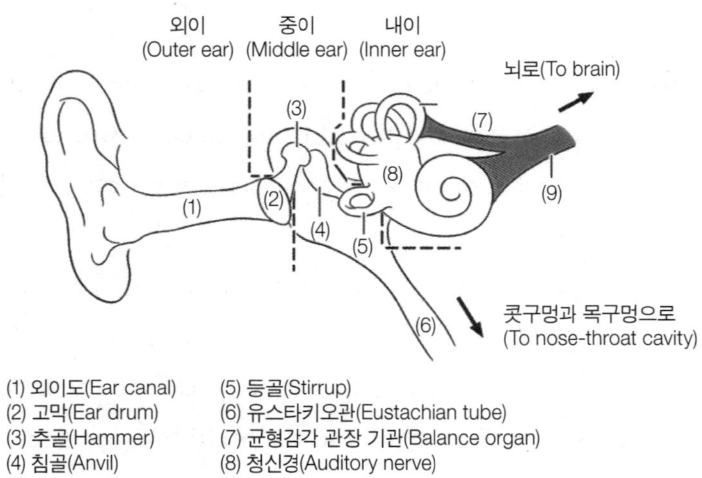

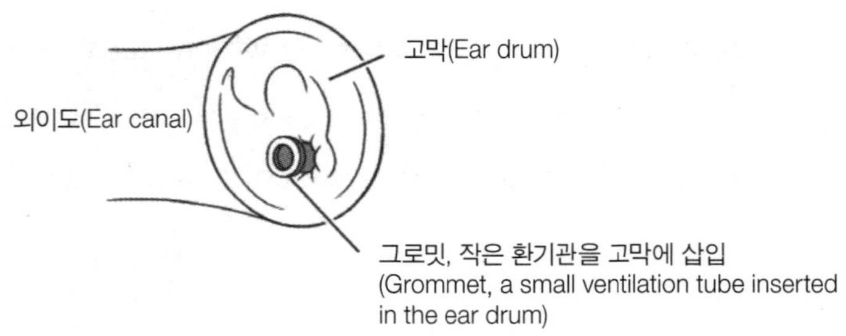

삽화 22.3. 귀 단면도(Cross-section of the ear)

10 Health professionals

- *Audiologist* – Health professional who diagnoses hearing or balance problems; may dispense hearing aids or recommend cochlear implants.
- *Audiometrist* – Hearing tester.
- *Otorhinolaryngologist* (ORL), *also called an ENT for Ear-Nose-Throat (ENT) specialist* – Doctor specializing in disorders of the ear, nose and throat. The ENT also treats patients with disorders of the balance organ, as this is situated near the inner ear.

11 Conditions of the ear and balance organ

1. *Deafness* – Inability to hear (can be nerve deafness or conductive hearing loss).
   Causes: Can be congenital; damage to auditory nerve through ongoing noise, drugs or trauma.
   Symptoms: Hearing loss.
   Diagnostic tests: Otoscopy; audiometry.
   Treatment: Cochlear implant, a surgically implanted electronic device that provides a sense of sound. Cochlear implants comprise a microphone, a speech processor, a transmitter (behind the ear), a receiver and stimulator (placed in bone beneath the skin), and electrodes wound through the cochlea, which send nerve messages through to the brain. For this to be successful the patient needs a functioning audi- tory nerve, profound deafness in both ears, and a desire to become part of the "hearing" world.
   Note: Not all deaf individuals view their deafness as a deficit; some consider their deafness as a normal part of who they are and choose to forego

treatment.

2. *Ear infection* (also *otitis media* or *middle ear infection*) – Bacterial infection of the middle ear whereby the middle ear fills up with fluid, causingpressure against eardrum.
   Cause: Cold blocking off the eustachian tube; bacteria trapped inside middle ear (where they multiply, causing infection). More common in young children as the eustachian tube is smaller and floppier and becomes more easily blocked.
   Symptoms: Hearing loss; pain. Additional complications can arise for children if left untreated. Glue ear (gluey fluid remains in middle ear) leads to hearing loss which can affect (delay) speech development.
   Diagnostic tests: Checking ear for fluid with otoscope.
   Treatment: Antibiotics; ear tubes if repeated ear infections.

3. *Impacted cerumen (ear wax)* – Ear wax blocks the outer ear so sounds cannot get through.
   Cause: Ear wax (often pushed inside when cleaning ear with cotton swabs).
   Symptoms: Tinnitus (roaring sound in ear), hearing loss.
   Diagnostic tests: History.
   Treatment: Syringing or irrigating ear with lukewarm water.

4. *Glue ear* (see ear infection).

5. *Meniere's disease* – Fluid increases in the ear canals in the inner ear, which leads to more pressure in the inner ear, disturbing the sense of balance.
   Cause: Unknown; factors may include food allergy (including beans and legumes) or injury to middle ear.
   Symptoms: Vertigo (dizziness) with a sense of the room spinning; tinnitus

(ringing in the ear), nausea, sweating. The increase in pressure can also damage the *cochlea* (hearing organ), leading to hearing loss.
Diagnostic tests: Audiometry; MRI brain scan.
Treatment: Medication.

6. *Middle ear infection* (see ear infection).

7. *Motion sickness* (also called seasickness or carsickness) – Motion of plane, car or ship makes person sick.
Cause: Very sensitive balance center (inherited) in the inner ear.
Symptoms: Nausea and vomiting.
Diagnostic tests: History.
Treatment: Antihistamines; skin patch worn close to the ear (and balance organ).

8. *Otitis media* (see ear infection).

9. *Seasickness* (see motion sickness)

12 Medications (for eyes and ears)

antihistamines	used for allergy relief; prevent the allergic reaction by preventing the release of histamine.
blocking agents	lower the pressure in the eye.
miotics	lead to narrowing of the pupil (treatment of glaucoma).
antibiotics	help the body fight bacterial infections.

13 Touch

The skin contains many nerve endings. When we touch something, for example something hot, a message travels back from the nerve receptor, along a long path, back up along the spinal cord to the brain. The brain then realizes that we are touching something hot and sends another message down along nerve paths to a muscle, saying: "Pull that hand back! Quick!" Those of us who have ever touched something very hot and pulled our hand back, will realize that these messages travel to and from the brain incredibly quickly.

14 Disorders of touch

Disorders of touch/sensation will usually be investigated by the *neurologist* (nerve specialist).

1. *Loss of sensation*

   Cause: Many different factors may be involved, including nerve damage (please refer to Chapters 15 and 23) due to diabetes; a break in the spinal cord; a nerve having been accidentally cut; swelling and pressure on the nerves (e.g. after having a plaster cast applied). Loss of sensation may also result from nerve cells not getting enough oxygen due to loss of blood supply to a certain area. Blood supply may be lost due to a blood clot blocking circulation, or to a narrowing of arteries, limiting the amount of blood to the area. Compartment syndrome may also be involved.

   Symptoms: Loss of sensation.

   Diagnostic tests: Neurological studies.

Treatment: Treating the underlying cause.

2. *Unusual sensation or paresthesia*

Causes: There may be pressure on a nerve either at the level of the spine (e.g. whiplash injury or prolapsed disk) or at another level (e.g. on the nerve in the wrist in carpal tunnel syndrome or due to a cast which is too tight as in compartment syndrome).

Symptoms: Tingling; pins and needles; numbness.

Diagnostic tests: MRI scan; neurological studies.

Treatment: Treating underlying cause.

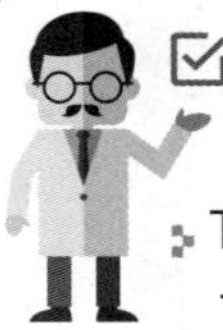

Summary of main points

- This chapter has looked at the sensory system, including:
  - anatomy and physiology of the ears and eyes
  - terms with Latin and Greek roots
  - health professionals
  - some commonly encountered conditions affecting the sensory system, together with common diagnostic tests and treatment methods.

제23장

면역학: 면역체계와 림프계

Immunology: The immune and lymphatic systems

1 영한 용어사전

Acquired Immune Deficiency Syndrome (AIDS)	에이즈, 후천성 면역결핍증
adenoid	아데노이드(편도가 증식하여 커지는 병)
anaphylactic shock	과민성 쇼크, 아나팔락틱 쇼크
antibodies	항체(抗體)
antigen	항원(抗原)
appendix	충수(蟲垂), 맹장, 막창자꼬리
autoimmune disease	자가면역질환
B-cells	비세포
bone marrow	골수(骨髓)
Burkitt's Lymphoma	버킷 림프종
CD4 helper T-cell lymphocytes	CD4 단백질을 갖고 있는 보조 T림프구
chemotherapy	항암 화학요법
CT scan	컴퓨터 단층촬영, CT촬영
cytomegalovirus infection (CMV)	거대세포 바이러스 감염

diethylcarbamazine (DEC)	디에틸카바마진(구충약)
elephantiasis	상피병(象皮病)
epinephrine	에피네프린
filariasis	필라리아병, 사상충증
Graft-versus-Host Disease (GVHD)	이식편대숙주질환, 이식편대숙주병
Hematologist	혈액학 전문의
Highly Active Antiretroviral Therapy (HAART)	고효능 항레트로바이러스 치료법
Hodgkin's Lymphoma	호지킨 림프종
Human Immuno-Deficiency Virus (HIV)	인간면역결핍바이러스
immune system	면역체계
immunoglobulin	면역글로블린
immunologist	면역학 전문의
Kaposi's sarcoma	카포시 육종
lymph	림프, 임파(淋巴)
lymph nodes	림프절, 임파절
lymph vessels	림프관, 임파관
lymphatic ducts	림프관
lymphedema	림프부종
lymphocyte	림프구
lymphoma	림프종, 임파선암
lymphatic system	림프계
monoclonal antibodies	단일클론항체
non-Hodgkin's Lymphoma	비호지킨 림프종
spleen	지라, 비장(脾臟)
stem cell transplant	줄기세포 이식
Systemic Lupus Erythematosus (SLE)	루푸스, 전신 홍반 루푸스
T-cell lymphocyte	T림프구
thymus gland	흉선, 가슴샘
tissue rejection	조직 거부반응
tonsillectomy	편도선 수술
tonsillitis	편도염
tonsils	편도(扁桃)

면역계는 신체의 경호원 역할을 한다. 면역계는 림프계와 림프구라고 불리는 특수 백혈구 등을 포함한다. 몸에 감염이 발생하면 림프절은 감염을 이겨 내기 위해 비대해지고 붓는다. 의사가 신체 검사 중 림프절을 촉진하는(만져보는) 모습을 볼 수 있다.

2 Terms with Latin and Greek roots

antibodies — proteins produced by the body's lymphocytes to identify and fight particular bacteria or viruses

antigen — from **anti**body **gen**erator, a substance in viruses or bacteria that generates or triggers an antibody response

autoimmune disease — an illness in which the body attacks its own cells (e.g. in *rheumatoid arthritis*)

foreign substances — substances from outside of the body which are alien to the body

immunocompromised — the immune system is not able to fight off infections very well

immunoglobulin — protein produced by the immune system to identify and fight foreign substances such as bacteria and viruses

immune deficiency — the immune system is not able to fight off infections, as in AIDS (acquired immune deficiency syndrome)

immunosuppressant drugs — medications which suppress the immune system, making it less able to fight off infections

immunity — body's ability to overcome illnesses

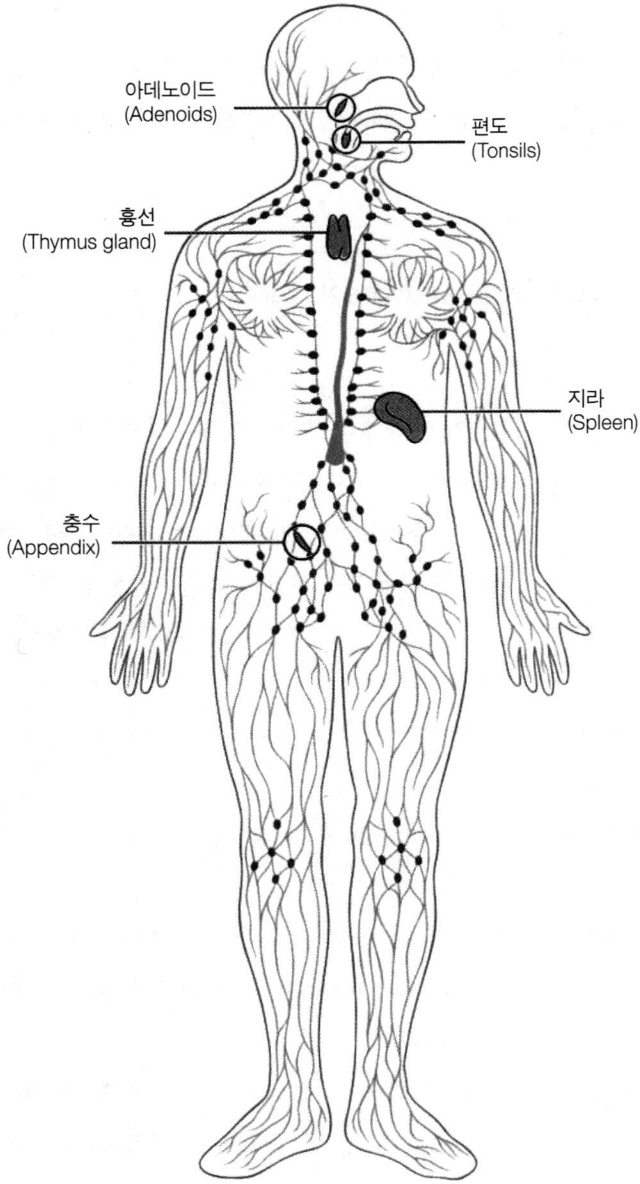

삽화 23.1. 림프액 순환체계(Lymph circulation system)

immunization	*the introduction of an antigen that provokes the* immune system into developing 'weapons' against that particular bacteria or virus
active immunization	body is exposed to foreign substances and develops antibodies. Active immunization is long-lasting.
passive immunization	mother passes her immunity on to baby during pregnancy or while breastfeeding; passive immunization does not last long.
lymph tissue	lymph cells or lymphocytes (T cells and B cells)
lymphedema	swelling of a part of the body (usually an arm or a leg) due to lymph being 'collected' in that body part that cannot drain away to rejoin the lymph vessels in the rest of the body (e.g. women who have had the lymph nodes in their armpit removed may develop lymphedema of the arm later on)

3 Anatomy of the immune and lymphatic systems

The body has two main circululatory systems: the blood circulation system and the lymph circulation system. Not many people are aware of the second system, and yet it plays a very important role. The lymphatic system consists of a system of lymph vessels and lymph nodes. The lymph nodes are like truck depots or bus stations, where lymph collects *en route.*

4 Lymphatic organs

appendix	Small pouch in the GI tract, containing lymph tissue in the GI tract; situated close to where the small intestine joins the large intestine
bone marrow	contains stem cells which develop into specialized blood cells (red and white blood cells and platelets)
gut or intestine	the lining of the gut contains many lymphocytes which scan food to see if an immune response is warranted. Food is thought to play a much more important role in the development of (autoimmune) disease than previously thought
thymus	lymph tissue behind breast bone which generates T lymphocytes
tonsils and adenoid	lymph tissue in the throat
spleen	lies behind/under the stomach. The spleen breaks down and filters out old red blood cells; gets rid of bacteria and produces lymphocytes. *Sometimes the spleen is ruptured in accidents. This can result in a serious bleed leading to shock. A ruptured spleen is a medical emergency and must be removed immediately by a surgeon as it is too 'spongy' to be sutured.* *The spleen may also be larger than normal and prone to rupture in viral illnesses such as glandular fever; care needs to be taken in these cases as well.*

5 Function of the immune and lymphatic systems

The lymphatic system drains lymph fluid which has collected in tissue and takes it back to the blood circulation system. This fluid contains protein and fats which have escaped from the blood circulation system.

The lymphatic system also produces lymphocytes (big white cells) which play a role in our immune system. Through our immune system our body's defense system develops, i.e. we develop immunities. These include B lymphocytes which may grow into plasma cells (which develop antibodies) and T lymphocytes which destroy infected cells or bacteria and also have an effect on other parts of the immune system.

6 Health professionals

Immunologist – Physician specializing in the immune system.

Hematologist – Physician specializing in the blood and related body systems.

7 Disorders of the immune and lymphatic systems

1. *Acquired immune deficiency syndrome (AIDS)* – condition following infection with human immunodeficiency virus (HIV), which attaches itself to the CD4 helper T-cell lymphocytes so the body can no longer respond to infections. The virus can also stop B-cell lymphocytes from doing their job properly. Slowly, the CD4 cell count goes down and the immune system starts to fail.
   AIDS is different to HIV infection. A diagnosis of AIDS requires HIV

infection plus one of the following:

– a CD4+ T-cell count below 200 cells/μL;-

– a CD4+ T-cell percentage of total lymphocytes of less than 15%;- diagnosis of one of a list of defining illnesses.

Causes: HIV can only be transmitted through blood, semen, vaginal secretions and breast milk, i.e. through sexual intercourse, sharing of intravenous needles, breast-feeding by an HIV-infected mother; or receiving organs from an infected donor.

Symptoms: Vary over the course of the disease. Those with blood (serum) which is positive for HIV antibodies may not show any symptoms of AIDS (sometimes for a long time). Early symptoms of HIV infection can include brief periods of illness (fever; chills; feeling unwell; headache), tiredness; oral thrush; weight loss; diarrhea. In full-blown AIDS the patient has very low immunity and develops major infections characteristic of AIDS (e.g. cytomegalovirus infection or CMV; tuberculosis; chronic herpes simplex virus infection or one of many others) or one of the secondary cancers characteristic of AIDS (e.g. Kaposi's sarcoma or non-Hodgkin's lymphoma).

Diagnostic tests: CD4 cell count below 350 cells/mm3; over-the-counter saliva testing kit.

Treatment: Highly active antiretroviral rherapy (HAART). *The patient will remain infectious even when on HAART.* Research is ongoing. AIDS can be prevented through practicing safe sex, i.e. use of condoms, and using clean sterilized needles

2. *Allergic reactions* – An overreaction of the body to foreign substances from out- side the body (e.g. pollen, seafood, peanuts or medication).

What happens: An allergen is any substance which causes an allergic reaction (e.g. nuts, eggs, shellfish, wasp or bee stings, pollen, antibiotics, latex). On first contact, the body makes the antibodies to the allergens. On second contact an antibody-allergen reaction takes place. Body cells are damaged and histamine comes out, causing the body's tissues to swell up. At the same time, blood vessels in the area widen, leading to redness.

If this allergic reaction takes place in the airways, the breathing tubes become narrowed with swelling and the person produces a wheezing sound when trying to breathe out.

Symptoms: See anaphylactic shock below.

Diagnostic tests: Skin test; history.

Treatment: Avoiding triggers; special diet; EpiPen® autoinjector if necessary.

3. *Anaphylactic shock* – *Anaphylaxis* is a severe allergic reaction which affects the whole body.

Symptoms: Blood vessels widen all over the body, leading to an enormous drop in blood pressure, which in turns leads to *shock*. There may be redness all over the body (an all-over body rash) as well as itching and swelling all over the body. Breathing is difficult as airways can swell up.

Diagnostic tests: Blood pressure; pulse; history.

Treatment: Epinephrine (adrenaline) injections must be given fast, preferably using an autoinjector such as the EpiPen®.

4. *Elephantiasis* – (also known as *filariasis*) – A parasite infection leading to enlarge- ment of a limb due to blockage of lymph glands.

Causes: Tiny parasitic worm found in tropical countries which is conveyed through the bites of mosquitoes infested with the parasite.

Symptoms: Enlargement of a limb due to obstruction (blockage) of lymph glands.

Diagnostic tests: Finger-prick test followed by checking blood smear under microscope.

Treatment: Medications(diethylcarbamazine, also known as DEC), sometimes plastic surgery; bed rest; tight bandages. Elephantiasis can be prevented through medications (*DEC*) and avoiding mosquito bites.

5. *Graft-versus-host-disease (GVHD)* – Occurs when the healthy donor cells attack the weakened body of the host (the person receiving the donor cells or transplant).

   Symptoms: Red rash; abdominal pain and cramps; nausea; dry mouth and dry eyes.

   Diagnostic tests: Biopsy of skin or mucosa of the mouth.

   Treatment: Immunosuppressant medications.

6a. *Hodgkin's lymphoma* – Cancer of the lymphocyte.

   Causes: Exact cause is not known.

   Symptoms: Painless, enlarged lymph nodes (lumps), usually in the neck first, then spreading to other lymph nodes; tiredness; night sweats; weakness.

   Diagnostic tests: Biopsy of lymph nodes; body scan to check for spread.

   Treatment: Combination of radiation therapy and chemotherapy; stem cell transplant (using healthy bone marrow from patient), monoclonal antibodies. For young patients, special measures are taken which include sperm storage for men prior to chemotherapy and hormone replacement therapy for young women following chemotherapy, as they may go into early menopause.

6b. *Non-Hodgkin's Lymphoma* – Cancer of the lymphocytes which is not Hodgkin's lymphoma. There are sixteen different types, ranging from very slow-growing to very aggressive, but usually B-cells and sometimes T-cells are affected.

Symptoms: Enlarged lymph nodes; tiredness; weight loss; sometimes enlarged spleen.

Diagnostic tests: Bone marrow biopsy; blood counts; CT scan.

Treatment: Chemotherapy; stem cell transplant (using healthy bone marrow from patient), monoclonal antibodies; immunotherapy.

7. *Lymphoma* – There are several types of lymphoma including *Burkitt's lymphoma* (a type of Non-Hodgkins Lymphoma, see above).

8. *Lymphedema* – Swelling (edema) that occurs when lymph cannot drain away as normal, causing the affected body part to swell up.

   Causes: Lymph nodes removed from armpit or groin following breast surgery or abdominal surgery; lymph drainage blocked for another reason, e.g. inflammation or blockage of lymph vessels, or patient does not have sufficient lymph vessels.

   Symptoms: Arm or leg swells up; feels very 'tight'.

   Diagnostic tests: History; physical examination.

   Treatment: Sleeping with legs/arm elevated; elastic stockings; low salt diet (to reduce fluid retention), diuretics; sometimes surgery.

9. *Systemic Lupus Erythematosus* or *(SLE)* – Autoimmune disease affecting connec- tive tissue in any part of the body. SLE most often affects heart, joints, skin, lungs, blood vessels, liver, kidneys, and nervous system.

   Causes: Exact cause is not known.

   Symptoms: General malaise; fever; joint pains; butterfly rash on face.

   Diagnostic tests: Blood tests.

   Treatment: Immunosuppressants; disease-modifying antirheumatic drugs.

10. *Tissue rejection* – Occurs when antibodies are formed against the transplanted tissues following a transplant. To prevent tissue rejection, tissue typing takes place before transplantation. The tissue typing is done in order to make sure that the tissues of the receiving person and the donor are very similar, so that, hopefully, the receiving person's immune system will not reject the donor organ. In addition, patients are given special immunosuppressant drugs to prevent rejection.

11. *Tonsillitis* – Painful, red and swollen tonsils.
    Causes: Bacterial or viral infection of the throat.
    Symptoms: Red, swollen tonsils. Can lead to complications including abscess and strep throat, which may lead to rheumatic fever.
    Diagnostic tests: Throat swab to check for bacteria.
    Treatment: Antibiotics; chronic and recurrent episodes may require a tonsillectomy (tonsil surgically removed).

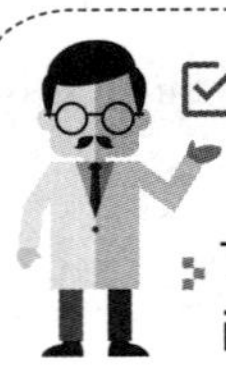

☑ Summary of main points

- This chapter has given a brief overview of the immune system, including:
  - anatomy of the immune system
  - terms with Latin and Greek roots
  - health professionals involved
  - some commonly encountered conditions relating to the immune system, together with common diagnostic tests and treatment methods.

제24장

내분비학: 내분비계

Endocrinology: The endocrine system

1 영한 용어사전

A1c test; HbA1c; glycated hemoglobin; glycosylated hemoglobin	당화혈색소 검사
acromegaly	말단 비대증
Addison's Disease	에디슨병
antidiuretic hormone (ADH)	항이뇨호르몬
adrenaline; epinephrine	에피네프린
adrenocorticotropin hormone (ACTH)	부신피질자극호르몬
aldosterone	알도스테론
achondroplasia	연골무형성증
autoimmune disease	자가면역질환
chemical messenger	화학적 전달자
continuous glucose monitor	지속적 혈당관찰
corticosteroids	코르티코스테로이드
cortisol	코르티솔
cretinism	크레틴병

Cushing's Syndrome	쿠싱증후군
diabetes	당뇨병
diabetes insipidus	요붕증(尿崩症)
diabetic nephropathy	당뇨병성 신장 질환
diabetic neuropathy	당뇨병성 말초신경병증
dwarfism	저신장, 왜소증
endocrine system	내분비계, 내분비기관
Endocrinologist	내분비학 전문의
estrogen	에스트로겐
fasting blood sugar (FBS)	공복시 혈당검사
follicle stimulating hormone (FSH)	난포자극호르몬
gigantism	거인증, 거대증
glycemic index (GI)	혈당지수
glycemic load (GL)	혈당부하
goiter	갑산성종
human growth hormone (HGH)	성장호르몬
hydrocortisone	히드로코르티손
hyperglycemia	고혈당(증)
hyperparathyroidism	부갑상선 기능항진증
hyperthyroidism	갑상선 기능항진증
hypoglycemia	저혈당(증)
hypoparathyroidism	부갑상선 기능저하증
hypotalamus	시상하부(視床下部)
hypothyroidism	갑상선 기능저하증
Islets of Langerhans	랑게르한스섬, 이자섬
ketone	케톤
luteinizing hormone (LH)	황체형성호르몬
melatonin	멜라토닌
myxedema	점액수종
oral glucose tolerance (OGTT)	경구 포도당 부하검사
oxytocin	옥시토신
parathormone	부갑상선 호르몬, 파라토르몬, 상피 소체 호르몬
parathyroid gland	부갑상샘
pineal gland	솔방울샘, 송과선(松果腺)

pituitary adenoma	뇌하수체 선종
polydipsia	다음증(多飮症)
polyuria	다뇨증(多尿症)
progesterone	프로게스테론, 황체 호르몬
prolactin	프로락틴, 유즙분비 호르몬
random blood sugar (RBS)	무작위 혈당(검사)
sex hormones	성 호르몬
testosterone	테스토스테론
thyroid stimulating hormone (TSH)	갑상샘자극호르몬
thyroidectomy	갑상선 절제술
thyroxin (T4)	티록신
two-hr postprandial blood sugar (2-h PPBS)	식후 2시간 혈당 측정법

내분비계는 신체 호르몬을 담당하는 화학적 메신저다. 신체의 여러 기관과 분비선은 그런 화학 호르몬을 생산하여 신체에 분비한다. 다음 나오는 라틴어와 그리스어의 어원은 내분비계와 관련된 많은 의료 용어의 기초가 된다.

2 Terms with Latin and Greek roots

acro	topmost; extreme
adrenals	hormone producing glands found *alongside*
the kidneys (ad-renal)	
diabetes	running through
ectomy	cut out; surgical removal of
endocrine	releasing internally
endocrinologist	doctor who specializes in the endocrine system
glycol	glucose, sugar
glycemic	sugar in the blood
hyper	too high, too much (compare *super – very high, very much*)
hyperthyroidism	hyperactive thyroid
hypo	too low, not enough (compare *sub – very low, very little*)
hypothyroidism	underactive thyroid
insipidus	tasteless (people with *diabetes insipidus* do not care what their drinks taste like, as long as they have something to drink!)
megaly	largeness (*megalos* – big)
mellitus	sweet as honey – in *diabetes mellitus* – fluid sweet as honey is running through the body (blood, urine)
parathyroid	alongside the thyroid
thyroid	shaped like a shield

3 Overview of the endocrine system

These glands	Produce these hormones	Which do this:
adrenal glands	corticosteroids aldosterone adrenaline (also called epinephrine)	encourage the body to repair after injury helps the body retain water and sodium helps the body's flight-fight response, increases heart rate and breathing rate
hypothalamus (in brain)	stimulating and inhibiting hormones	switch hormone secretion by pituitary gland on or off
ovaries	estrogen and progesterone	female sex hormones
pancreas	enzymes for digesting food insulin (produced in cells called the Islets of Langerhans) glucagon	lowers blood sugar levels raises blood sugar levels
parathyroid gland(in the neck)	parathyroid hormone	regulates calcium levels in the blood and bone metabolism
pineal gland (in brain)	melatonin	manages sleep-wake patterns
pituitary gland (in brain)	thyroid-stimulating hormone (TSH), follicle-stimulating hormone (FSH), luteinizing hormone (LH), human growth hormone (HGH), adrenocorticotropin hormone (ACTH), prolactin and oxytocin	LH and FSH trigger ovulation; ACTH triggers release of corticosteroids; prolactin stimulates production of breast milk; oxytocin causes contractions of the womb
testicles (testes)	testosterone	male sex hormone
thyroid gland	thyroxine (T4)	helps regulate metabolic rate

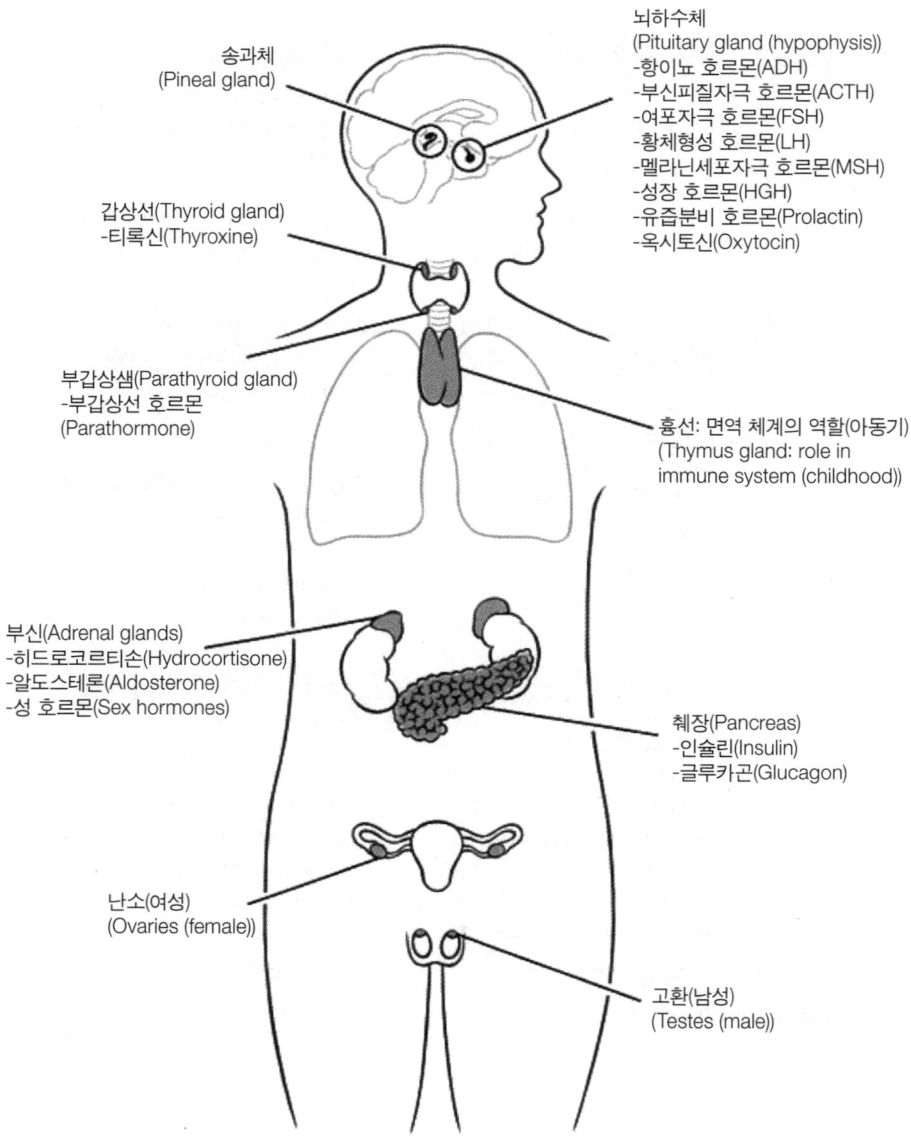

삽화 24.1. 내분비계(Endocrine system)

4 Health professionals

- *Endocrinologist* – Doctor specializing in complaints involving the endocrine (hormone) system.
- *Diabetes nurse educator* – Registered nurse specializing in educating patients with diabetes about managing their symptoms, checking blood sugar levels, administering insulin and so on.

5 Disorders of the endocrine system

Endocrine disorders are affected by the hormone involved and by whether there is too much or too little of this hormone. Some of the most common disorders are listed below.

6 Pituitary gland

1. *Dwarfism* – Adult stature of less than 4 ft 10 in or 147 cm.
   Causes: Dwarfism can be due to more than 200 different medical conditions, with achondroplasia the most common, followed by growth hormone deficiency (pituitary dwarfism), in which the pituitary gland does not produce enough growth hormone.
   Symptoms: In achondroplasia limbs are proportionately shorter than trunk, head is larger than average.
   Diagnostic tests: Physical examination; growth chart; X-rays.
   Treatment: Human growth hormone (HGH), sometimes surgery to increase

height; shoe lifts.

2. *Gigantism* – Massive growth before the growth plates have closed.
   Causes: Abnormality (often pituitary adenoma) in pituitary gland resulting in over-production of HGH.
   Symptoms: Abnormally rapid growth.
   Diagnostic tests: Brain scan; blood tests.
   Treatment: Removing pituitary adenoma (benign tumor), radiation therapy.

3. *Acromegaly* – Developing big hands, feet, chin and nose in adulthood.
   Causes: Abnormality in pituitary gland (often pituitary adenoma) resulting in over- production of HGH.
   Symptoms: Very gradual increase in size of hands, etc.
   Diagnostic tests: Brain scan; blood tests.
   Treatment: As for gigantism.

4. (*Central*) *Diabetes insipidus* – The pituitary gland does not produce enough ADH, so the body cannot retain enough sodium and water.
   Causes: Inadequate release of anti-diuretic hormone (ADH).
   Symptoms: Excessive urination and thirst.
   Diagnostic tests: Blood tests.
   Treatment: Synthetic form of ADH.

7 Thyroid gland

1. *Cretinism* – Severe hypothyroidism (see below) in young children, leading to a combination of growth failure and mental retardation. Sometimes symptoms are related to thyroid gland failure due to autoimmune disease.
   Causes: Lack of iodine, necessary for the synthesis of thyroid hormone in womb or in infancy.
   Symptoms: Growth failure and mental retardation.
   Diagnostic tests: Blood tests.
   Treatment: Thyroid hormone. Prevented through the use of iodized salt.

2. *Hypothyroidism* (*underactive thyroid*) – Thyroid gland does not produce enough thyroxin and the person's metabolic rate slows down. Common in women over 50 and men over 65.
   Causes: Lack of thyroid hormone.
   Symptoms: *Myxedema*, water retention with puffy, cheesy face; hair loss; brittle nails; memory loss; lack of concentration; fatigue (in spite of sleeping enough), lack of energy; depression.
   Diagnostic tests: Check levels of thyroid hormone (T3 and T4) and of TSH. If TSH levels are high, the thyroid may in fact be struggling to maintain normal thyroid function.
   Treatment: Thyroxine (hormone replacement).

3. *Hyperthyroidism* – An overactive thyroid where the thyroid gland produces too much T3 and T4 and the person's metabolic rate is increased.
   Causes: Overproduction of thyroid hormone.
   Symptoms: Weight loss; lots of nervous energy; increase in body temperature

and sweating; feeling ravenously hungry all the time; sometimes bulging eyes and goiter (swelling around thyroid gland).

Diagnostic tests: Blood tests; scan.

Treatment: Medication; radioactive iodine to destroy thyroid hormone producing cells; subtotal thyroidectomy or hemi-thyroidectomy (partial removal of the thyroid gland).

8 Parathyroid gland

1. *Hypoparathryoidism* – Underactive parathyroid gland.

   Causes: Not enough parathyroid hormone (PTH) is released, leading to a drop in blood calcium levels.

   Symptoms: Muscle twitches; spasms; convulsions; abdominal pain; cataracts.

   Diagnostic tests: Blood tests.

   Treatment: Calcium; vitamin D.

2. *Hyperparathyroidism* – Overactive parathyroid gland.

   Causes: Too much parathyroid hormone (PTH) is released resulting in a rise in blood calcium levels.

   Symptoms: High blood calcium levels; unspecific symptoms.

   Diagnostic tests: Blood tests.

   Treatment: Remove gland.

9 Adrenal glands

1. Addison's disease – Form of adrenal gland failure.

   Causes: Adrenal glands do not produce enough steroid hormones.

   Symptoms: Low blood sugar; muscle weakness; fatigue; weight loss. Note: people with Addison's disease can go into a 'crisis' during surgery or pregnancy and therefore need to wear Medic Alert bracelets.

   Diagnostic tests: Blood tests.

   Treatment: Replacing steroid hormones.

2. *Cushing's syndrome* – High levels of cortisol.

   Causes: High levels of cortisol produced by adrenal glands; corticosteroid medication; pituitary gland tumor resulting in too much adrenocorticotropin hormone (ACTH).

   Symptoms: High blood sugars leading to redistribution of fat, especially a buffalo hump and moon face; easy bruising; poor wound healing.

   Diagnostic tests: Blood tests.

   Treatment: Depending on the cause, tapering off corticosteroids if necessary.

10 Pancreas

1. *Diabetes* – High levels of sugar (glucose) in the blood. Sugar is unable to enter the body's cells to be used for energy because there is a problem with the hormone insulin, which helps glucose enter the cells. There are two main types of diabetes. Type 1 diabetes is relatively rare (10% of patients) while type 2 diabetes is by far the most common (90% of patients).

Causes: Type 1 diabetes is an autoimmune disease in which the pancreas quite suddenly stops producing insulin. More common in persons under 30 years of age

In Type 2 diabetes, the pancreas either does not produce enough insulin, or the insulin receptors on the body's cells are no longer 'receptive' to insulin (insulin resistance), meaning cells do not 'open up' to absorb sugar from the blood stream [see Figure 24.2]. Traditionally found in persons 45 years plus of age, but with the number of overweight people increasing around the world, a growing number of children and young people are now developing type 2 diabetes.

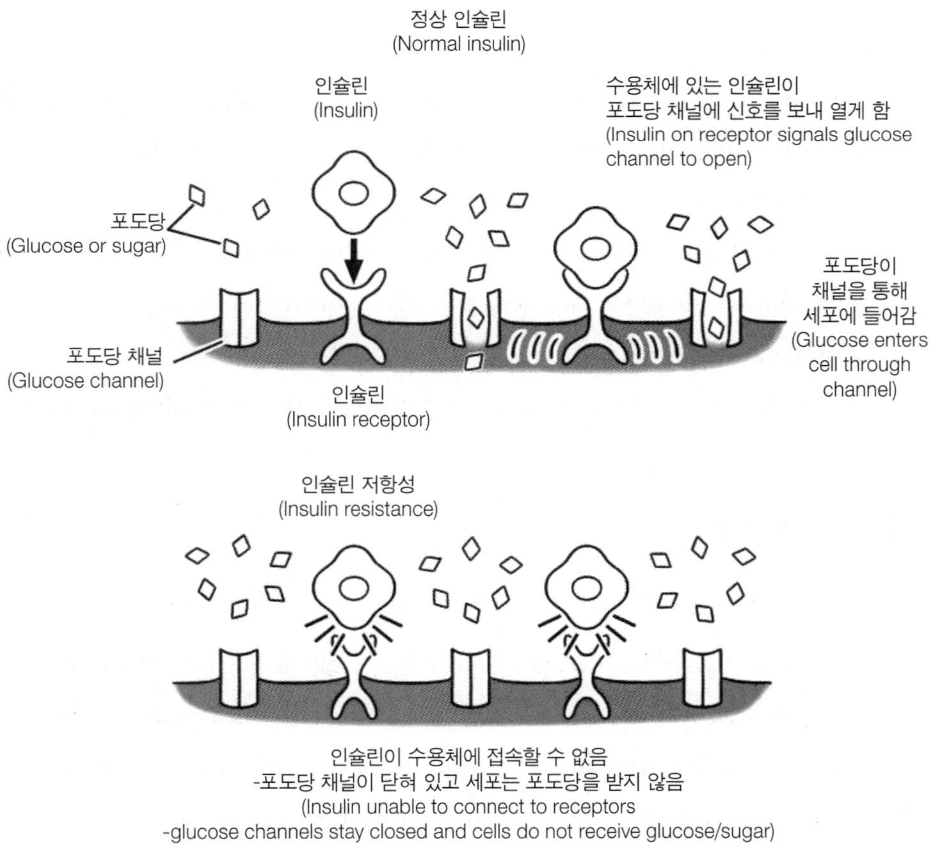

삽화 24.2 인슐린 저항성(Insulin resistance)

Symptoms: Sugar is needed in the cells for energy. Without sugar in the cells, the person feels tired and listless. Eventually, the body will start to burn off fat for energy, resulting in *ketones* in the urine (*acetone* smell on breath or skin).

If diabetes is undiagnosed and untreated, sugar will remain in the bloodstream and blood sugar levels will become very high. In type 2 diabetes, insulin levels may also be very high, because the insulin receptors are not responding to it. High insulin levels disturb fat metabolism and make arteries more likely to clog.

In many cases, people with type 2 diabetes may walk around undiagnosed for a long time. They may develop symptoms very gradually and therefore get used to not feeling 'the best'.

Diabetes can lead to complications such as hypoglycemia (note: this can only occur in people who use insulin or other diabetes medication), hyperglycemia and problems with nerves (diabetic neuropathy) and blood vessels (summarized below).

Hypoglycemia occurs when there is not enough sugar in the blood stream because insulin has allowed all sugar to leave the bloodstream and enter the cells. This results in the brain cells not receiving enough sugar, which can lead to aggression, confusion, loss of consciousness and potentially a hypoglycemic coma.

Hyperglycemia happens when the kidneys allow sugar overload into the urine. This very sweet urine attracts more fluid from the body, leading to polyuria (too much urine produced) and the person becoming very thirsty (polydipsia). A very high blood sugar may lead to a diabetic coma, (as can academia, in which the blood is too acidic), dehydration and electrolyte imbalances.

Symptoms of diabetes can include excessive thirst and urination; weight loss; fatigue, weakness (can be extreme), blurred vision; frequent and persistent skin and bacterial infections; slow healing and itching; numbness, pain and tingling in hands or feet and leg cramp.

Diabetes can also lead to nerve and circulation disorders affecting every part of the body, specifically eyes (blindness; eyesight problems), feet (small wounds don't heal, leading to tissue dying off and amputation), legs (chronic leg ulcers), brain (CVAs), heart (heart attacks), kidneys (renal failure or diabetic nephropathy), nerves (loss of sensation in fingertips and toes).

Symptoms of hypoglycemia can include trembling; sweating; ravenous hunger; palpitations of the heart; headache; tingling of fingers and lips; disturbances of concentration; abnormal speech; confusion; aggressive behavior and blurred vision. Note: Hypoglycemic patients have been mistaken for drunks and arrested!

Diagnostic tests: Blood glucose level, which may be tested in different ways, including:

- fasting blood sugar (FBS)
- two-hr postprandial blood sugar test (2-h PPBS) – 2 hours after meal
- oral glucose tolerance test (OGTT) – after drinking sugary drink (also called oral glucose challenge test)
- random blood sugar (RBS)
- Patients monitoring their own blood sugar levels using a small card-like blood glucose meter or a continuous glucose monitor, with a sensor under the skin
- A1c Test (or HbA1c – glycated hemoglobin or glycosylated hemoglobin) – indicates somebody's average blood glucose level over the past few months

A person without diabetes will have a normal blood glucose of between 62 to 125 mg/dL and a HgA1c of 4-6%.

Treatment: Type 1 – Insulin injections; insulin pump (attached to abdomen), low fat diet; careful balance between diet (timing, carbohydrates and amount), insulin (timing and amount) and exercise. Type 2 –Medications to help the pancreas produce more insulin; insulin injections; low fat diet; careful balance between diet (timing, carbohydrates, amount), insulin (timing and amount) and exercise. Some diabetic patients have been able to reduce their medication following gastric bypass (or gastric banding) surgery.

11 The glycemic index (GI)

Researchers think that a low glycemic index (low GI) diet may help prevent type 2 diabetes. Food containing carbohydrates that break down quickly have a high GI and rapidly increase blood glucose levels. Foods with carbohydrates that break down more slowly have a low GI and release glucose into the bloodstream gradually. Sugar is the standard measure, with a GI of 100. An example of GI can be found in comparing different types of rice, where jasmine rice has a very high GI, while basmati rice has a medium GI; hence a low GI diet should not include jasmine rice.

Another way of describing food is using the glycemic load (GL). Similarly to GI, GL is a number that describes how quickly blood glucose levels go up after consuming certain foods. One unit of GL reflects the effect of consuming one gram of glucose. A low GL is <10, a high GL is >20.

Summary of main points

- This chapter has given a brief overview of the endocrine system, including:
  - various hormones and the role they play
  - terms with Latin and Greek roots
  - health professionals involved
  - some commonly encountered conditions relating to the endocrine system, particularly diabetes, together with common diagnostic tests and treatment methods.

제25장

위장병학: 소화계

Gastroenterology: the digestive system

1 영한 용어사전

anal fissure	치열
anal fistula	치루
antacids	제산제(制酸劑)
anti-emetics	제토제(制吐劑), 진토제(鎭吐劑), 구토약
anti-tumor necrosis factor (anti-TNF) drugs	항 종양괴사인자 약물, 항 TNF제
antispasmodics	진경제(鎭痙劑)
appendectomy	충수 절제술
appendicitis	충수염(蟲垂炎)
ascites	복수(腹水)
bile	담즙(膽汁), 쓸개즙
cholecystectomy	담낭 절제술
cholescintigraphy; HIDA scan	담낭스캔, 담관섬광조영술, 간담도 스캔
colonoscopy	대장 내시경 검사
colposcopy	질 확대경 검사

contrast X-ray	X선 조영촬영, X선 조영검사
crown	크라운, 인공치관, 치관보철
CT scan	컴퓨터 단층촬영, CT촬영
digestives	정장제(整腸劑)
diverticula	게실(憩室)
diverticulitis	게실염(憩室炎)
duodenal ulcer	십이지장 궤양
emetics	최토제(催吐藥), 구토제
endoscopic retrograde cholangiopancreatography (ERCP)	내시경 역행성 담관췌관 조영술
endoscopy	내시경 검사
extracorporeal shockwave lithotripsy (ESWL)	체외 충격파 쇄석술
filling	충전물
gallstones	담석
Gastro-intestinologist	대장전문의
Gastroenterologist	위장병 전문의, 소화기병 전문의
gastroscopy	위 내시경 검사
helicobacter pylori	헬리코박터 파일로리
hemorrhoids; piles	치핵(痔核), 치질
hepatitis	간염
ileostomy	회장루(回腸瘻) 형성술
ileus	장폐색(腸閉塞)(증)
immunomodulators	면역조절제
inflammatory bowel disease (Chron's Disease, ulcerative colitis)	염증성 장질환 (크론병, 궤양성 대장염)
intestinal resection	장 절제(술)
irritable bowel syndrome	과민성 대장 증후군
lactose intolerance	유당불내증(乳糖不耐症)
laparoscopy	복강경 검사
laxatives	완화제(緩下劑), 설사제(泄瀉劑)
magnetic resonance cholangiopancreatography (MRCP)	자기공명 담관체관 조영술
nasogastric feeding tube	비위관 영양 (공급)
non-steroidal anti-inflammatory drugs (NSAIDs)	비스테로이드성 항염증

peptic ulcer	소화성 궤양
pancreatitis	췌장염
percutaneous endoscopic gastrostomy (PEG) tube	경피 내시경하 위루관
percutaneous transhepatic cholangiography (PTC)	경피경간 담도 조영술
perianal abscess	항문주위농양, 치루
peritoneal cavity	복강(腹腔), 배안
peritoneum	복막(腹膜), 배막
proctocolectomy	결장직장 절제술
root canal treatment	근관치료(根管治療), 신경 치료
sigmoidoscopy	결장경 검사
spider naevi	거미상모반, 거미혈관종
stoma	인공항문, 장루(腸瘻)
stoma pouch	장루 주머니
total parenteral nutrition (TPN)	총 비경구 영양(법)
ultrasound	초음파

소화계는 음식물이 받아 잘게 부스고 그 중 영양소를 혈류를 통해 흡수시키고 노폐물을 몸에서 제거하는 즉, 영양소 흡수를 위한 음식물 처리를 한다. 그래서 소화계에 관계되는 기관은 다양하다.

소화계(digestive system) 관련 의료 용어는 다양하게 표현된다. 의사들은 **소화관**(alimentary canal, 체내에서 음식물이 움직이는 경로)이라고 하거나 **위장관**(gastro-intestinal tract or GI tract, 음식물이 위와 으로 움직이는 경로)이라고도 한다. 소화계 관련 많은 용어의 근간이 되는 라틴어와 그리스어의 어원을 살펴보자.

2 Terms with Latin and Greek roots

absorb	to take in
chole	bile, gall (breaks fat globules down into smaller ones)
cholecystectomy	
	to cut out the gallbladder (chole: bile; cyst: bladder)
cyst	literally: bladder; fluid-filled sac (e.g cystitis)
digest	to break down
enter	inside (entrails: bowels)
esophagus	gullet (phago: eat; eso: going to carry)
gaster/gastro	stomach
gastrointestinal (*GI*)	relating to stomach and bowels
hepato	Liver
intestino	entrails, bowels
oesophagus	see esophagus
pancreas (*pancreatic*)	large gland (pan: all; creas: flesh/meat)
parenteral	by-passing the bowels (para: alongside)
peri	around
scopy	looking
sorb	to soak (up)
stoma	mouth; artificial opening
tomy	cut
tract	route

3 Anatomy and function of the digestive system

The gastrointestinal tract (GI tract) consists of a range of organs and accessory glands. Figure 25.1 represents the digestive system.

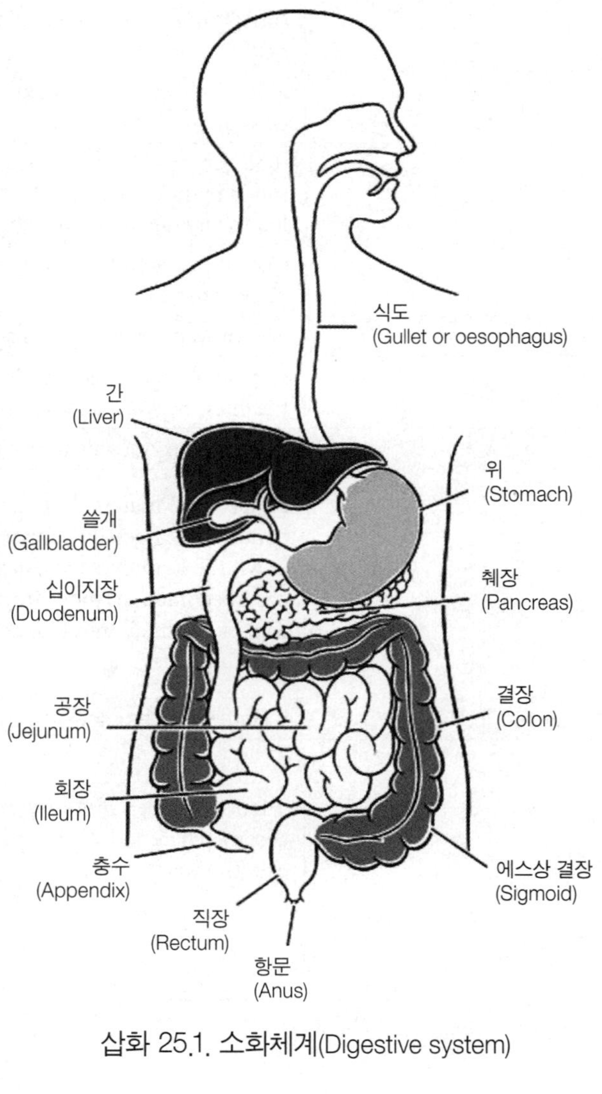

삽화 25.1. 소화체계(Digestive system)

Table 25.1 gives an overview of the main organs and accessory organs of the digestive tract.

표 25.1. 위장기관(The GI Tract)

Organs	Accessory organs/glands	Role
Mouth		
	tongue salivary glands	taste buds (papillae) saliva is released when food enters → food starts to dissolve (especially white bread; rice)
	teeth	food is broken up into small pieces and can be swallowed more easily
esophagus		tube behind the windpipe, connecting the throat to the stomach: food slides down to stomach
stomach		gastric juices to break down protein and carbohydrates
	liver	enzymes and bile (bile breaks down fat)
	gallbladder	storage place for bile; bile is squeezed into the intestine when fatty foods come along
	pancreas	digestive enzymes; insulin; glucagon
small intestine (duodenum, jejunum, ileum)		20 feet (6.3. meters) long; intestinal juices containing digestive enzymes help break down the food into tiny particles; these are absorbed into the blood stream through the wall of the small intestine and travel to the liver for processing
	appendix	includes lymph tissue
large intestine (ascending colon, transverse colon, descending colon, sigmoid colon, rectum, anus)		5 feet long (1.5 meters), mainly fluid is absorbed here and stools are moved towards exit (the anus)

In short, the process of digestion involves the following:

- eating or taking in food
- moving food along the digestive tract
- digestion (breaking it down into smaller bits)
- absorption
- defecation (elimination from body)

The digestion process starts in the mouth and continues in the stomach. When food is ready, the stomach contracts and pushes the food into the bowels, usually 2–6 hours after eating. Carbohydrates are digested quickly, protein and fats are digested more slowly. Some foods and medicine are readily absorbed in the stomach (i.e. water; Vitamin B12; aspirin; whey protein shakes).

The pyloric valve is the muscular opening between the stomach and the small intestine. The pylorus opens when food is ready to leave the stom-

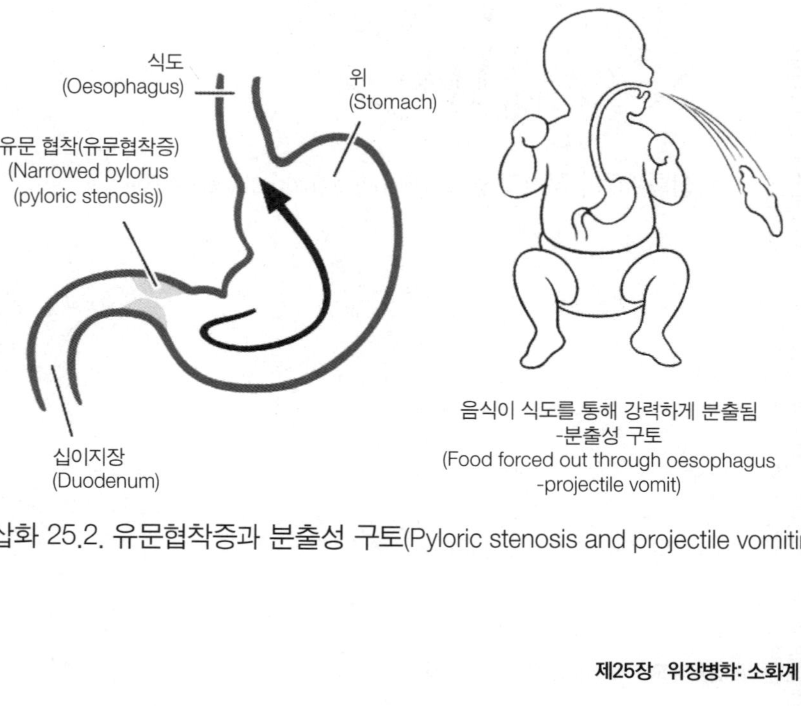

삽화 25.2. 유문협착증과 분출성 구토(Pyloric stenosis and projectile vomiting)

ach. In some infants the pyloric valve is narrowed and food is pushed out the other way, resulting in force- ful projectile vomiting (see Figure 25.2).

When food comes out of the stomach, carbohydrates and protein have been partly digested, but fats have not been digested. Glucose, fat and protein are absorbed in the small intestine, where nutrients are trapped between fingerlike protrusions in the lining of the bowel called villi, before passing into the blood which takes them to the liver for processing. Once processed, the nutrients are taken to the cells or stored in the form of glycogen or fat.

The many functions of the liver are represented in Table 25.2.

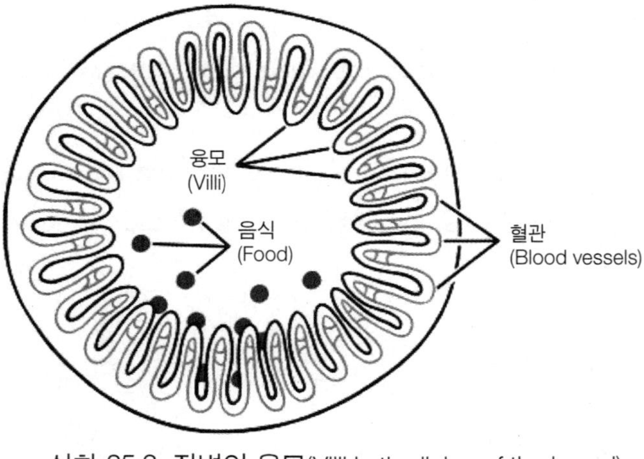

삽화 25.3. 장벽의 융모(Villi in the lining of the bowel)

표 25.2. 간의 여러 기능(The many functions of the liver)

Functions of the liver	Examples
makes plasma proteins, also heparin	
destroys old red blood cells	
liver enzymes break down poisons, making them harmless	includes medication, e.g. paracetamol
collects nutrients	
processes nutrients	can change sugar into: stored sugar (glycogen) stored fat (body fat) can change glycogen: back to sugar to protein to fat *as required*
stores nutrients	iron, copper, vitamins A, D, E, K also stores proteins which cannot be broken down (e.g. DDT) and heavy metals
makes bile (gall)	stored in gallbladder (bile breaks down fat)

4 Peritoneum

The peritoneum is a membrane lining the abdominal wall. It contains a lot of blood vessels and nerve endings, making it very sensitive to pain. The peritoneal cavity, is the space surrounded by the peritoneum. Some of the organs in the abdomen are inside the peritoneal cavity. The peritoneum has a rich blood supply (mesenterium). Mesenterial infarcts are very painful.

5 Health professionals

Gastroenterologist – Physician mainly specializing in disorders affecting all parts of the digestive system i.e. stomach, liver, pancreas, small and large intestine and rectum.

6 Disorders of the digestive system

1. *Appendicitis* – Inflammation of the appendix.
   Cause: Bacteria entering the appendix, usually preceded by an obstruction or infection of the gut.
   Symptoms: At start: pain around belly button; then: loss of appetite; nausea; vomiting; the pain will then shift to the right lower quadrant (RLQ) of the abdomen, getting worse with coughing, sneezing, or body movements; rebound tenderness (pain gets worse when the doctor removes his hand after pushing down on the abdomen). If the appendix perforates (breaks and contents come out), this can lead to peritonitis and sepsis (bacteria overwhelming organs and the bloodstream).
   Diagnostic tests: Ultrasound; CT scan; laparoscopy.
   Treatment: Appendectomy (removal of appendix), antibiotics.

2. *Cirrhosis* – Occurs when the liver is infiltrated with fibrous tissue and fat. This 'destroys' liver function, i.e. the liver cannot make glycogen absorb vitamins, break down bilirubin, process food, or detoxify alcohol and drugs. Blood flow through the liver is also obstructed (like a huge backlog of traffic) and there is back flow into the GI tract resulting in hypertension in the portal

vein and in the veins alongside the esophagus.

Cause: Often chronic alcohol abuse; hepatitis (especially B or C).

Symptoms: Anorexia (which literally translates as *no appetite*), nausea; weight loss; more than 5 spider naevi (spiderweb-like blood vessels just below the surface of the skin), fatigue; ascites (fluid in the peritoneal space). Esophageal varices (weak dilated veins along theesophagus) can lead to a massive hemorrhage, hepatic coma, and kidney failure.

Diagnostic tests: Liver biopsies; liver function tests.

Treatment: Depends on cause.

3. *Crohn's disease* – Inflammatory bowel disease which can affect both the small and large intestine.

   Causes: Genetic predisposition in which the immune system attacks harmless bowel bacteria.

   Symptoms: Ongoing disease with periods of remission and flare-ups (known as *exacerbations*) which can include malabsorption (leading to malnutrition and weight loss), anal fistulas; anal fissures (small tears), perianal abscesses. Can lead to a bowel blockage (ileus).

   Diagnostic tests: Colonoscopy; stool tests; CT scan.

   Treatment: Meal replacements; diet (bananas), anti-diarrhea medications, anti-inflammatory medications; corticosteroids; immunomodulators; biologicals; anti-tumor necrosis factor (anti-TNF) medications; occasionally surgery to remove rectum and colon (proctocolectomy), ileostomy or intestinal resection (removing diseased part of the bowel).

4. *Dental caries* – Tooth decay

   Causes: Breakdown of the tooth enamel due to acid-producing bacteria which destroy tooth enamel.

Symptoms: Often no symptoms; sometimes toothache or pain when eating or drinking hot or cold foods; cavities discovered during dental examination

Diagnostic tests: Dental examination; X-ray.

Treatment: Fillings; root canal treatment; crown (cap fitted over remainder of tooth).

Prevention: Good oral/dental hygiene (brushing, flossing), water fluoridation, dental sealants.

5. *Diverticulitis* – Inflammation of small pouches (*diverticula*) in the lining of the colon.

   Causes: Pressure on weak places in the wall of the colon, resulting in pouches forming.

   Symptoms: Pain lower left abdomen; change in bowel habits. Can lead to complications including infections, tears and blockages.

   Diagnostic tests: Colonoscopy.

   Treatment: Surgery for blockages; high-fiber diet.

6. *Duodenal ulcer* – see peptic ulcer

7. *Gallstones* – Solid particles that form from bile in the gallbladder

   Causes: Crystallization of cholesterol (cholesterol stones) or excess bilirubin pigment stones.

   Symptoms: Often no symptoms; sometimes pain after a fatty meal; pain if there is blockage and infection of the gallbladder; nausea, vomiting, jaundice, fever.

   Diagnostic tests: Ultrasound scan; endoscopic retrograde cholangiopancreatography (ERCP), looking at part of the gall ducts using a flexible scope; cholescintigraphy (HIDA), scan following intravenous injection of a special solution.

Treatment: cholecystectomy, laparoscopic surgery to remove the gallbladder. Extracorporeal shockwave lithotripsy (ESWL) is only used for patients who cannot have surgery, breaking up stones using sound waves; dissolving the gallstones; (keyhole surgery) to remove the gallbladder (cholecystectomy).

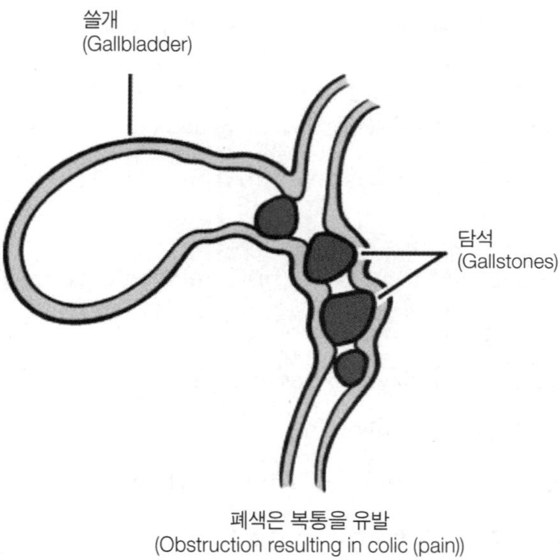

삽화 25.4. 담석(Gallstones)

8. *Hepatitis* – Inflammation of the liver.

Causes: Infection with the hepatitis virus. The means of transmission depends on the type of hepatitis (see below).

Hepatitis A and E result from infection through contaminated food and water. A complete recovery is possible.

Hepatitis B infections are common in Asian and Pacific Island populations, with infections possibly partly spread by eating food with shared eating utensils.

Hepatitis C and D are common in drug users, infants from infected mothers, people infected through hemodialysis or contaminated transfusions prior to the introduction of screening tests. That is, infection occurs through contact with blood or other body fluids or transferred to infants at birth. Infection with hepatitis B, C or D virus can result in chronic hepatitis; cirrhosis; liver failure and liver cancer.

Symptoms: Tiredness; nausea; loss of appetite; jaundice (skin looks yellow), whites of the eye look yellow.

Diagnostic tests: Blood tests (to check for antibodies).

Treatment: Antiviral drugs; occasionally liver transplant.

9. *Hemorrhoids* (also referred to as *piles*) – Inflammation/enlargement of veins in anus (internal or external).

   Causes: Constipation may play a role as it causes pressure on the veins.

   Diagnostic tests: Physical examination.

   Symptoms: Bright red blood in stools; pain on defecating (passing stools).

   Treatment: Local cream; surgery.

10. *Inflammatory bowel disease* – see *Crohn's disease* and *ulcerative colitis*

11. *Irritable bowel syndrome (IBS)* – Not a disease but a set of symptoms resulting from an abnormal functioning of the bowel.

    Causes: Combination of factors, including genetics, food sensitivity and mental stress.

    Symptoms: Abdominal pain; cramping; bloating; diarrhea alternating with constipation.

    Diagnostic tests: Colonoscopy; stool test.

    Treatment: Diet (typically avoiding certain foods).

12. *Lactose intolerance*

Causes: A lack of the lactase enzyme used to break down milk sugar (*lactose*).

Symptoms: Abdominal bloating.

Diagnostic tests: Stool acidity test; hydrogen breath test.

Treatments: Avoiding lactose in diet.

13. *Pancreatitis* – Acute or chronic inflammation of the pancreas.

Causes: Alcohol abuse; gallstones.

Symptoms: Acute pain; nausea; vomiting; jaundice; diabetes symptoms.

Diagnostic tests: Imaging.

Treatment: Stopping food by mouth; intravenous nutrition or fluids, plus no alcohol and frequent small meals for those with chronic condition.

14. *Peptic ulcer* (*gastric ulcer* or *duodenal ulcer*) – Ulcer in the stomach or duodenum.

Causes: Infection with Helicobacter pylori (H. Pylori) bacterium; stress; aspirin, NSAIDS.

Symptoms: Intense and acute pain. Peptic ulcers may lead to perforation (a hole in the wall of the stomach), leading to a hemorrhage (severe bleeding) which can result in shock, board-like stomach and death.

Investigation: Gastroscopy; breath test; stool test.

Treatment: Antibiotics against H. Pylori; medication to stop production of stomach acid.

15. *Tumors* – Cancers can occur anywhere in the digestive tract.

Causes: Depends on type of cancer.

Symptoms: Loss of appetite; weight loss; ascites (fluid), pain (usually a late symptom), jaundice.

Diagnostic tests: Gastroscopy; sigmoidoscopy; colonoscopy; CT scan.

Treatment: Depends on type of cancer, (see also Chapter 15) e.g. gastrointestinal stromal tumors (GISTs) respond well to drugs other than chemotherapy.

16. *Peritonitis* – Acute inflammation of the peritoneum (membrane lining the abdominal wall). This is a very serious condition.

    Causes: Infection through wounds after childbirth or through CAPD (see Chapter 26), perforation of infected organs; perforation of Fallopian tube after ectopic pregnancy. Can be prevented with antibiotics before abdominal surgery and using sterile procedures.

    Symptoms: Rigid washboard abdomen; pain; nausea and/or vomiting; reduced bowel sounds/movement; fever; chills.

    Diagnostic tests: Blood tests; sometimes laparotomy.

    Treatment: Immediate antibiotics; surgery and lavage (washing infectious fluids out) of abdomen.

17. *Ulcer* – see peptic ulcer

18. *Ulcerative colitis* – Type of inflammatory bowel disease in which there is ongoing inflammation and sores in the large intestine (colon) and rectum.

    Causes: Genetic predisposition (immune system responds abnormally to some of the bacteria in the bowel.).

    Symptoms: Periods of remission and flare-ups (known *as exacerbations*) involving fever, bloody diarrhea and cramping.

    Diagnostic tests: CT scan; stool test; colonoscopy.

    Treatment: Special diet; nutritional supplements; anti-inflammatory medications; corticosteroids; immunomodulators or anti-tumor necrosis factor (TNF) medications; occasionally surgery to remove part of the colon and create a pouch by attaching the ileum to the anus; sometimes ileostomy.

7 Some common medications

antacids	neutralize excessive stomach acid
antiemetics	stop vomiting
antispasmodics	calm stomach/intestinal muscles; stop cramping of smooth muscle tissue (given for colic)
digestives	help digestion (breaking down of food)
emetics	induce vomiting
laxatives	induce bowel movements

8 Some common diagnostic tests

- *Endoscopy* – Use of a scope (a flexible or rigid fiber-optic tube) to look inside organs and take biopsies: e.g: gastroscopy; colonoscopy
- *Contrast x-rays*, which may include:
- *endoscopic retrograde cholangiopancreatography (ERCP)* – Tube inserted into duodenum and dye injected to take x-rays of the bile ducts.
- *percutaneous transhepatic cholangiography (PTC)* – Dye injected to take x-rays of liver and bile ducts.
- *magnetic resonance cholangiopancreatography (MRCP)* – MRI used to obtain pictures of the bile ducts.

9 Additional comments

Occasionally people are unable to take in food: for example, a person with cancer in the gastrointestinal tract that prevents food from passing through, or babies who have a heart condition, which means they are unable to feed properly due to a lack of energy. In such instances, different feeding methods have to be used. These may include:

- nasogastric feeding tube (NG tube) (e.g. premature babies)
- percutaneous endoscopic gastrostomy tube (PEG): a tube inserted through the gastrostomy opening
- intravenous nutrition (IVN) or total parenteral nutrition (TPN) being a mix of glucose, lipids, amino acids, minerals, and electrolytes (Na+, K+, Cl-) given directly into the bloodstream.

Similarly, sometimes people are unable to defecate (pass stools/have bowel movements, poop) due to surgical treatment for bowel cancer or very severe Crohn's disease.

In these cases, an artificial outlet called a stoma may be created in the wall of the abdomen. Stoma (which means "mouth") is the general name given to artificial outlets for either the colon, the ileum or the ureters.

A colostomy is an artificial outlet for the colon (large intestine), an ileostomy is an artificial outlet for the ileum (part of the small intestine), a jejunostomy is an artificial outlet for the jejunum (part of the small intestine) and a urostomy is an artificial outlet for the ureters. While different types of stoma and stoma systems require different care, such care usually involves firstly keeping the skin around the stoma clean (shower, shallow bath, deep bath), and secondly changing the pouches (stoma bags).

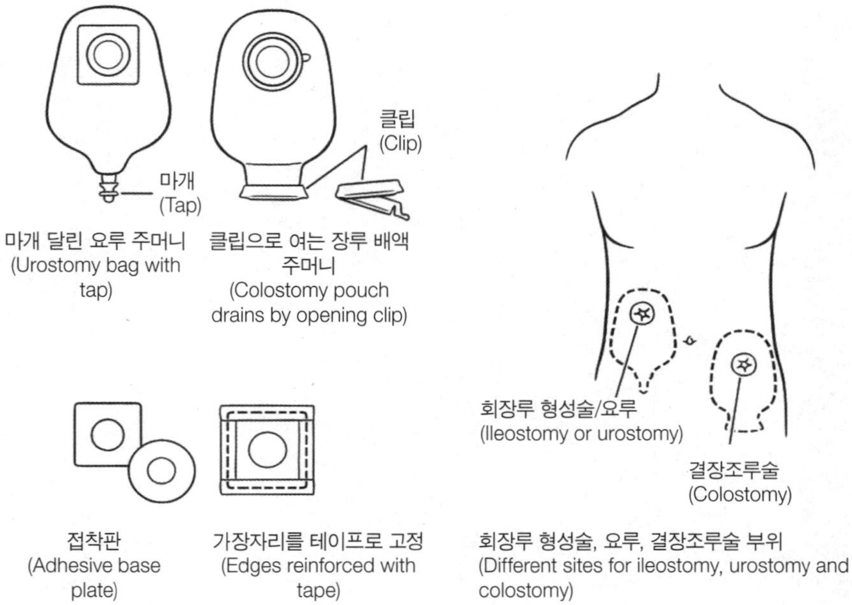

삽화 25.5. 장루 주머니와 장루 부위(Stoma pouches and stoma sites)

Summary of main points

- This chapter has given a brief overview of the digestive system, including:
  - anatomy of the organs involved
  - terms with Latin and Greek roots
  - health professionals involved
  - some commonly encountered conditions relating to the digestive system, together with common diagnostic tests and treatments.

제26장

비뇨기학과 신장학: 비뇨기계
Urology and nephrology: the urinary system

1 영한 용어사전

blood urea nitrogen (BUN) test	혈액요소질소 검사
continuous ambulant peritoneal dialysis (CAPD)	복막투석, 지속적 외래 복막투석
creatinine clearance rate (CCR)	크레아티닌 청소율
cystitis	방광염
dialysis machine	(신장) 투석 기계
dialyzing solution	투석액
diuretics	이뇨제
edema	부종(浮腫), 수종(水腫)
Erythropoietin (EPO)	에리스로포이에틴(빈혈치료제)
extracorporeal shockwave lithotripsy (ESWL)	체외 충격파 쇄석술
glomerular filtration rate (GFR)	사구체 여과율
glomeruli	사구체(絲球體)
glomerulonephritis	사구체 신염(腎炎)

gout	통풍(痛風)
hemodialysis	혈액 투석
hyperuricemia	고요산혈증(高尿酸血症)
IgA nephropathy	IgA신병증
immunosuppressant drugs	면역억제제
kidney failure; renal failure	신부전(腎不全)
kidney stones	신장결석
nephritis	신장염(腎臟炎)
Nephrologist	신장병 전문의
nephrotic syndrome	신증후군
polycystic kidney disease	다낭성 신질환
pyelonephritis	신우신염(腎盂腎炎)
systemic lupus erythematosus (SLE)	루푸스, 전신성 홍반성 루푸스
urinary tract	요로(尿路)
urinary tract infection (UTI)	요로감염
urine albumin test	소변 알부민 검사
Urologist	비뇨기과 전문의

신장과 비뇨기계는 신체에서 노폐물을 포함한 일부 과다 물질을 제거하는 일을 돕는다.

2 Terms with Latin and Greek roots

anuria	no urine production
cyst	bladder (literally a sac filled with fluid)
cystitis	inflammation of the bladder
cystoscopy	examination of the bladder through a scope passed into the urethra
dia	through
enuresis	bedwetting
glomerulonephritis	inflammation of the glomeruli and the nephrons
glomerulus	network of capillaries where unwanted material is pushed out into the urine smallest element of the kidney (like very small filter)
hemodialysis	dialysis – rinsing out of the blood
hemofiltration	filtering the blood
-itis	inflammation of
lysis	loosening; dissolving
nephritis	inflammation of the kidneys
nephron	smallest functional unit in the kidney
oliguria	passing very little urine
peritoneum	lining of the abdomen
peritoneal dialysis	dialysis through the peritoneum
polyuria	passing a lot of urine
renal	to do with the kidneys
tract	route; canal
uremia	(high levels of) urea in the blood (urea is a breakdown product of protein which makes skin dark and itchy)

3 Anatomy of the urinary system

In a healthy person the urinary system is made up of:

- two kidneys
- the urinary tract, which consists of two ureters, the bladder and the urethra

4 The kidneys

Kidneys are the filtering and cleaning organs of the urinary system and are vital in maintaining the body's internal balance by regulating a person's state of hydration. If a person is dehydrated (dry), the kidneys will act to conserve water, so that normal body functions are maintained (i.e. blood pressure; concentration of blood nutrients; healthy acid base balance and hormonal functions). Any urine passed will be dark in color (as it is quite concentrated) and passed in smaller amounts.

In a well-hydrated person, the kidneys do not need to conserve water to maintain normal body functions. This means that a healthy person cannot become overloaded with fluid. Urine passed will be light in color and passed in larger volumes. When the kidney(s) become diseased, they cannot carry out some or all of these functions.

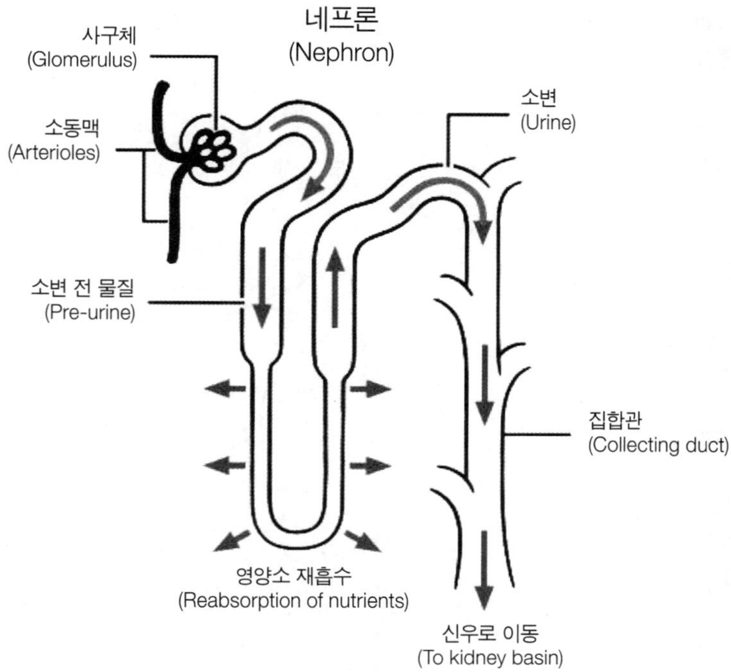

삽화 26.1. 신장 내 네프론과 사구체(Nephron and glomerulus in the kidney)

5 The urinary tract

The urinary tract provides the drainage system for the body's waste water and starts with the ureters (the two tubes leading down from the kidneys). Filtered urine drains via the renal pelvis (the central urine-collecting area of each kidney) into the ureters, flowing down into the bladder (a small reservoir that collects urine from the two kidneys). As the bladder fills, it sends signals to the brain about the amount of stretch in the bladder wall, and the person will realize that they need to empty their bladder. The emptying of the bladder can be controlled at will and the urine will then flow out through the urethra (a drainage tube leading from the bladder to outside the body).

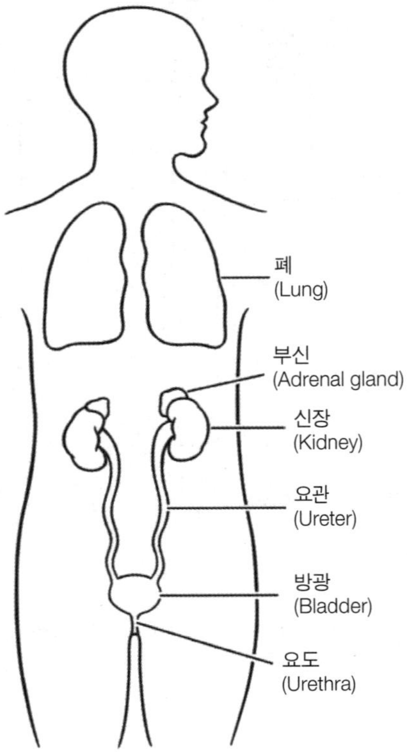

삽화 26.2. 체내 신장 위치(Position of kidneys in the body)

6 Function of the urinary system

The kidneys:

1. regulate the fluid environment within the body by
   - maintaining the circulating blood volume
   - maintaining concentration of blood constituents at a physiologically safe level

- maintaining acidity within safe limits on a long term basis (*Please note:* The respiratory system also regulates acidity in the body but does this on a moment-by-moment basis)

2. remove waste products from the blood through filtering
3. selectively reabsorb body constituents that need to be regulated according to the body's needs at the time
4. provide a barrier against loss of large molecules such as proteins (e.g. blood cells and plasma proteins) that should not be passed out in the urine
5. produce important hormones:
   - The kidneys produce a hormone that is important in the production of red blood cells in the body (erythropoietin).
   - The adrenal glands produce corticosteroids in response to the body's needs.
6. have an integral role in the regulation of calcium and phosphate balance, which is essential for the maintenance of healthy bones (amongst other things)

7 Health professionals

Nephrologist – Doctor who specializes in disorders of the kidneys and the urinary system.

Urologist – Doctor who specializes in disorders of the urinary system in both males and females, plus disorders of the male reproductive system.

8 Disorders of the urinary system

1. *Kidney failure* (or *renal failure*) – Occurs when kidney function is less than 15% of normal. Kidney failure is very common and relates very closely to

kidney function.

There are two forms of kidney failure. The first, acute kidney failure, is a life-threatening event that happens as a consequence to a major illness or trauma to the body, such as severe burns (which cause a large loss of fluid), or multiple major organ failure due to overwhelming infection (sepsis). The second, chronic kidney failure, involves a slow deterioration (worsening) of kidney function due to ongoing disease, which becomes so severe that the person requires dialysis or a kidney transplant to stay alive.

Causes: Diabetes; high blood pressure (hypertension), nephritis (an infective or non-infective inflammation of the kidney), blockage or obstruction of the urinary tract; genetically-linked problems such as *polycystic kidney disease.*

Symptoms: May include uremia, which relates to an excess of urea (a waste-product of protein breakdown) in the blood.

Diagnostic tests: Creatinine clearance rate (CCR), glomerular filtration rate (GFR) to check how well the kidneys are working; urine albumen test; blood urea nitrogen (BUN)

Treatment: There are three main modes of treatment for kidney failure:

- Hemodialysis – cleaning/filtering of the blood by means of a dialysis machine. The dialysis involves blood being separated from dialysis fluid by a semi-permeable membrane, which has very fine pores in it. The blood is pumped from the artery, through the tubes which lead to the dialysis machine. The blood passes to one side of the semi-permeable membrane (the filter), and extra fluid and toxins pass from the blood, through the filter into the dialyzing solution on the other side. Blood is then returned to the body and the process is repeated for another 3-4 hours. Blood that passes through the artificial kidney is treated with an anticoagulant, to stop it from forming clots while dialysis is in progress.
- Hemofiltration – a short-term treatment, similar to hemodialysis, used in

Intensive Care settings to treat acute kidney failure. Also called Continuous Veno-Venous Hemofiltration (CVVH)

- Continuous ambulatory peritoneal dialysis (CAPD) – a method of dialysis done by patients themselves, in whicha permanent tube is implanted in the patient's abdominal wall and four to five times a day the patient lets the dialysis fluid run into the peritoneal cavity, where it 'dwells' for some time before being drained out again, taking with it the waste that is usually filtered by the kidney.
- Kidney transplantation – the kidney of another person is placed inside the body of a person with kidney failure. Kidney transplantation will involve taking anti-rejection medication (immunosuppressants) for the rest of the person's life.

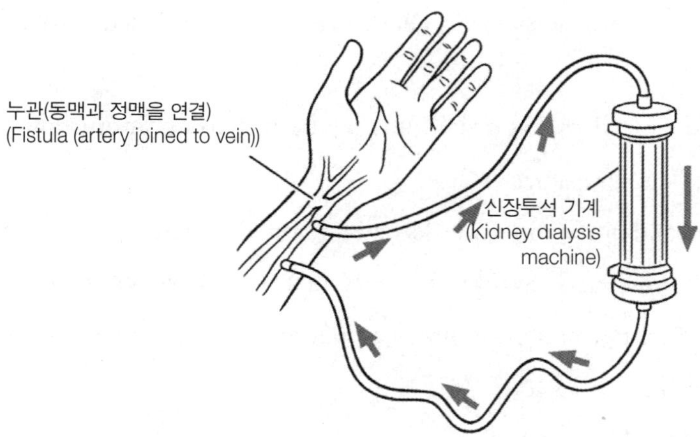

삽화 26.3. 혈액투석(Hemodialysis / Haemodialysis)

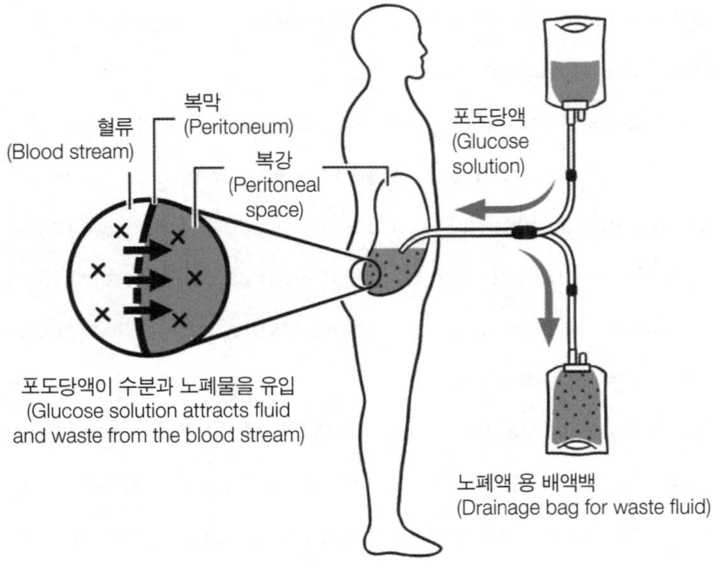

삽화 26.4. 지속적 외래 복막투석(CAPD)

2. *Acute and chronic glomerulonephritis*: Glomeruli become inflamed, swollen, full of blood.

   Causes: May be caused by bacteria, but may be due to an autoimmune reaction (e.g. in IgA nephropathy).

   Symptoms: Blood and protein in urine; low blood protein; edema.

   Acute glomerulonephritis: Symptoms only last 2 to 3 weeks. *Chronic glomerulonephritis*: permanent damage to nephrons which may lead to edema, coma, death.

   Diagnostic tests: Blood and urine tests.

   Treatment: Depending on cause: antibiotics or immunosuppressants.

3. *Kidney Stones* – Chemicals in urine can crystallize into stones (e.g. calcium, oxalate, phosphate).

   Causes: Suspected genetic predisposition in some people; high protein/high salt diet.

Symptoms: Extreme cramping pain; blood or pus in urine.

Diagnostic tests: Imaging; urine tests.

Treatment: Lithotripsy for smaller stones (stone is crushed by high-frequency sound waves), larger stones may need to be surgically removed.

4. *Gout* – Pain and inflammation in joints (usually the big toe) caused by high levels of uric acid (hyperuricemia).

Causes: Hereditary factors; high intake of alcohol, meat, seafood; joint injury; some medications.

Symptoms: Acute joint pain.

Diagnostic tests: Blood tests.

Treatment: Anti-inflammatory medications.

5. *Pyelonephritis* – inflammation of the kidney pelvis; may be acute pyelonephritis (sudden onset) or chronic pyelonephritis (slow onset).

Causes: Bacteria comes up from the bladder, resulting in the ureters becoming blocked (e.g. a kidney stone), so the urine cannot drain out and bacteria start to multiply.

Symptoms: Fever; chills; pain in the lower back; painful urination; nausea.

Diagnostic tests: Urine tests.

Treatment: Antibiotics; treating cause of blockage.

6. *Cystitis* or *urinary tract infection* (UTI) – Bacterial infection of the bladder lining.

Causes: Bacterial infection (often E.coli), risk factors include sexual intercourse ('alarm bells' in young children, warranting investigation into potential sexual abuse) and female anatomy.

Symptoms: Sharp, burning sensation when passing urine; frequent urge to pass urine.

Diagnostic tests: Urine tests.

Treatment: Antibiotics; alkalinizer sachets.

7. *Nephrotic syndrome* – A set of symptoms which can be due to illness or can be a disorder in itself (primary nephrotic syndrome).

   Causes: Underlying illnesses may include: other forms of kidney disease (e.g. glomerulonephrosis), cancer, diabetes, systemic lupus erythematosus(SLE), immune disorders.

   Symptoms: Protein in the urine, low levels of protein in the blood; edema around eyes, mouth, ankles.

   Diagnostic tests: Biopsy; blood and urine tests; imaging.

   Treatment: Depending on underlying cause, treatment may include corticosteroids; albumen; ACE inhibitors (see Chapter 17).

8. *Polycystic disease* – Cysts form in the kidneys which gradually squeeze out normal kidney tissue leading to kidney failure.

   Causes: Inherited.

   Symptoms: High blood pressure; pain in lower back.

   Diagnostic tests: Blood tests; urine tests; imaging.

   Treatment: Anti-hypertensive medications; dialysis.

9 Some common medications

diuretics	stimulate the flow of urine; used to manage heart failure or hypertension or edema (swelling)
immunosuppressants	used to suppress the body's rejection of a kidney

implant

erythropoietin — helps production of red blood cells

potassium chloride (KCl) — used to compensate for loss of potassium as a result of the use of diuretics

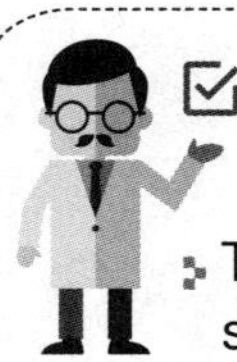

☑ Summary of main points

- This chapter has given a brief overview of the urological system, including:
  - anatomy of the kidneys and their important role
  - terms with Latin and Greek roots
  - health professionals involved
  - some commonly encountered conditions relating to the kidneys and urinary tract, together with common diagnostic tests and treatment methods

제27장

비뇨기학과 부인과학: 생식계

Urology and gynecology:
the productive systems

1 영한 용어사전

abortion	유산, 임신 중절
amniotic sac	양막(羊膜)
antepartum hemorrhage (APH)	분만 전 출혈
artificial insemination by donor (AID/DI)	비(非)배우자간 인공수정, 남편 이외의 제3자 정액을 통한 인공수정
artificial insemination by husband (AIH)	배우자간 인공수정
bag of waters	양막(羊膜)
bicornate uterus	쌍각자궁
blighted fetus	무태아
breech	둔위(臀位)
carpal tunnel syndrome	손목 터널 증후군, 수근관 증후군(手筋關症候群)
cervical cancer	자궁경부암
cervix	자궁경부, 경부
Cesarean section	제왕절개, 제왕절개술(帝王切開術)
chlamydia	클라미디아(성병의 일종)

chloasma	기미, 간반(肝斑)
chromosome abnormality	염색체이상
contraception	피임
cord prolapsed	제대 탈출
cryotherapy	냉동요법
dermoid cyst	유피낭종(類皮 囊腫)
dizygotic twins	이란성 쌍둥이, 이란성 쌍생아
diaphragm	횡격막, 가로막
diffuse (or disseminated) intravascular coagulation (DIC)	파종성 혈관 내 응고
ectopic pregnancy; extra-uterine pregnancy	자궁외 임신
electrodesiccation	전기건조법
endocervical swab	자궁경관 내부 도말, 자궁경관 내부 면봉채취(법)
endometrial cancer	자궁내막암
endometriosis	자궁내막증
erectile disfunction	발기부전
Fertility Specialist	불임 전문의
fetal alcohol syndrome	태아 알코올 증후군
fetal distress	태아가사(胎兒假死)
fibroids	섬유종(纖維腫), 근종
follicle stimulating hormone (FSH)	난포자극호르몬
follicular cyst	난포성 낭종
frank breech	진둔위(궁둥이만 골반 안에 있고 두 다리는 위로 뻗어 올린 자세)
gamete intra-fallopian transfer (GIFT)	생식세포 난관 내 이식
genital warts	곤지름, 음부사마귀
gestational diabetes	임신성 당뇨병
glucose tolerance test (GTT)	당부하 검사
gonorrhea	임균 감염증, 임질
Gynecologist	부인과 전문의, 부인과 의사
heartburn	가슴쓰림, 흉부 작열감, 속쓰림
hormone replacement therapy (HRT)	호르몬 대체요법
human chorionic gonadotropin (HCG)	융모성 성선자극호르몬, HCG호르몬
human papilloma virus (HPV)	인유두종 바이러스
hydrocephalus	수두증(水頭症), 뇌수종(腦水腫)

hyperemesis gravidarum	임신오조(姙娠惡阻),
immunological incompatibility	면역학적 부적합
implantation bleeding	착상혈(着床血)
in vitro fertilization (IVF)	시험관 아기, 체외수정
induction of labor	유도 분만
infertility	불임
intra-uterine contraceptive device (IUCD)	자궁 내 장치
intrauterine fetal demise (IUFD)	자궁 내 태아 사망
itrauterine growth retardation (IUGR)	자궁 내 성장지연
labia	음순(陰脣)
labor	분만, 해산(解產)
laparoscopy	복강경 검사
leukorrhea	냉, 대하(帶下)
linea nigra	임신선
luteinizing hormone (LH)	황체형성호르몬
malpresentation	이상 태위, 비정상 태위
membranes	(인체 피부・조직의) 막(膜)
midwife	조산사
miscarriage; spontaneous abortion	자연유산
missed abortion	계류유산(稽留流產)
monozygotic twins	일란성 쌍둥이, 일란성 쌍생아
multiple pregnancy	다태임신(多胎姙娠)
oral contraceptives	경구 피임약
orchidopexy; orchiopexy	고환고정술(睾丸固定術)
ovarian cancer	난소암
ovarian cyst	난소낭종
ovum donation	난자 공여, 난자 기증
pelvic inflammatory disease (PID)	골반염
placenta previa	전치 태반
placental abruption	태반 조리 박리
polycystic ovary syndrome	다낭성 난소 증후군
polyhydramnios; polyhydramnion	양수 과다증
polyps	용종(茸腫), 폴립

pre-eclampsia; pregnancy induced hypertension (PIH), gestational proteinuria hypertension (GPH), toxemia	임신 중독증, 전자간증, 임신과 합병된 고혈압
prostate cancer	전립선암
prostate specific antigen (PSA)	전립선 특이항원검사
prostatic hypertrophy; benign prostatic hyperplasia (BPH), enlarged prostate	전립선 비대증
prostatitis	전립선염
rebound hypoglycemia	반동성 저혈당증
Rhesus disease	레서스 용혈성
salpingectomy	난관 절제술
salpingitis	난관염(卵管炎)
salpingostomy	난관 개구술
sexually transmited disease (STD)	성병
spermicidals	살정제(殺精劑)
syphilis	매독(梅毒)
teratogenic drugs	기형을 유발하는 약물
termination of pregnancy; induced abortion	인공 유산, 인공 임신 중절
testicular cancer	고환암
tubal ligation	난관결찰술(卵管結紮術)
undescended testes; cryptorchidism	잠복고환, 정류고환
urologist	비뇨기과 전문의
uterine cancer	자궁암
vasectomy	정관 수술
vertex	두정위(태아의 머리가 아래로 향함)

본 장은 두 절로 나눠져 있다. 첫째 절에서는 남성과 여성의 생식계 질환, 생식력과 불임을 다루고, 두 번째 절에서는 임신 합병증을 살펴본다.

2 Terms with Latin and Greek roots

benign	good (not cancerous)
brachytherapy	treatment delivered from a short distance: inserting radioactive material inside a tumor
HDR	high dose radiation
hyperplasia	overgrowth
in vitro	'in glass' i.e. in the laboratory in a test tube or specimen dish
LDR	low dose radiation
malignant	literally: bad (cancerous)
vas deferens	literally: a vessel leading out (carrying the sperm)

3 Male and female reproductive systems

3.1 Anatomy of the male reproductive system

The male reproductive system consists of:

- two testes (testicles) – male sperm-producing glands, in the scrotum, hanging from the spermatic cord
- epididymis – one of two long, tightly coiled ducts which store sperm and take it from the testes to the vas deferens
- vas deferens – the canal that connects the testes with the urethra and takes the sperm away from the epididymis
- prostate gland – gland situated directly below the bladder; the prostate gland produces a fluid that helps sperm survive

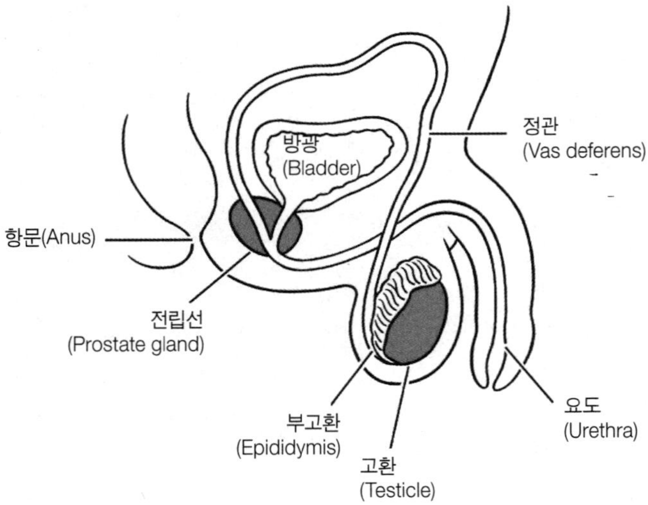

삽화 27.1. 남성 생식계(Male reproductive system)

3.2 Disorders of the male reproductive system

1. *Prostatic hypertrophy*, also referred to as *benign prostatic hyperplasia (BPH)* or *enlarged prostate* – occurs when the prostate gland is enlarged and presses on the urethra.

   Cause: The prostate gland keeps growing very gradually from around age 40 onwards.

   Symptoms: Problems with urination (dribbling, leaking, frequency) and urine retention. Can lead to bladder stones and damage to bladder and kidneys.

   Diagnostic tests: Rectal examination; prostate specific antigen (PSA) blood test to check for inflammation or cancer; imaging.

   Treatment: Watchful waiting; medication; avoiding coffee, alcohol, certain medications.

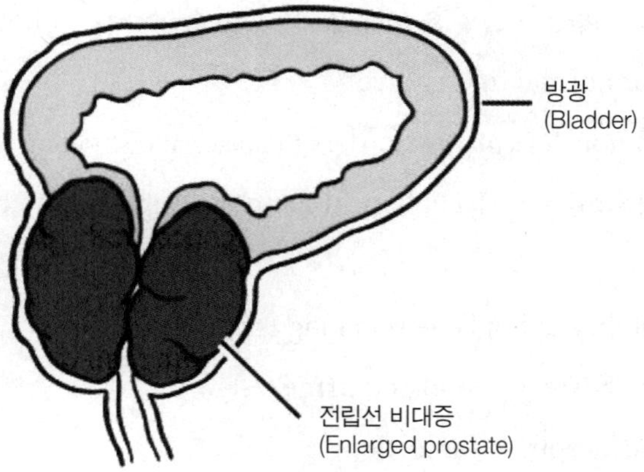

삽화 27.2. 전립선 비대증(Enlarged prostate)

2. *Prostate cancer*

See Chapter 15, page 261.

3. *Prostatitis* – Inflammation of the prostate. Can be acute or chronic.

Causes: These include bacterial infection; autoimmune response; injury and many others.

Symptoms: Acute prostatitis: Fever; chills; painful urination; swollen, tender prostate. Chronic prostatitis can occur with or without symptoms.

Diagnostic tests: Urine tests; imaging.

Treatment: Rest; increased fluid intake; antibiotics.

4. *Sexual function problems*

4a. *Infertility/Sterility* – Please see fertility/infertility, page 471-473.

4b. *Impotence* (also called *erectile dysfunction*) – An inability to hold an erection long enough for normal intercourse.

Causes: Circulation (vascular) disorders (diabetes and smoking may be factors), neurological disorders; psychological factors; drug side-effects; hormonal problems.

Symptoms: Inability to hold erection long enough.

Diagnostic tests: History; blood and urine tests.

Treatment: Medication; self-injection.

5. *Testicular cancer* (see Chapter 15, page 262-263).

6. *Undescended testes* (also referred to as *cryptorchidism*) – Either one or both testes have not come down into the scrotum.

Causes: Congenital condition.

Symptoms: Testes need to be in the scrotum because they need to be slightly below body temperature; undescended testes carry an increased risk of infertility and of testicular cancer.

Diagnostic tests: Physical examination

Treatment: Orchidopexy or orchiopexy (operation to bring testes into the scrotum).

3.3 Health professionals

Fertility specialist – Doctor specializing in managing male and female infertility problems.

Urologist – see Chapter 26, page 451.

3.4 Anatomy of the female reproductive system

The female reproductive system consists of:

- two ovaries, one on either side of the womb. The ovaries are the female equivalent of the testes.
- two Fallopian tubes, one on either side of the womb
- womb or uterus
- cervix (the neck of the womb)
- vagina
- external genitals: vulva (containing the labia), the clitoris and its foreskin, and the openings of the vagina and the urethra (urine duct)

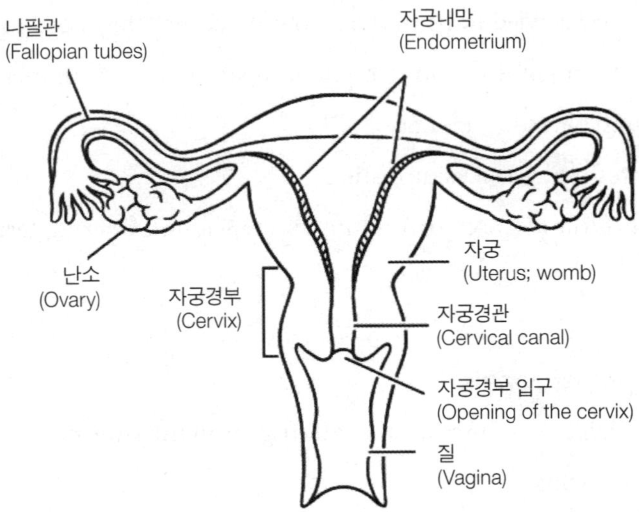

삽화 27.3. 여성 생식계(Female reproductive system)

A woman's eggs mature in her ovaries. The pituitary gland in the brain produces two hormones, called follicle stimulating hormone (FSH) and luteinizing hormone (LH). The egg develops in a follicle on the surface of the ovary under the influence of FSH and LH. Once a month, ovulation takes place and an egg is pushed away from the ovary and into the Fallopian tube, where it starts travelling towards the womb. If the egg meets sperm on its way to the womb, it may be fertilized and travel on to the womb where it may imbed itself into the lining. At this stage, it is called an embryo, while in later stages of its development, it is referred to as a fetus. The lining starts producing a hormone called human chorionic gonadotropin (HCG), also referred to as pregnancy hormone, and a pregnancy test comes up as positive (positive test for HCG in the urine or in the blood).

If the egg does not meet up with any sperm, the lining of the womb which had been prepared for a possible pregnancy is shed and the woman has her menstrual period, usually approximately 14 days after the day on which she ovulated.

The ovarian follicle produces estrogen and progesterone, two hormones which regulate the woman's menstrual periods. When a woman goes through menopause, her ovaries stop functioning and producing these hormones. When this happens some women choose hormone replacement therapy (HRT) in which estrogen and/or progesterone (in either their bio-identical, i.e. identical to body's natural hormones, or pharmaceutical form) are taken in order to combat menopausal symptoms such as hot flashes, irritability and fatigue. Hormone replacement therapy may also be prescribed to prevent osteoporosis and cardiovascular disease, both of which may affect women after menopause.

3.5 Health professionals

Fertility specialist – Doctor specializing in managing male and female infertility problems.

Gynecologist – see Chapter 11.

3.6 Disorders of the female reproductive system

1. *Cervical cancer* - see Chapter 15, page 258.

2. *Endometrial cancer* – Cancer of the endometrium or inner lining of the womb, also referred to as *uterine cancer.* See Chapter 15, page 263.

3. *Endometriosis* – Endometrial tissue (i.e. cells from the inner lining of the womb), is found outside of the womb, where it swells up and bleeds during every menstrual cycle. Common in women from puberty to menopause.

   Cause: There are various theories, including that of retrograde (backwards) menstrua- tion, where bits of tissue from the womb travel up into the Fallopian tubes during a period. Other theories involve certain immune system abnormalities, cells on the outside of the ovaries changing into endometrial cells, or endometrial cells travelling through the lymph system, as endometrial tissue has also been found further away from the womb.

Symptoms: Painful periods; pain during intercourse; ovulation pain; back pain; fatigue. Can lead to complications including scar tissue and adhesions (fibrous bands of scar tissue in the lower abdomen, causing organs to stick together) and infertility.

Diagnostic tests: Laparoscopy.

Treatment: Removal of endometrial tissue (e.g. by laparoscopy), hormonal treatment.

4. *Ovarian cancer* - refer Chapter 15, page 260.

5. *Ovarian cyst* – A sac filled with fluid or with half-solid material develops in or on the ovary. Different types of cysts exist, depending on their origins. A *follicular* cyst is the most common. It is benign and usually disappears by itself. A *dermoid* cyst is formed from cells which produce eggs and can contain bone, teeth or hair. *Corpus luteum* cysts consist of yellowish tissue which grows on the ovary after ovulation and produces progesterone. Normally these "waste away" after the period.

   Causes: Ovarian cysts can be normal and may disappear by themselves; some can be malignant.

   Symptoms: Constipation; frequent urination; irregular periods; abdominal pain; pain during intercourse.

   Diagnostic tests: Ultrasound scan; laparoscopy; CA-125 blood test.

   Treatment: Oral contraceptives (for follicular cysts), surgical removal.

6. *Pelvic Inflammatory Disease* (*PID*) – An infection which starts in the neck of

the womb and then moves to the tube(s) or spreads further into the abdomen.
Cause: Usually a bacterial infection, typically a sexually transmitted disease (STD) such as chlamydia or gonorrhea.
Symptoms: Foul-smelling discharge; pain in lower belly; abnormal bleeding or spot- ting between periods; pain during intercourse; burning sensation when passing urine. Can lead to abscess, septicemia and infertility (due to scarring of the Fallopian tubes).
Diagnostic tests: Endocervical swabs (samples taken from inside the cervix).
Treatment: Painkillers; antibiotics; tracing of (sexual) contacts.

7. *Polycystic ovaries* – Lots of small cysts develop on the ovary which may cause the affected ovary to double in size.
Cause: Hormonal imbalance: high levels of testosterone, LH and estrogen; low levels of FSH; may be caused by problems with the adrenal glands or the pituitary gland; sometimes associated with insulin resistance.
Symptoms: No ovulation; no menstrual periods; infertility; masculine-type hair growth; low voice; weight gain.
Diagnostic tests: Blood tests; imaging.
Treatment: Often hormonal treatment; sometimes removal of part of one or both ovaries; oral diabetes medication; losing weight.

4 Fertility and infertility

4.1 Infertility

Infertility is the inability for a couple to conceive (have a baby) and affects approximately 10% of all couples. Treatment is based on the cause of the infertility, and both partners must be investigated. The American Congress of Obstetricians and Gynecologists (ACOG) and the American Society for Reproductive Medicine (ASRM) both recommend that women under age 30 try to conceive for 12 months before seeking treatment, and that women over age 30 try for six months before seeking help from a fertility specialist. However, more recent studies suggest that couples should wait no more than 6 months of trying to conceive before seeking help.

Many conditions may lower a couple's chance of conceiving. These can include:

- decrease in the number and motility of sperm
- disorder of the vaginal mucus
- problems with the transport of sperm/eggs
- disorders of ovulation
- older parents, especially over 40 years
- sexual dysfunction
- psychological disorder
- other medical conditions
- endocrine disorders
- genetic factors
- infections (such as pelvic inflammatory disease
- trauma to the genitals
- radiation which may have destroyed eggs or sperm
- certain drugs may interfere with ovulation
- immunological incompatibility – antibodies to sperm

Treatment: Identifying the problem; outlining the options. Treatment may include emotional counseling; coital timing (timing of sexual intercourse), donor insemination (in case of semen problems), induced ovulation and/or surgery or in vitro fertilization (IVF) in the case of tubal disease.

4.2 Men

In most cases male infertility is due to a low sperm count or poor sperm function.

Causes: Degenerative changes of the testicles through, for instance, x-rays, infection, malnutrition; sperm unable to get through due to a blockage; no or not enough viable (able to live) spermatozoa.

Symptoms: No physical symptoms.

Diagnostic tests: Semen analysis is the main test, whereby three semen samples are analyzed over the course of several weeks to check sperm count, sperm motility (sperm movement 4 hours after ejaculation) and sperm normality (counting percentage of abnormal sperm, must be < 20%). The second is a post-coital test, whereby a vaginal mucus specimen from the man's partner is examined (within 6 hours of intercourse). This test is done to analyze the penetration of mucus by the sperm and the quality of the mucus.

Treatment: Combine the few healthy sperm with the egg via IVF; donor insemination (placement of donor sperm within the cervix or uterus at ovulation).

4.3 Women

Causes: Failure to ovulate; blocked Fallopian tubes; fibroids or polyps in the womb inhibiting the egg imbedding itself in the lining of the womb; congenital abnormalities of the genital tract; unfavorable secretions; cervical or vaginal problems which make it difficult for sperm to get through. Tubal pelvic inflammatory disease is a major cause of tubal disease. Tubal damage may also follow peritonitis and pelvic adhesions after surgery. Endometriosis (uterine tissue growing outside of uterus) may also cause pelvic damage similar to tubal disease. In a number of cases no cause can be found for the infertility.

Symptoms: Failure to conceive after repeated attempts.

Diagnostic tests: Analysis of cervical mucus (should be clear and abundant, and it should be "stretchy" at ovulation time), a urine test (an ovulation predictor kit which reveals whether the woman is ovulating or not), ultrasound (detects a ripening egg), hormonal blood tests (done throughout the cycle to show variations in different hormone levels), laparoscopy to check whether the tubes are still open as well as look for any adhesions, pelvic inflammatory disease or endometriosis. Patency testing the patency of the Fallopian tubes to see whether egg and embryo can pass through, involves a colored dye being injected into the tubes.

Treatment: Ovulation failure is treated with hormonal medication. Donor eggs are used if women suffer premature ovarian failure. Tubal damage treatment involves surgery to remove adhesions, and/or IVF. If a woman is infertile due to endometriosis, IVF may be the only option.

4.4 Artificial reproduction

Artificial reproduction means that artificial means are used in order to achieve a pregnancy. This may include the following:

1. *Artificial Insemination by Husband (AIH)*

   Situations in which this may be done: Problems with the cervix; mechanical problems, such as a spinal (back) injury or a physical disability; a very low sperm count; semen stored (frozen) before chemotherapy or radiation therapy.

   Method: Intrauterine insemination whereby sperm is put inside the uterus through the cervix using a very fine catheter (narrow tube).

2. *Artificial insemination by donor (AID/DI)*

   Situations in which this may be done: No sperm count or a very low sperm count; abnormal sperm; risk of hereditary diseases being passed on; woman has no male partner.

Method: A speculum and syringe are used to bathe the cervix in semen. Success rates are the same as for normal conception.

3. *In vitro fertilization (IVF)*

   Situations in which this may be done: Damaged tubes; low sperm count; poor movement of sperm; presence of anti-sperm antibodies; problems with the cervix; endometriosis; unexplained infertility.

   Method: The woman takes drugs which stimulate multiple ovulations. The eggs are removed from the woman's body using ultrasound. Eggs and sperm are treated separately then brought together outside of the body (*in vitro*). Two to three days after fertilization, a maximum of three embryos are placed inside the uterus. Any additional healthy embryos are frozen in case further attempts at fertilization are necessary in the future.

4. *Gamete intrafFallopian transfer (GIFT) Situations in which this may be done*: May be done if there is a "cervical barrier" to conception (problem with the cervix).

   Method: The eggs are collected as for IVF and are placed into a catheter (fine tube) with fresh sperm; they are then placed in the Fallopian tube, allowing fertilization to take place.

5. *Ovum donation*

   Situations in which this may be done: When the woman does not ovulate (i.e. does not produce any eggs).

   Method: Eggs are donated by women (usually women who are undergoing IVF themselves). The eggs are fertilized outside of the womb (*in vitro*) using sperm from the woman's partner. The embryos which result are then placed inside her womb.

6. *Intrauterine insemination (IUI)*

Situations in which this may be done: Unexplained fertility; ovulation problems; male partner experiences premature ejaculation or impotence; woman wants to use donor sperm.

Method: Sperm is washed to remove the fast-moving sperm, which is then placed inside the womb close to the time the woman is due to ovulate.

4.5 Contraception

Different types of contraception (methods for preventing pregnancy, sometimes referred to as family planning) exist, including the following:

1. *Natural family planning*

   This involves abstinence from intercourse during the time of the month when the woman is fertile. Under ideal circumstances, this may be almost as effective as the pill, or condoms and diaphragms, if the woman has a regular menstrual period. However, determining the fertile period may be very difficult.

2. *Condoms*

   Thin, strong sheaths of rubber or similar material worn by the man, to stop the sperm from entering the vagina. Condoms may fail if they tear or if they slip off after climax. If the condom is used consistently and correctly, it is as effective as the diaphragm.

3. *Diaphragm*

   A flexible rubber dome used with spermicidal cream or jelly. It is inserted into the vagina to cover the cervix and stops the sperm from getting past. The diaphragm must be left in place for at least 6 hours after intercourse and may be left in place as long as 24 hours. The diaphragm must be fitted by a specialist and must be refitted every two years or after each pregnancy. The diaphragm offers a high level of protection (failure rate is 2–3 pregnancies per 100 women). Failure may be caused by incorrect insertion or by the diaphragm being moved out of place during sexual intercourse.

4. *Intrauterine contraceptive device (IUCD).*

A small object shaped like a loop, spiral or ring, made of plastic or stainless steel. It has to be placed inside the womb by a specialist and may be left there indefinitely. Some women cannot use an IUCD, because the womb expels it, or because they have bleeding or discomfort. The IUCD is not recommended for women who have not had a child, as the womb is too small and the cervical canal too narrow. Sometimes, insertion of the IUCD may lead to inflammation of the pelvic organs.

5. *Spermicidals*

Sperm-killing chemicals inserted into the vagina to cover the surface of the vagina and the opening of the cervix. Quite effective on their own, but thought to be more effec- tive when used together with either a diaphragm or a condom.

6. *Hormonal contraceptives* (taken by women)

Contraceptives may be taken orally (sometimes known as "the pill") or be delivered through a ring, intrauterine device, implant or injection. Hormonal contraceptives are the most effective method of contraception (apart from total abstinence or surgical sterilization). They may have some side effects, including nausea, light bleeding (spotting) between periods, breast tenderness or enlargement, fluid retention, and weight gain. They should not be used by women who are prone to developing thrombosis.

7. *Vasectomy*

Procedure involving the cutting of the "vas", the tube which carries the sperm. Some doctors carry out "no scalpel" vasectomies, using a clamp rather than a scalpel to get through the skin.

8. *Tubal ligation*

Abdominal surgery to tie the tubes so that eggs can no longer travel from the ovary to the womb.

5 Pregnancy

This section will look at some of the complications which may occur in the course of a pregnancy, including gestational diabetes and pre-eclampsia. Please refer to Chapter 11 for general information on pregnancy and prenatal checkups.

A 40-week pregnancy is divided into three 3-monthly periods called *trimesters* of 13–14 weeks each. In the first trimester (conception to 13 weeks) there is rapid growth. All major organs of the fetus develop. The mother experiences major changes which affect her hormone levels, circulation, metabolism, and emotions. Mothers need folic acid to prevent neural tube defects.

In the second trimester all organs of the baby are working independently. The baby continues to grow. If born just after 24 weeks, there is a slim chance of survival but possibly impaired quality of life.

In the third trimester the baby is fully developed and preparing for birth. It is laying down fat, iron and immunity reserves. Mothers commonly experience anemia and need good nutrition, rest and relaxation.

5.1 Terms with Latin and Greek roots

Prenatal	before birth
cardiotocography (CTG)	cardio: heart; toco: contraction; graphy: recording
cervix	neck (of womb) (adjective: cervical)
ectopic	out of place
extrauterine	outside the womb
fetus	developing baby in the womb (adjective: fetal)
gestation	pregnancy (literally growing and developing)
gravid	pregnant (heavy with child)
gravidarum	belonging to pregnant women
hyster	womb (Greek)
hysterectomy	removal of the womb
intrauterine	inside the womb
menses/menstrual periods	monthly bleeding
natal	related to birth
partum	child birth
postnatal	after birth
prenatal	before birth
term	between 37 and 42 weeks gestation (i.e. ready to be born)
uterus	womb (Latin)
ovary	gland producing female hormones; eggs develop in the ovary
ovulation	egg 'jumps' out of the ovary, into the Fallopian

	tube
ovum	egg (compare: ovaries)

5.2 Health professionals

Obstetrician-Gynecologist (Ob-Gyn)– See Chapter 11.

Midwife – Health professional specialized in the care of women during pregnancy and childbirth, as well as immediately after childbirth.

5.3 Complications of pregnancy

Minor

Nausea and vomiting – The so-called morning sickness (which can in fact last all day), usually lasts between 4–16 weeks.

Heartburn – Pain caused by gastric juices coming up into the esophagus, caused by hormone changes to the cardiac sphincter (cardia is top of the stomach). Worse from weeks 30 to 40.

Breast changes – Tingling, discomfort, feeling of fullness.

Constipation – Due to hormonal relaxation and slowing of gut.

Frequently passing urine – Due to pressure from enlarging uterus plus increased blood flow to the bladder.

Cramp and backache

Leukorrhea – White, non-irritant vaginal discharge.

Fainting – May happen more often due to vasodilation (widening of blood vessels) of extremities (arms and legs).

Varicose veins – Due to hormonal relaxing of blood vessel walls in lower legs and vulva.

Skin changes:

Linea nigra – Pigmentation line from umbilicus to top of pubic hair line.

Chloasma – Mask of pregnancy: pigmentation of face, which will fade after childbirth.

Itching of skin (urticarial): Mostly over abdomen and breasts, buttocks and upper thighs – due to liver response to pregnancy

Carpal tunnel syndrome – Numbness with pins and needles in woman's hands and fingers, due to fluid retention in the wrist, leading to pressure on the nerve in the wrist. This may require physical therapy and splints.

Insomnia – Not being able to sleep – may be caused by anxiety.

More serious

Every checkup will involve a urine test for sugar, ketones and protein. Protein in the urine may indicate pre-eclampsia, while the presence of sugar may indicate gestational diabetes. The practitioner will take the woman's blood pressure and weight to check for pre-eclampsia and will check the baby's heart tones and movements to make sure it is developing normally. The height of the fundus (top) of the uterus is checked to see if pregnancy and baby are developing normally.

1. *Abdominal pain in pregnancy*

Causes: In early weeks this may be caused by a miscarriage or an ectopic pregnancy (pregnancy within the Fallopian tube)

Fibroids – benign mass in uterus

Placental abruption – see number 12 below

Stretching of round ligaments – not serious

Symptoms: Pain in abdomen.

Diagnostic tests: Ultrasound scan.

Treatments: Depending on cause.

2. *Abortion* – May be spontaneous or induced. Please note the lay use of the word abortion refers to what physicians WOULD refer to as a termination of pregnancy. Spontaneous abortion is known as a miscarriage. A missed abortion occurs when the baby has died inside the womb, but the woman continues to feel pregnant. This is also known as intrauterine fetal demise or IUFD.

   Causes (*spontaneous abortion*): Often: blighted fetus (something wrong with the fetus, incompatible with life), occasionally: accidental use of teratogenic drugs (drugs which may harm or kill the fetus).

   Symptoms: Usually vaginal blood loss; no fetal heartbeat.

   Diagnostic tests: Ultrasound scan.

   Treatment: Observation; occasionally a spontaneous abortion may not proceed and the pregnancy may continue; if miscarriage is in progress, medical staff will need to do a dila(ta)tion and curettage (D&C - see page 118) to ensure there are no products of conception left inside the womb, as this may lead to infection, bleeding or to the growth of a rare tumor.

   Please note: An induced abortion is also referred to as a termination of pregnancy.

3. *Antepartum hemorrhage* (*APH*) (see vaginal bleeding during pregnancy).

4. *Ectopic pregnancy* or *extrauterine pregnancy* – This is a medical emergency and occurs when the fertilized egg implants itself outside of the womb, mostly in the Fallopian tube. As the embryo grows bigger, the tube cannot stretch to contain the egg and ruptures, causing life-threatening intraabdominal bleeding.

Causes: Pelvic inflammatory disease (PID), damage to the tube (e.g. tubal ligation), smoking.

Symptoms: Blood loss; cramping; pain; vaginal bleeding; uterus enlarged; early breast changes; sometimes symptoms of shock.

Diagnostic tests: Ultrasound scan; blood tests.

Treatment: Methotrexate® if diagnosed early; removal of pregnancy (salpingostomy) or removal of tube (salpingectomy).

5. *Fetal alcohol syndrome* – see Chapter 12, page 214.

6. *Gestational diabetes* (also referred to as *pregnancy diabetes*) – Diabetes is a medical condition which can seriously complicate pregnancy. The mother may have diabetes prior to pregnancy or develop it during pregnancy (*gestational diabetes mellitus*).

Causes: In gestational diabetes, the pancreas temporarily does not produce enough insulin or the body may not respond to it (insulin resistance – see Chapter 24). Risk factors include being overweight, having a family history of diabetes or having had gestational diabetes previously.

Symptoms: Excessive thirst; large volume of urine passed; weight loss; thrush; urinary tract infections.

Diagnostic tests: Sugary drink test (usually between 24 and 28 weeks of pregnancy) to see if body can process the sugar (take it out of the bloodstream).

Treatment during pregnancy

Good control of sugar levels; delivery of baby at a hospital with a neonatal intensive care unit (NICU) available. Oral anti-diabetes medication is not used in pregnancy, as it is considered teratogenic (can lead to fetal death). Good fetal monitoring is important, including a kick chart (chart on which mother records baby's movements) and CTG; ultrasound scans and placental function tests.

During labor

IV fluids with glucose and insulin and ongoing blood glucose monitoring.

Postnatal period

Monitoring blood sugar levels for both mother and baby for 48 hours. Glucose tolerance test (GTT) for mother 6 weeks after birth.

Maternal complications of diabetes

Higher incidence of pre-eclampsia, urinary tract infections, thrush, polyhydramnion (too much amniotic fluid), long-term diabetes after pregnancy; reduced fertility; increased risk of miscarriage.

Fetal complications

Large baby, leading to difficult birth; intra-uterine death; fetal abnormalities; respiratory distress at birth; rebound hypoglycemia (baby has low blood sugar levels after birth), birth trauma due to increased risk of operative delivery; premature labor.

7. *Hyperemesis gravidarum* – Severe and almost continuous vomiting.

Causes: These may include high levels of HCG and estrogen; many other risk factors have been studied.

Symptoms: Severe vomiting; severe dehydration and ketosis (body using protein stores instead of fat stores).

Diagnostic tests: Fluid balance chart.

Treatment: Intravenous (IV) rehydration; sometimes TPN or nasogastric feeding.

8. *Intraturerine growth retardation (IUGR)* – A slowing down of fetal growth leading to a baby who is small for gestational age. IUGR may lead to low-birth-weight babies.

There are two types of IUGR. Asymmetrical growth retardation is due to malnutrition in the womb, with normal growth until the third trimester, head circumference within normal limits, but low birth weight. There is a lack of body fat and the baby's head appears large when compared to the wasted appearance of body and limbs. Symmetrical (global) growth retardation is growth retardation which has occurred since early pregnancy. Head circumference is in proportion to overall size and weight; outlook not so good; may involve neurological damage.

Causes: Anything that leads to placenta not functioning well; smoking, essential hypertension; multiple pregnancy, mother weighing less than 100 pounds/45kgs; poor nutrition (e.g. dieting or junk food), problems with umbilical cord; severe anemia, pre-eclampsia; threatened abortion; prolonged pregnancy; APH; certain medications (including corticosteroids, anticonvulsants), opiates; chromosome abnormality; fetal alcohol syndrome.

Symptoms: Growth delay on scan.

Diagnostic tests: Imaging

Treatment: Bed rest; aspirin (up to 20 weeks), fetal monitoring.

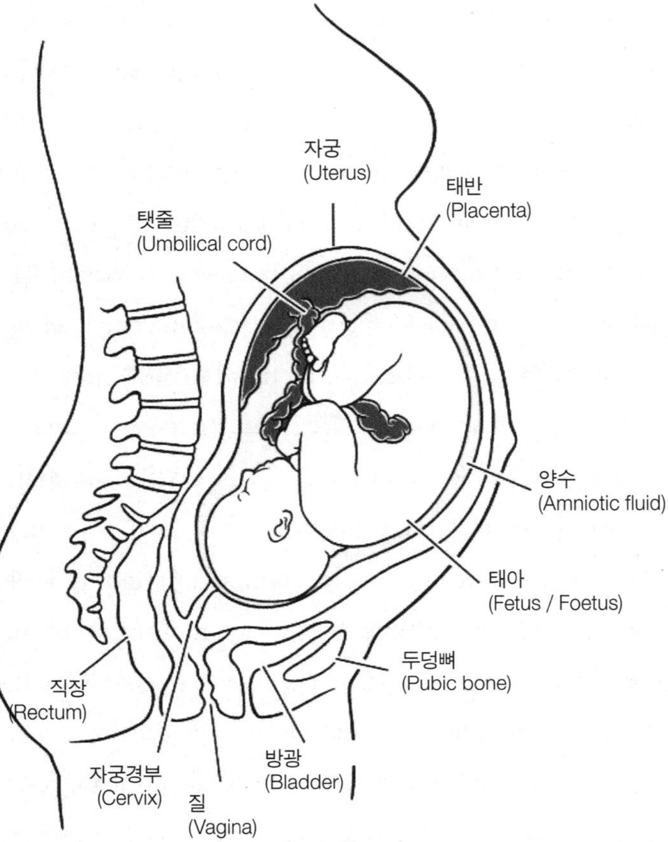

삽화 27.4. 임신 40주차 여성(아기가 머리를 밑으로 하고 있는 자세)
(Pregnant woman at 40 weeks (baby in head down position)

9. *Malpresentation* – Any presentation other than the vertex (back of baby's head). In all malpresentations the part of the baby that presents (is ready to come out) does not fit the opening of the birth canal well. Types include breech (complete, incomplete), face; shoulder; brow. Breech is where the baby's buttocks lie lowermost in the uterus. A complete breech is when the baby is sitting cross-legged with its feet next to its bot- tom. A frank breech is when the baby's bottom is down, and legs are extended up, with feet next to baby's ears). Early in pregnancy babies may lie in breech position, but most turn by 34 weeks, so in preterm labor, it is quite common for baby to be breech. Other malpresentations include transverse presentation or shoulder presentation in which the baby lies sideways, or when the shoulder is the presenting part.

Cause: Often associated with early rupture of membranes (uneven pressure on bag of waters) and increased risk of prolapsed cord (when the umbilical cord falls out and is in danger of being squashed, depriving baby of oxygen). A breech may involve a uterus of abnormal shape; not enough water around baby; a mass in the uterus (e.g. a fibroid), fetal abnormality such as hydrocephalus; twins; many previous pregnancies leading to muscles around the womb being very lax; polyhydramnion (too much fluid), allowing baby to move freely.

Symptoms: Baby's heart rate may be too fast or too slow. Labor may be prolonged and can be dangerous and risky for the baby due to a lack of oxygen to the baby (both inside and outside of the womb), intracranial hemorrhage (bleed into baby's brain), bone breaks and bone dislocations; rupture of abdominal organs.

Diagnostic tests: Imaging; physical examination.

Treatment: Turning the baby inside the womb; Cesarean section.

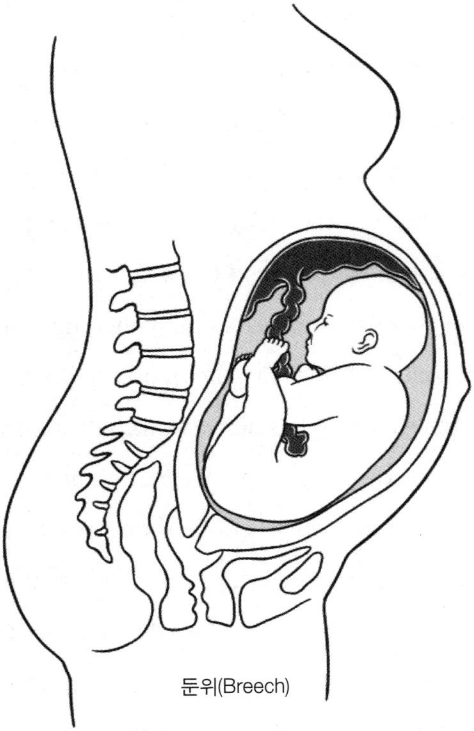

아기의 엉덩이가 자궁 밑바닥에 위치
(Baby's buttocks lie lower-most in the uterus)

삽화 27.5. 임신 40주차 여성(둔위(臀位), 아기가 엉덩이를 밑으로 하고 있는 자세)
(Pregnant woman at 40 weeks (baby in breech birth position)

10. *Miscarriage* – Products of conception (baby and placenta) come away from the womb before 24 weeks. Spontaneous abortion most often occurs between 9 and 11 weeks.

Causes: Fetal chromosomal abnormalities are involved in 60% of spontaneous abortions.

Can also be due to the mother acquiring diseases i.e. rubella; severe fever; drug overdoses; industrial chemicals; ABO (blood group) incompatibilities; thalassemia (see Chapter 19); retroverted uterus (womb is tipped backwards), bicornate uterus (abnormally shaped womb with two *horns*); cervical incompetence (cervix will not stay closed due to placental abruption or placenta previa).

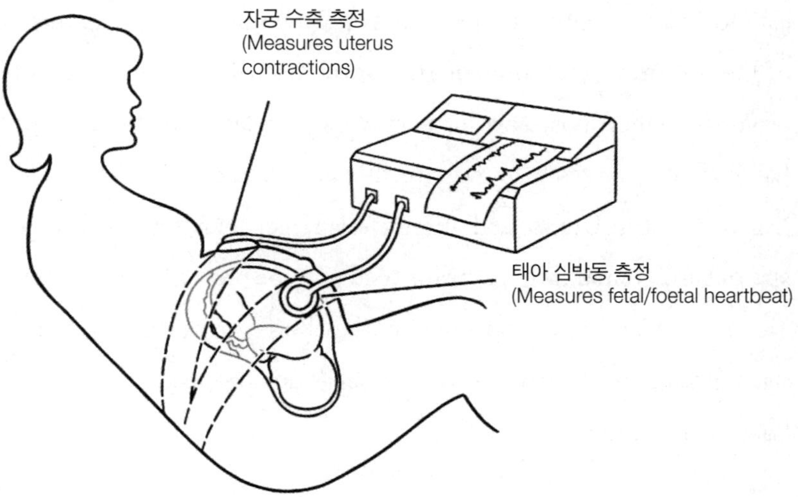

삽화 27.6. 태아 심박동 자궁수축 검사(Cardiotocography)

11. *Multiple Pregnancy* – The development of more than one fetus in the uterus. Twins may be monozygotic (one egg and one sperm; two amniotic sacs; one placenta; connection of circulation; same sex) or dizygotic (two eggs and two sperm; two amniotic sacs; two placentas; no connected circulation, may be different sex).

    Causes: Unknown; sometimes the result of fertility treatment.

    Symptoms: All minor disorders of pregnancy, i.e. nausea, heartburn, may be worse; anemia due to greater demands on iron and folic acid; hypertension more common; polyhydramnion (more amniotic fluid than usual) is common, especially with monozygotic twins; more pressure symptoms caused by the increased weight and size of the uterus. Pressure symptoms include varicose veins and swelling of legs, backache; breathlessness and indigestion. Can lead to further complications such as polyhydramnion; premature rupture of membranes; fetal abnormality; prolapse of cord; malpresentations; prolonged labor; post-partum hemorrhage; delay in birth of second twin. Labor is often early due to overstretching of uterus.

    Diagnostic tests: Ultrasound; uterus feels larger than expected for gestation; size of baby is small, which means there may be more than one baby.

    Treatment: Careful monitoring of both babies is important, if there are any signs of fetal distress (baby/babies in trouble) doctors need to do an emergency Caesarean section.

12. *Placental abruption* – Placenta comes away from the womb after 28 weeks. Occurs in approximately 2% of pregnancies. Abruption can be mild, moderate or severe.

    Causes: No cause found (very common), sometimes due to eclampsia, diffuse intravascular coagulation (DIC), essential hypertension; fall, blow, accident; polyhydramnion with ruptured membranes.

Symptoms: Pain and visible bleeding may occur.

Diagnostic tests: Ultrasound scan (if there is time).

Treatment: Depends on severity. If mild, then hospitalization: observation, monitoring baby's condition. If moderate, cases will include an assessment of the baby's condition; if not good, mother must be induced (induction of labor) or an emergency Caesarean section must be done if fetus is still alive; blood transfusions for mother.

13. *Placenta previa* – Painless bleeding from separation of an abnormally situated placenta. The placenta lies partly or wholly in the lower uterine segment.

    There are 4 grades of severity. With grades 1 and 2, the placenta partly covers the neck of the womb (*os*), vaginal delivery may be tried. In grades 3 and 4, the placenta covers the neck of the womb in front of the baby: Caesarean section is required.

    Symptoms: Often first sign of placenta previa is bleeding (if not detected by ultrasound).

    Bleeding may occur at rest and may vary from very light to extremely heavy, causing a serious threat to baby and mother.

    Diagnostic tests: Ultrasound scan

    Treatment: Regular scans to check the position of placenta; hospitalization for check-ups and rest; plan of delivery; monitoring baby's movement. No vaginal examinations.

14. *Pre-eclampsia (also known as pregnancy induced hypertension (PIH) or toxemia or gestational proteinuria hypertension (GPH)*

    Cause: Not fully known, but may involve problem with blood vessels in the placenta, so blood pressure rises to ensure the developing child receives enough blood (oxygen and nutrients). Other factors may include family history of diabetes; high blood pressure; kidney problems; autoimmune disorders; diet; first pregnancy; multiple pregnancy; age (over 35) and obesity. Mainly occurs after 20 weeks and disappears after delivery. Between 6–7% of all pregnancies are complicated by hypertension (Fleming et al. 2005) and in 80% of these cases pre-eclampsia occurs.

Symptoms: Hypertension; swelling in hands, neck, face; protein in the urine (kidneys leaking protein into urine), sudden weight gain (>2 pounds or >1kg a week). Can lead to eclampsia, a very serious state in which convulsions occur and in which the placenta may come away from the womb, leading to the child's death; bleeding inside blood vessels; drop in platelets; major organs damaged (lungs, kidneys, liver), capillaries in eye may be damaged, resulting in blindness.

Diagnostic tests: Women rarely have any symptoms until the condition has already become advanced. Therefore prenatal checkups should always include blood pressure, weight and urine checks.

Practitioners look for a change in blood pressure of 15–20 mm Hg above the normal reading (e.g. if blood pressure is normally 120/70, it may now be 135/85 or 140/90), proteinuria (protein in the urine) without any signs of a urinary infection; swelling and rapid weight gain, which may mean the body is retaining fluid.

Treatment: Careful monitoring of fetus and symptoms; may need hospitalization, careful monitoring and bed rest; lying on left side. Sometimes it is necessary to deliver the baby prematurely if symptoms worsen. Mother may be given corticosteroids to help baby's lungs develop more quickly (see Chapter 11.2).

15. *Rhesus disease* (See Chapter 27) – Health professionals are worried about

mothers who are Rhesus negative (Rh^{-ve}), because if the baby is Rhesus positive (Rh^{+ve}) and there is any mixing of blood between mother and baby, the mother can form antibodies against the Rhesus D-antigen on her baby's red blood cells. During further pregnancies, antibodies in the mother's bloodstream may cross the placenta and destroy the baby's red blood cells. The first pregnancy is usually not affected, because at that stage the mother has not yet formed antibodies (unless the mother has had a blood transfusion with Rhesus positive blood and formed antibodies then).

Causes: The blood groups of mother and baby may mix due to hypertension; placental abruption; trauma to placenta during amniocentesis; external cephalic version (turning a breech baby), placenta previa; previous blood transfusion to mother of Rhesus positive blood.

Symptoms: Baby's blood will flow more quickly because it will be thinner, due to hemolysis and anemia (see Chapter 19).

Diagnostic tests: Doppler sound test of baby's blood circulation.

Treatment: Mother is given anti-RhD immunoglobulin ($Rh_o(D)$) to prevent her blood from making antibodies, thus preventing Rhesus disease in following pregnancies.

16. *Vaginal bleeding in pregnancy*

Any vaginal blood loss during pregnancy should always be investigated. Bleeding can be due to:

- *Abortion or miscarriage* (see above)
- *Cervical incompetence* – The cervix opens, causing a spontaneous abortion, usually between 16 and 22 weeks. Congenital condition (born with it). Factors may include damage/injury during previous termination of pregnancy; lacerations (damage) during previous childbirth. A purse string

suture is put in the cervix (to keep it closed) and taken out at 38 weeks.

- *Cervical lesion* – Changes in the lining of the cervix, can be benign or cancerous.
- *Ectopic pregnancy* (see above)
- *Implantation bleeding* – Bleeding caused by embryo implanting in the lining of the womb. Usually occurs on the 7th day after fertilization; may last 3–4 days. Sometimes mistaken for a menstrual period.
- *Increased blood supply in pregnancy* – Bleeding may occur especially after intercourse; this does not affect the pregnancy.
- *Placenta previa* (see above).

5.4 Some common diagnostic tests

Please refer to Chapter 11.

6 Sexual Health

Please see pages 464 and 467-468 for an overview of the anatomy of the male and female reproductive systems.

Common problems include what is referred to as sexual risk-taking behavior which may result in:

- Increased prevalence of HIV infection (see Chapter 23)
- Increased prevalence of unwanted pregnancies, resulting in abortions or unwanted children
- Increased prevalence of sexually transmitted diseases (STDs), which are also referred to as sexually transmitted infections or STIs

Having repeated abortions (terminations of pregnancy) may result in problems maintaining a pregnancy once the woman has reached a stage in her life where she does wish to have children. Repeated terminations may result in scarring of the inner lining of the uterus (endometrium), making implantation of the embryo problematic.

Repeated terminations may also lead to what is sometimes referred to as an incompe-tent cervix or weakened cervix, where the cervix opens too soon during the later stages of pregnancy. Please note that a weakened cervix may also be due to other causes, including previous cervical surgery, damage to the cervix during a difficult birth, or to congenital malformations.

6.1 Most common STDs

1. *Chlamydia* – one of the most common STDs in many countries

   Causes: Sexually transmitted infection with the Chlamydia trachomatis bacteria.

   Symptoms: Burning sensation when passing urine; discharge from penis, vagina or rectum; in females symptoms of pelvic inflammatory disease (PID), salpingitis (inflammation of the Fallopian tubes) or hepatitis (inflammation of the liver). Please note: chlamydia may lead to infertility in females, mainly due to scarring of the Fallopian tubes; up to 25% of infected males may not experience any symptoms. When someone is diagnosed with chlamydia, they should also be checked for other STDs, including gonorrhea and syphilis.

   Diagnostic tests: Antibody tests or culture of samples of discharge from penis, vagina or rectum.

   Treatment: Antibiotics, tetracyclines.

2. *Genital warts* – may also be referred to as *condyloma acuminate* or *venereal warts.*

Causes: Infection by specific strains of the human papillomavirus or HPV, usually strains 6 and 11.

Please note: Other *specific* strains of HPV (e.g. strains 16, 18, 31 and 45) have been linked to cervical cancer.

Symptoms: Grey or flesh-colored warts, usually in genital areas. Note: if found in children, this may be suspicious for sexual abuse.

Diagnostic tests: Applying acetic acid solution; colposcopy; cervical smear test.

Treatment: Cryotherapy; laser treatment; electrodesiccation (using electric current to destroy the warts).

3. *Gonorrhea* – common STD, also referred to as "the clap" or "the drip".

Causes: Sexually transmitted infection with the Neisseria gonorrhoeae bacteria.

Symptoms: Burning sensation when passing urine; white, yellow or green discharge from penis, vagina or rectum; pain in the testicles in males; females may have symptoms of pelvic inflammatory disease (PID), salpingitis (inflammation of the Fallopian tubes), fever, rash and joint pain if the infection spreads through the bloodstream.

Symptoms usually appear within 2 to 5 days after the infection, but may take up to 1 month to appear in some men.

Please note: Gonorrhea may lead to infertility in females, mainly due to scarring of the Fallopian tubes. When someone is diagnosed withgonorrhea, they should also be checked for other STDs including chlamydia, HPV and syphilis.

Diagnostic tests: Cultures of samples of the discharge (fluid) or blood culture.

Treatment: Antibiotics; if relevant: vaccinations against hepatitis B and HPV; the person's sexual contacts should be traced and also checked for the infection.

4. *Syphilis* - see Chapter 16, page 285.

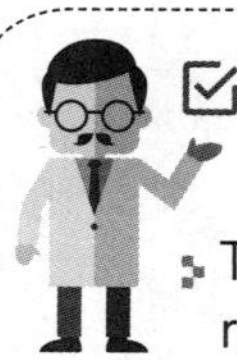

Summary of main points

- This chapter has covered disorders of the male and female reproductive systems including:
  - a brief overview of anatomy of the organs involved
  - terms with Latin and Greek roots
  - health professionals involved
  - fertility and infertility
  - complications of pregnancy
  - sexual health, some common consequences of sexual risk-taking behaviors

부록

Appendix

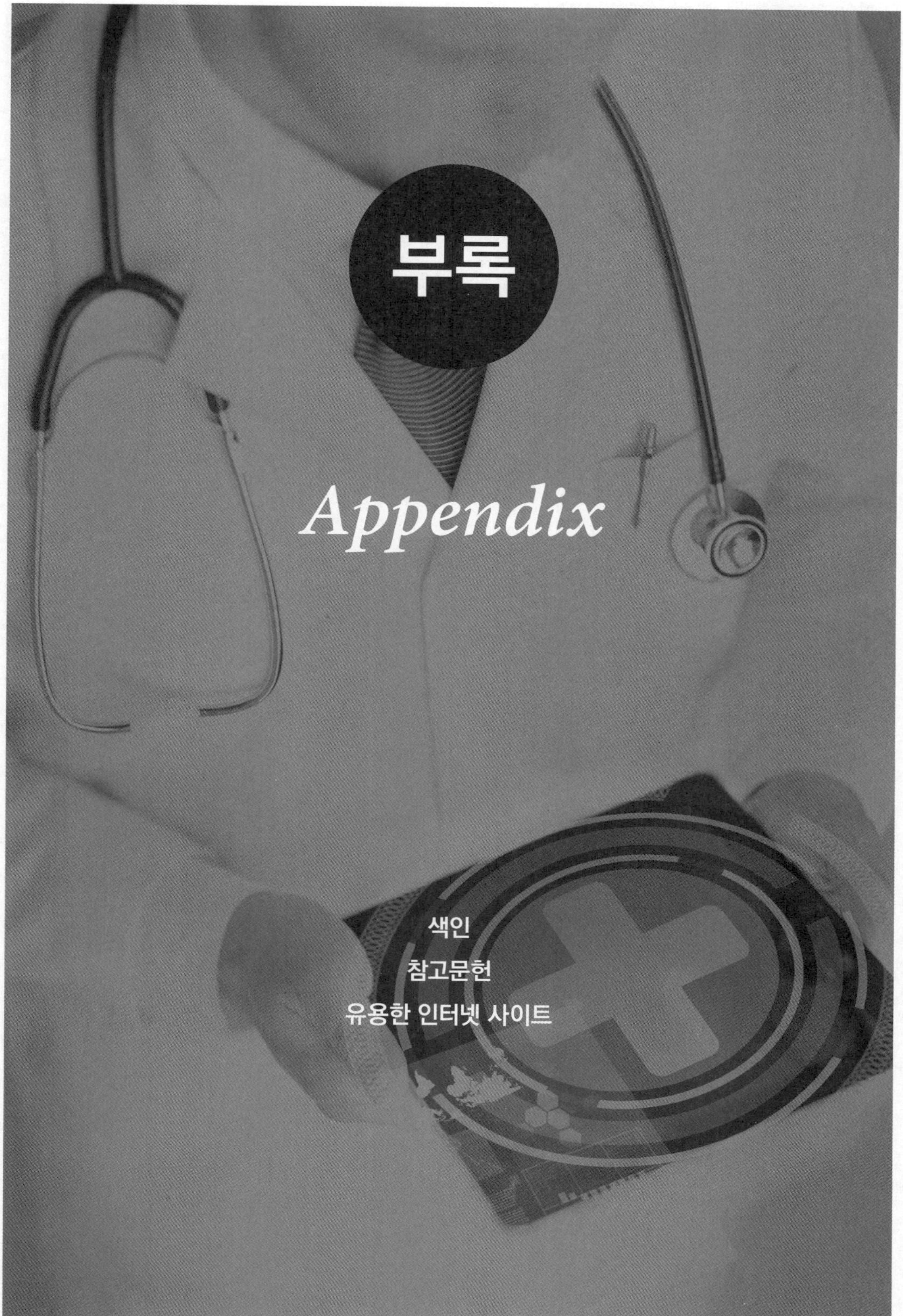

색인

참고문헌

유용한 인터넷 사이트

부록

색인
Appendix

G

H

L

M

O

P

S

T

Z

ㅅ

부록

참고문헌
References

Adams, F.M., & Osgood, C.E. (1973). A cross-cultural study of the affective meanings of color. *Journal of Cross-Cultural Psychology, 4*(2), 135–156.

Angelelli, C. (2008). The role of the interpreter in the healthcare setting: A plea for a dialogue between research and practice. In Valero Garcés, C. & Martin A. (Eds.), *Building bridges: The controversial role of the community interpreter*, pp. 139–152. Amsterdam, the Netherlands: John Benjamins.

Angelelli, C. (2004). *Medical interpreting and cross-cultural communication.* Cambridge, England: Cambridge University Press.

Bancroft, M. (2013). http://www.volinterpreting.org

Battle, D. (Ed.) (2002). *Communication disorders in multicultural populations* (3rd ed). London, England: Butterworth.

Bolden, G. (2000). Toward understanding practices of medical interpreting: Interpreters' involvement in history taking. *Discourse Studies, 2*, 387–419.

Bontempo, K. (2013a). The chicken and egg dilemma: Academizing interpreter education. In Winston, E., & Monikowski, C. (Eds.). *Evolving Paradigms in Interpreter Education*, pp. 33-41. Washington DC: Gallaudet University Press.

Bontempo, K. (2013b). Interpreting by Design: a study of aptitude, ability and achievement in Australian Sign Language interpreters. *New Voices in Translation*

Studies, (10).

Bontempo, K., & Napier, J. (2011). Evaluating emotional stability as a predictor of interpreter competence and aptitude for interpreting. *Interpreting, 13*(1), 85–105.

Bontempo, K., Goswell, D., Levitzke-Gray, P., Napier, J. & Warby, L. (in press). Towards the professionalization of Deaf interpreters in Australia: Testing times. In Adam, R., Stone, C., Collins, S., & Metzger, M. (Eds). Deaf interpreters at work: International insights. Washington, DC: Gallaudet University Press.

Bot, H. (2007). Gespreksvoering met behulp van een tolk. *De Psycholoog* 42: 362–367.

Bot, H. (2005). Dialogue Interpreting as a specific case of reported speech. *Interpreting* 7(2), 237–261.

Bowe, H. & Martin, K. (2007). *Communication across cultures. Mutual understanding in a global world*. Melbourne, Australia: Cambridge University Press.

California Healthcare Interpreters Association (n.d.). *California standards for healthcare interpreters: Ethical principles, protocols, and guidance on roles and intervention*. Los Angeles, CA: California Healthcare Interpreters Association.

Cambridge, J. (1999). Information loss in bilingual medical interviews through untrained interpreters." *The Translator* 5 (2), 201–219.

Camplin-Welch, V. (2007). Cross-Cultural Resource for Health Practitioners working with Culturally And Linguistically Diverse(CALD) Clients. Auckland, New Zealand: Waitemata District Health Board and Refugees As Survivors New Zealand Trust.

Candlin, C. & Gotti, M. (Eds). (2004a). *Intercultural aspects of specialized communication*. Bern, Switzerland: Peter Lang.

Candlin, C. & Gotti, M. (Eds). (2004b). *Intercultural discourse in domain-specific English*. Special issue of *Textus* 17/1, Genoa, Italy: Tilgher.

Candlin, C. & S. Candlin (2003). Health care communication: A problematic site for applied linguistics research. *Annual Review of Applied Linguistics* 23, 134–154.

Chabner, D.E. (2011). *The language of medicine. Ninth Edition*. Philadelphia, PA: Elsevier/Saunders.

Chen, A. (2003). *In the right words: Addressing language and culture in providing health care*, Asian and Pacific Islander American health forum, remarks at Grantmakers in Health Issue Dialogue. San Francisco, CA.

Chesher, T. (1997) Rhetoric and reality: Two decades of community interpreting and translating in Australia. In S.E.Carr, R. Roberts, A. Dufour and D. Steyn (Eds.).

The Critical Link: Interpreters in the community, pp. 277–289. Amsterdam, the Netherlands & Philadelphia, PA: John Benjamins. Clifford, A. (2005). Healthcare interpreting and informed consent: What is the interpreter's role in treatment decision-making. TTR: Traduction, terminologie, redaction, 18, 2, 225–247.

Coney, S. (1988). *The unfortunate experiment. The full story behind the inquiry into cervical cancer treatment.* Auckland, New Zealand: Penguin Books.

Crezee, I. (2003). Health interpreting: The cultural divide. In L. Brunette, G. Bastin, G., I. Hemlin & H. Clarke (Eds.), *The Critical Link 3. Interpreters in the community,* pp. 249–259. Amsterdam, the Netherlands & Philadelphia, PA: John Benjamins.

Crezee, I. (2009a). The development of the interpreting profession. In D. Clark and C. McGrath (Eds.), *Interpreting in New Zealand: The pathway forward* (pp. 75–80). Wellington: Crown. Crezee, I. (2009b). Interpreting and the New Zealand healthcare system. In D. Clark and C. McGrath (Eds.), *Interpreting in New Zealand: The pathway forward* (pp. 102–107). Wellington: Crown.

Crezee, I. and Grant, L. (2013). Missing the plot? Idiomatic language in interpreter education. *International Journal of Interpreter Education, 5*(1), 17–34.

Crezee, I. and Sachtleben, A. (2012) Teaching health interpreting in multilingual and multicultural classrooms: Towards developing special pedagogies. Paper delivered at the AUSIT Jubilation Conference, Sydney, Australia: 1–3 December 2012.

Crezee, I., Julich, S. & Hayward, M. (2013). Issues for interpreters and professionals working in refugee settings. *Journal of Applied Linguistics and Professional Practice, 8*(3), 254–273.

Department of Health (2007). *Departmental Report 2007.* London, England: Department of Health.

Dijk, T. van. (1977). *Text and context. Explorations in the semantics and pragmatics of discourse.* London, England: Longman. doi:10.1111/j.1398-9995.2009.02244.x.

Dysart-Gale, D. (2007). Clinicians and medical interpreters: Negotiating culturally appropriate care for patients with limited English ability. *Family & Community Health, 30*(3), 237–246.

Faden, R. & Beauchamp, T. (1986). *A history and theory of informed consent.* New York, NY: Oxford University Press.

Ferner, S., & Liu, H. (2009). Comprehensive strategy towards delivering better communications and better health care to non-English speaking New Zealanders? *Journal of the New Zealand Medical Association, 122*(1304).

Fischbach, H. (Ed.) (1998). *Translation and medicine.* American Translators Association Scholarly Monograph Series. Volume X 1998. Philadelphia, PA: John Benjamins.

Flores G. (2006). Language barriers to health care in the United States. *New England Journal of Medicine, 355*(3):229–31.

Flores G. (2005). The impact of medical interpreter services on the quality of health care: a systematic review. *Medical Care Research and Review, 62*(3):255–99.

Flores, G., Barton Laws, M. & Mayo, S., (2003). Errors in medical interpretation and their potential clinical consequences in paediatric encounters. *Pediatrics*, 111 (1), 6–14.

Gentile, A., Ozolins, U. & Vasilakakos, M. (1996). *Liaison interpreting: A handbook.* Melbourne, Australia: Melbourne University Press.

Gile, D. (1995). *Basic concepts and models for interpreter and translator training.* Amsterdam, the Netherlands & Philadelphia, PA: John Benjamins.

Gill, P, Shankar, A, Quirke, T. & Fremantle, N. (2009).Access to interpreting services in England: secondary analysis of national data. *BMC Public Health*, *9*(1), 12. doi:10.1186/1471-2458-9-12

Ginori, L. & Scimone, E. (2007). *Introduction to interpreting: background notes to interpreting as a profession in a multicultural society.* Sydney, Australia: Lantern Press.

Ginori L. & Scimone, E. (1995), *Introduction to interpreting*, Sydney, Australia: Lantern Press.

Gonzalez, R., Vasquez, V. and Mikkelson, H. 1991. *Fundamentals of Court Interpretation: Theory, Policy, and Practice.* Durham, NC: Carolina Academic Press.

Gonzalez Davies, M. (2004). *Multiple voices in the translation classroom: Activities, tasks and projects.* Amsterdam, the Netherlands & Philadelphia, PA: John Benjamins.

Gonzalez Davies, M. (1998). Student assessment by medical specialists. In H. Fischbach (Ed.). *Translation and medicine.* American Translators' Association Scholarly Monograph Series. Volume X 1998, pp. 93–102. Amsterdam, the Netherlands & Philadelphia, MA: John Benjamins.

Gray, B. Hilders, J. & Stubbe, M. (2012). How to use interpreters in general practice: the development of a New Zealand toolkit. *Journal of Primary Health Care, 4*(1):52–61.

Grice, P. (1975). Logic and conversation. In P. Cole & J. Morgan (eds.), *Syntax and Semantics, 3: Speech Acts*, pp. 41–58. New York, NY: Academic Press.

Hale, S. (2012). Are we there yet? Taking stock of where we are up to and where we are heading. Jill Blewett Memorial Lecture delivered at the AUSIT Jubilation Conference, Sydney, Australia: 1–2 December 2012.

Hale, S. (2008) Controversies over the role of the court interpreter. In C. Valero-Garcés & A. Martin (Eds.). *Crossing borders in community interpreting. Definitions and dilemmas*, pp. 99–122. Amsterdam, the Netherlands & Philadelphia, PA: John Benjamins.

Hale, S. (2007). *Community interpreting. research and practice in Applied Linguistics.* Basingstoke, England: Palgrave Macmillan.

Hale, S. (2005). The Interpreter's identity crisis, In J. House, J.R. Martín Ruano & N. Baumgarten (Eds.), *Translation and the construction of identity. IATIS Yearbook 2005*, pp. 14–29. Manchester/Northampton, MA: St Jerome.

Hale, S. (2004). *The Discourse of court interpreting: Discourse practices of the law, the witness and the interpreter.* Amsterdam, the Netherlands & Philadelphia, PA: John Benjamins.

Hale, S. (1996). Pragmatic considerations in court interpreting. *The Australian Review of Applied Linguistics, 19* (1), 61–72.

Hale, S. & Napier, J. (2013). Hale, S., & Napier, J. (2013). *Research Methods in Interpreting: A Practical Resource.* London, England: Bloomsbury.

Hammell, K.W. (2009). Self-care, productivity, and leisure, or dimensions of occupational experience? Rethinking occupational "categories". *Canadian Journal of Occupational Therapy, 76*(2), 107–114.

Health Media (1988). *Counselling with interpreters sexual Assault interviews.* Sydney, Australia: Department of Health NSW. (Video resource).

Helman, C. (1990). *Culture, health and illness 2.* Oxford, England: Butterworth-Heinemann. Hermann, A. (2002). Interpreting in antiquity. (Translated by Ruth Morris). In F. Pöchhacker & M. Shlesinger, M. (Eds.) (2002). *The interpreting studies reader,* pp. 15–22. London, England: Routledge.

HIN (Healthcare Interpretation Network). (2007). *National standard guide for community interpreting services.* Toronto: Healthcare Interpretation Network.

Hofstede, G. (1980). *Culture's consequences: International differences in work-related values (cross cultural research and methodology).* London, England: Sage Publications.

Hofstede, G. (2003). *Culture's consequences, comparing values, behaviors, institutions, and organizations.* London, England: Sage Publications.

Holmes, S. (2013). Fresh fruit, broken bodies. Migrant workers in the United States. Berkely, CA: University of California Press.

Holt, R., Crezee, I. & Rasalingam, N. (2003). *The communication gap: Immigrant healthcare in Aotearoa New Zealand.* Auckland, New Zealand: Auckland University of Technology School of Languages and the New Zealand Federation of Ethnic Councils.

Hunt, L.M. & Voogd, K.B. (2007). Are good intentions good enough? Informed consent without trained interpreters. Journal of General Internal Medicine, 22 (5), 598–605.

IMIA/MMIA (International Medical Interpreters Association/Massachusetts Medical Interpreters Association) and Education Development Center. (1996). *Medical interpreting standards of practice.* Boston: IMIA/MMIA.

Jackson, K. (2006). *Fate, spirits and curses: Mental health and traditional beliefs in some refugee communities.* Auckland, New Zealand: Rampart.

Johnston, T. & Napier, J. (2010). Medical Signbank–bringing deaf people and linguists together in the process of language development. *Sign Language Studies, 10*(2), 258–275.

Kaufert, J. & Putsch, R. (1997). Communication through interpreters in healthcare: ethical dilemmas arising from differences in class, culture, language, and power. *Journal of Clinical Ethics, 8*(1):71–87.

Keesing, R. (1981). *Cultural Anthropology: A contemporary perspective.* New York, NY: Holt, Rinehart and Winston.

Kübler-Ross, E. & Kessler, D. (2008). *On grief and grieving: Finding the meaning of grief through the five stages of loss.* New York, NY: Simon and Schuster.

Kübler-Ross, E. (1969). *On death and dying.* New York, NY: Macmillan.

Labov, W. & Fanshell, D. (1977). *Therapeutic discourse.* New York, NY: Academic Press.

Lai, M., Heydon, G. & Mulayim, S. (in press for 2015). Vicarious trauma for interpreters. *International Journal for Interpreter Education.*

Langdon, H. (2002). *Interpreters and translators in communication disorders; A practitioner's handbook.* Eau Clair, WI: Thinking Publications.

Langdon H. & Li-Rong L. (2002). *Collaborating with interpreters and translators.* Eau Clair, WI; Thinking Publications

Lave, J. (1996). Teaching, as learning, in practice. *Mind, culture, and activity, 3*(3), 149–164.

Lave, J. (1991). Situated Learning in Communities of Practice. In L. B. Resnick, J.M. Levine & S. D. Teasley (Eds.), *Perspectives on Socially Shared Cognition*, pp. 64 -82. Pittsburgh, PA: Learning Research and Development Center, University of Pittsburgh/American Psychological Association.

Lave, J. (1990). Views of the classroom: Implications for math and science learning research. In J. W. Stigler,R. A. Schweder & G. Herdt (Eds), *Cultural Psychology: Essays on Comparative Human Development*, pp. 309–27. Cambridge, England: Cambridge UniversityPress.

Lave, J. & Wenger, E. (1991). *Situated learning: Legitimate peripheral participation*. Cambridge, England: Cambridge University Press.

Lee, T., Lansbury, G. & Sullivan, G. (2005). Health care interpreters: A physical therapy perspective. *Australian Journal of Physical therapy 51*, 161–165.

Lim, S., Mortensen, A., Feng, K., Ryu, G. & Cui, C. (2012). Waitemata DHB cultural responsiveness to its Asian, migrant and refugee populations – cultural competence concepts and initiatives. Paper presented to the Growing Pacific Solutions Conference, Auckland, New Zealand, April 2012.

Mairs, R. (2011). Translator traditor: the interpreter as traitor in classical tradition. *Greece & Rome, 58*, 1. doi:10.1017/S0017383510000537.

Major, G., Napier, J., Ferrara, L., & Johnston, T. (2012). Exploring lexical gaps in Australian Sign Language for the purposes of health communication. *Communication & Medicine*, *9*(1), 7–47. Mason, I. (2004). Conduits, mediators, spokespersons: Investigating translator/interpreter. In Schäffner, C. (Ed.), *Translation research and interpreting research. Traditions, gaps and synergies*, pp. 88–87. Clevedon, Oh.: Multilingual Matters:

Mason, I. (1999). Dialogue interpreting: A selective bibliography of research. The Translator, Special issue. Dialogue interpreting, *5*(2) 381–385.

Meador, H.E., & Zazove, P. (2005). Health care interactions with deaf culture. *The Journal of the American Board of Family Practice, 18*(3), 218–222.

McMorrow, L. (1998). Breaking the Greco-Roman mold in medical writing: the many languages of 20th century medicine. In H. Fischbach (Ed.). *American Translators Association Series: Translation and medicine*, pp. 13–18. Amsterdam, the Netherlands and Philadelphia, PA: John Benjamins.

Merlini, R. & Favaron, R. (2005). Examining the "voice of interpreting" in speech pathology. *Interpreting 7*(2), 263–302.

Meyer, B. (2000). Medizinische Aufklärungsgespräche: Struktur und Zwecksetzung aus dis-kursanalytischer Sicht. University of Hamburg, Germany: Sonderforschungsbereich 538 (Mehrsprachigkeit – Working Papers on Multilingualism).

Meyer, B. (2001). How untrained interpreters handle medical terms. In I. Mason (Ed.), *Triadic exchanges: Studies in dialogue interpreting*, pp. 87–106. Manchester/ Northampton, MA: st. Jerome.

Meyer, B., Apfelbaum, B, Pöchhacker, F. & Bischoff, A. (2003). Analysing interpreted doctor-patient communication from the perspectives of linguistics, interpreting studies and health sciences. In L. Brunette, G. Bastin, G., I. Hemlin & H. Clarke (Eds.), *The Critical Link 3. Interpreters in the community*,pp. 67–80. Amsterdam, the Netherlands & Philadelphia, PA: John Benjamins.

Morris, R. (1999). The gum syndrome: Predicaments in court interpreting. *Forensic Linguistics* 6(1), 6–29.

Muller, F. & Thiel, J.H. (1969). *Beknopt Grieks-Nederlands woordenbroek*, (11th ed., edited by W. den Boer). Groningen, the Netherlands: Wolters-Noordhoff.

Muller, F. & Renkema, E.H. (1970). *Beknopt Latijns-Nederlands woordenboek*, (12th ed. edited by A. D. Leeman). Groningen, the Netherlands: Wolters-Noordhoff.

Napier, J. (2010). An historical overview of signed language interpreting research: Featuring high-lights of personal research, *Cadernos de Tradução, 2*(26), 63–97. doi: 10.5007/2175–7968.2010 v2n26p63.

Napier, J. (2011). If a tree falls in a forest and no one is there to hear it, does it make a noise? *Advances in Interpreting Research: Inquiry in Action*, *99*, 121.

Napier, J., Major, G., & Ferrara, L. (2011). Medical Signbank: A cure-all for the aches and pains of medical sign language interpreting? In L. Leeson, S. Wurm & M. Vermeerbergen (Eds.), *Signed Language Interpreting: Preparation, practice and performance* (pp. 110–137). Manchester, England: St Jerome.

National Center for State Courts (NCSC). (2011). *Guide to translation of legal materials.* Retrieved from http://www.ncsc.org/Topics/Access-and-Fairness/Language-Access/ Resource-Guide.aspx

NCIHC (National Council on Interpreting in Healthcare), 2004. *A national code of ethics for interpreters in health care.* Washington, DC: NCIHC.

National Council on Interpreting in Health Care. (2005). *National standards of practice for interpreters in health care.* San Francisco, Ca: NCICH.

O'Neill, M. (1998). Who makes a better medical translator: The medically knowledgeable linguist or the linguistically knowledgeable medical professional? A physician' s perspective. In H. Fischbach (Ed.). *American Translators Association Series: Translation and medicine*, pp. 69–80. Amsterdam, the Netherlands and Philadelphia, PA: John Benjamins.

Ozolins, U. (2010). Factors that determine the provision of Public Service Interpreting: Comparative perspectives on government motivation and language service implementation. *The Journal of Specialised Translation, 14*, 194–215.

Ozolins, U. & Hale, S. (2009). Introduction: Quality in Interpreting – A shared responsibility. In

S. Hale, U. Ozolins & L. Stern (Eds). *The Critical Link 5: Quality in Interpreting – a shared responsibility*, pp. 1–10. Amsterdam, the Netherlands & Philadelphia, PA: John Benjamins.

Pan American Health Organization (September 2005): Regional Declaration on the New Orientations of Primary Health Care. Retrieved from http://new.paho.org

Phelan, M. (2001). *The interpreter's resource*. Clevedon, Oh.: Multilingual Matters. Pöchhacker, F. (2004). *Introducing interpreting studies*. London, England: Routledge.

Pöchhacker, F. & Shlesinger, M. (2007). *Healthcare interpreting: Discourse and interaction*. Amsterdam, the Netherlands & Philadelphia, PA: John Benjamins.

Pöchhacker, F. & Shlesinger, M. (Eds.) (2002). *The interpreting studies reader*. London, England: Routledge.

Pourahmad, J. (2010). History of medical sciences in Iran. *Iranian Journal of Pharmaceutical Research, 7*(2), 93–99.

Prendergast, A.V. (1991). *Medical terminology: A text/workbook*, (3rd ed.). Redwood City, Ca: Addison-Wesley Nursing.

Pym, A., Shlesinger, M., & Jettmarová, Z. (2006). *Sociocultural aspects of translating and interpreting*. Amsterdam, the Netherlands & Philadelphia, PA: John Benjamins.

Risse, G.B. (1999). *Mending bodies, saving souls: a history of hospitals*. Oxford, England and New York, NY: Oxford University Press.

Roat C. (2000). Healthcare interpreting: An emerging discipline. *ATA Chronicle, 29*(3), 18–21.

Roat C. (1999a). Certifying medical interpreters: Some lessons from Washington State. *ATA Chronicle, 28*(5), 23–26.

Roat, C. (1999b). *Bridging the gap: A basic training for medical interpreters. Seattle, WA:* The Cross Cultural Health Care Program, 1995, 1999.

Roat, C. E. & Crezee, I. (2015). Healthcare interpreting. In H. Mikkelson & R. Jourdenais (Eds.) *Handbook of Interpreting*, pp. 236-253. London, England: Routledge.

Roberts-Smith, L., Frey, R. & Bessell-Browne, S. (1990), *Working with interpreters in law, health & social work*. Sydney, Australia: National Accreditation Authority for Translators and Interpreters.

Roy, C. (2002). The problem with definitions, descriptions and the role metaphors of interpreters. In F. Pöchhacker & M. Shlesinger, M. (Eds.), *The interpreting studies reader*, pp. 344–353. London, England: Routledge.

Roy, C. (2000). *Interpreting as a discourse process*. New York, NY: Oxford University Press.

Rudvin, M. (2007). Professionalism and ethics in community interpreting: The impact of individualist versus collective group identity. *Interpreting*, *9*(1), 47–69.

Rudvin, M. (2004). Professionalism and contradictions in the interpreter's role. Paper delivered at the Critical Link 4 Conference in Stockholm, 20–23 May 2004.

Sarangi, S. (2004). Towards a communicative mentality in medical and healthcare practice. *Communication & Medicine, 1* (1), 1–11.

Scollon, R. & Scollon, S. (2001). *Intercultural communication: A discourse approach.* Malden, MA: Blackwell Publishing.

Searle, J. (1969). *Speech Acts*. Cambridge, England: Cambridge University Press.

Searle, J. (1975). Indirect speech acts. In P. Cole & J. Morgan (eds.), *Syntax and Semantics, 3: Speech Acts*, pp. 59–82. New York, NY: Academic Press.

Segura, J. (1998). Some thoughts on the Spanish language in medicine. In H. Fischbach (Ed.). *American Translators Association Series: Translation and medicine*, pp. 37–48. Amsterdam, the Netherlands and Philadelphia, PA: John Benjamins.

Simon, C.M., Zyzanski, S.J., & Durand, E. (2006). Interpreter accuracy and informed consent among Spanish-speaking families with cancer. *Journal of Health Communication, 11*(5), 509–522.

Stewart, M.A. (1995). Effective physician-patient communication and health outcomes: A review. *CMAJ: Canadian Medical Association Journal, 152*(9), 1423.

Slatyer, H. (2014). Unpublished PhD dissertation. *Multilingual interpreter education. Curriculum design and evaluation*. Macquarie University, Sydney, Australia.

Strengthening Access to Primary Healthcare (SAPHC). (2006). Literature Review: Examining

Spanish-speaking patients' satisfaction with interpersonal aspects of care. *Medical Care Research and Review*, 62 (3), 255–299.

Sultz, H.A. & Young, K.M. (2006). *Health care USA: Understanding its organization and delivery*. Sudbury, MA: Jones and Bartlett.

Swabey, L., & Nicodemus, B. (2011). Bimodal bilingual interpreting in the US healthcare system. *Advances in Interpreting Research: Inquiry in Action*, *99*, 241.

Tate, G. & Turner, G.H. (2002). The code and the culture. Sign language interpreting – in search of the new breed's ethics. In F. Pöchhacker & M. Shlesinger, M. (Eds.) (2002). *The interpreting studies reader*, pp. 372–383. London, England: Routledge.

Tebble, H. (2004). Discourse analysis and its relevance to ethical performance in medical interpreting. In C. Wadensjö, B. Dimitrova & A.L. Nilsson, (Eds.), *Critical Link 4: Professionalisation of interpreting in the community:* 4th *International Conference on Interpreting in Legal, Health and Social Service Settings*, p. 57. Amsterdam, the Netherlands & Philadelphia, PA: John Benjamins. Tebble. H. (2003). Training doctors to work effectively with interpreters. In L. Brunette, G. Bastin, I. Hemlin & H. Clarke (Eds.), *The Critical Link 3. Interpreters in the community. Selected papers in legal, health and social service settings*, pp. 81–98. Amsterdam, the Netherlands & Philadelphia, PA: John Benjamins.

Tebble, H. (1998). *Medical interpreting: improving communication with your patients*. Canberra and Geelong, Australia: Deakin University.

Tellechea Sánchez, M.T. (2005). El intérprete como obstáculo: Fortalecimiento y emancipación del usuario *y* para superarlo. C. Valero Garcés (ed.). *Traducción como mediación entre lenguas culturas*, pp. 114–122. Alcalá de Henares, Spain: Universidad de Alcalá de Henares.

Thierer, N. & Breitbard, L. (2006). *Medical terminology: Language for health care* (2nd ed.). New York, NY: McGraw-Hill.

Tylor, E.G., (1871). *Primitive culture*. New York, NY: J.P. Putnam's Sons. U.S. Census Bureau http://www.census.gov). Accessed 9 August 2012.

US Census Bureau. (2011). State and County Quick Facts. Retrieved from: http://quickfacts.census. gov/qfd/states/00000.html

Valero-Garcés, C. & Martin, A. (Eds.) (2008). *Crossing borders in community interpreting: Definitions and dilemmas*. Amsterdam, the Netherlands & Philadelphia, PA: John Benjamins.

van Dijk, T. (1977). Discourse as social interaction. Discourse studies: A multidisciplinary introduction, Vol. 2. London, England: Sage.

Van Hoof, H. (1998a). A contribution to the history of medical translation in Japan. In H. Fischbach (Ed.). American Translators Association Series: Translation and medicine, pp. 29–36. Amsterdam, the Netherlands and Philadelphia, PA: John Benjamins.

Van Hoof, H. (1998b). The language of medicine. A comparative ministudy of English and French. In H. Fischbach (Ed.). *American Translators Association Series: Translation and medicine*, pp. 49–65. Amsterdam, the Netherlands and Philadelphia, PA: John Benjamins.

Vazquez, C. & Javier, R. (1991). The problem with interpreters: Communications with Spanish- speaking patients. *Hospital and Community Psychiatry, 42*, 163–165.

Venuti, L. (Ed.) (2000). *The translation studies reader.* London, England: Routledge.

Wadensjö, C. (2002). The double role of a dialogue interpreter. In F. Pöchhacker & M. Shlesinger, M. (Eds.), *The interpreting studies reader,* pp. 354–370. London, England: Routledge. Wadensjö, C. (1998). *Interpreting as interaction.* London, England & New York, NY: Longman. Waitemata District Health Board (WDHB), Asian Health Support Services (AHSS) (2012). *CALD 9: Working with Asian clients in mental health.* Auckland: Waitemata DHB. Retrieved from http://www.caldresources.org.nz/info/Home.php

Walker, P. F., & Barnett, E. D. (2007). *Immigrant medicine.* Philadelphia, PA: WB Saunders.

Walker, S.M., Wood, M., & Nicol, J. (2013). *Mastering medical terminology: Australia and New Zealand.* Chatswood, Australia: Elsevier.

Wall, B.M. (n.d.) History of hospitals. Retrieved from http://www.nursing.upenn.edu/nhhc/

Welcome%20Page%20Content/History%20of%20Hospitals.pdf

Suggested further readings for Parts II and III

Aberg, J.A., Kaplan, J.E., Libman, H., Emmanuel, P., Anderson, J.R., Stone, V.E., … & Gallant, J.E. (2009). Primary care guidelines for the management of persons infected with human immunodeficiency virus: 2009 update by the HIV medicine Association of the Infectious Diseases Society of America. *Clinical infectious diseases, 49*(5), 651–681.

Abraham, D, Cabral, N. & Tancredi, A. (eds.) (2004). *A handbook for trainers: language interpreting in the healthcare sector.* Toronto, Canada: Healthcare Interpretation Network.

Alberti, K.G.M.M., & Gries, F.A. (2009). Management of non-insulin-dependent diabetes mellitus in Europe: A concensus view. *Diabetic Medicine, 5*(3), 275–281.

Allman, K., & Wilson, I. (Eds.). (2011). *Oxford handbook of anaesthesia.* Oxford, England: Oxford University Press.

American Nurses Association. (2006). *Nursing facts: Today's Registered Nurse – Numbers and demographics.* Washington, D.C.: American Nurses Association.

American Psychiatric Association (2013). *Diagnostic and Statistical Manual of Mental Disorders* (Fifth ed.). Arlington, VA: American Psychiatric Publishing.

Anandan C., Nurmatov U., van Schayck O. & Sheikh A. (2010). Is the prevalence of asthma declining? Systematic review of epidemiological studies. *Allergy 65* (2), 152–67.

Anatomical Chart Company. *The world's best anatomical charts.* Third Edition. Philadelphia, PA: Lippincott Williams & Wilkins.

Apgar, V. (1953). A proposal for a new method of evaluation of the newborn infant. *Current Research in Anesthesia and Analgesia, 32* (4): 260–267.

Atkinson, F., Foster-Powell, K. & Brand-Miller, J. (2008). International tables of Glycemic Index and Glycemic Load values. *Diabetes Care, 31*, 12, 2281–2283. doi:10.2337/dc08-1239. Bancroft, M. (2013). The voice of love. http://www.volinterpreting.org

Beers, M. & R. Berkow (Eds). (2000). *The Merck Manual of Geriatrics* (3rd ed). New York, NY: John Wiley & Sons.

Bhattacharya, V. (2011). *Postgraduate vascular surgery The candidate's guide to the FRCS.* Leiden, the Netherlands: Cambridge University Press.

Biggs W., Bieck A., Pugno P. & Crosley P. (2011). Results of the 2011 National Resident Matching Program: Family medicine. *Family Medicine 43*(9):619–24.

Bisno A. & Stevens D. (2009). *Streptococcus pyogenes*. In: G. Mandell, J. Bennett & R. Dolin (Eds.), *Principles and practice of infectious diseases* (7th ed). Philadelphia, PA: Elsevier Churchill Livingstone.

Braddom, R.L. (2010). *Physical medicine and rehabilitation (4th ed.)*. Edition. Philadelphia, PA: Elsevier/Saunders.

Burgers, J.S., Fervers, B., Haugh, M., Brouwers, M., Browman, G., Philip, T., & Cluzeau, F.A. (2004). International assessment of the quality of clinical practice guidelines in oncology using the Appraisal of Guidelines and Research and Evaluation Instrument. *Journal of Clinical Oncology, 22*(10), 2000–2007.

Camargo, C.A., Rachelefsky, G., & Schatz, M. (2009). Managing Asthma Exacerbations in the Emergency Department Summary of the National Asthma Education and Prevention Program Expert Panel Report 3 Guidelines for the Management of Asthma Exacerbations. *Proceedings of the American Thoracic Society, 6*(4), 357–366.

Camm, A.J., Kirchhof, P., Lip, G.Y., Schotten, U., Savelieva, I., Ernst, S., ⋯ & Folliguet, T. (2010). Guidelines for the management of atrial fibrillation The Task Force for the Management of Atrial Fibrillation of the European Society of Cardiology (ESC). *Europace, 12*(10), 1360–1420. Christian, S., Kraas, J., Conway, W. (2007). Musculoskeletal Infections. *Seminars in Roentgenology 42*, 92–101.

Chung, J.H., Phibbs, C.S., Boscardin, W.J., Kominski, G.F., Ortega, A.N., & Needleman, J. (2010). The effect of neonatal intensive care level and hospital volume on mortality of very low birth weight infants. *Medical care, 48*(7), 635–644.

Cieza, A., & Stucki, G. (2005). Understanding functioning, disability, and health in rheumatoid arthritis: the basis for rehabilitation care. *Current opinion in rheumatology, 17*(2), 183–189. Cloherty, J.P., Eichenwald, E.C., Hansen, A.R. & Stark, A.R. (2012). *Manual of neonatal care*. Philadelphia, PA: Lippincott Williams & Wilkins.

Colledge, N., Walker, B. & Ralston, S. (Eds.). (2010). *Davidson's principles and practice of medicine*, (21st ed.). Edinburg, Scotland: Churchill Livingstone.

Craig, D.I. (2008). Medial tibial stress syndrome: Evidence-based prevention. *Journal of Athletic Training, 43*(3), 316–318.

Crezee J., Van Haaren P., Westendorp H., De Greef, M., Kok H., Wiersma J., Van Stam G., Sijbrands J., Zum Vörde Sive Vörding P., Van Dijk, J., Hulshof M. & Bel A. (2009). Improving locoregional hyperthermia delivery using the 3-D controlled AMC-8 phased array hyperthermia system: a preclinical study. *International Journal of Hyperthermia, 25*(7), 581–92.

Davidson, J.E., Powers, K., Hedayat, K.M., Tieszen, M., Kon, A.A., Shepard, E., ··· & Armstrong, D. (2007). Clinical practice guidelines for support of the family in the patient-centered intensive care unit: American College of Critical Care Medicine Task Force 2004–2005. *Critical Care Medicine, 35*(2), 605–622.

Dolk, H., Loane, M., & Garne, E. (2011). Congenital heart defects in Europe: Prevalence and perinatal mortality, 2000 to 2005. *Circulation, 123*(8), 841–849.

Drake, R.L., Vogl, A.W., & Mitchell, A.W.M. (2010). *Gray's Anatomy for students.* Philadelphia, PA: Churchill Livingstone.

Eddleston, M., & Pierini, S. (2000). *Oxford handbook of tropical medicine* (Vol. 158). NewYork, NY: Oxford University Press.

Eng D. (2006). Management guidelines for motor neuron disease patients on non-invasive ventilation at home. *Palliative Medicine, 20,* 69–79.

Engstrom, P.F., Benson 3rd, A. B., Chen, Y.J., Choti, M.A., Dilawari, R.A., Enke, C.A., ··· & Yeatman, T.J. (2005). Colon cancer clinical practice guidelines in oncology. *Journal of the National Comprehensive Cancer Network: JNCCN, 3*(4), 468.

Faucy, A. (2006). *Harrison's rheumatology.* New York, NY: McGraw-Hill.

Finster M; Wood M. (April 2005). The Apgar score has survived the test of time. *Anesthesiology* 102 (4): 855–857. doi:10.1097/00000542-200504000-00022.

Fleisher, G.R., & Ludwig, S. (Eds.). (2010). *Textbook of pediatric emergency medicine.* Philadelphia, PA: Lippincott Williams & Wilkins.

Fleming, S.M., O'Gorman, T., Finn, J., Grimes, H., Daly, K., & Morrison, J.J. (2005). Cardiac troponin I in pre-eclampsia and gestational hypertension. *BJOG: An International Journal of Obstetrics & Gynaecology, 107*(11), 1417–1420.

Fox, G.F., Hoque, N., & Watts, T. (2010). *Oxford handbook of neonatology.* Oxford, England: Oxford University Press.

Friedman-Rhodes, E. & Hale, S. (2010). Teaching medical students to work with interpreters. *JoTrans, 14.*

Gallagher, P.F., Barry, P.J., Ryan, C., Hartigan, I., & O'Mahony, D. (2008). Inappropriate prescribing in an acutely ill population of elderly patients as determined by Beers' Criteria. *Age and Ageing, 37*(1), 96–101.

Gérvas, J., Starfield, B., & Heath, I. (2008). Is clinical prevention better than cure? *Lancet, 372,* 1997–99.

Gore, R.M., Levine, M.S., & Laufer, I. (2008). *Textbook of gastrointestinal radiology* (Vol.

1). Philadelphia, PA: Saunders/Elsevier.

Gregory, K.D., Niebyl, J.R., & Johnson, T.R. (2012). Preconception and prenatal care: Part of the continuum. *Obstetrics: Normal and Problem Pregnancies*, 101.

Griffiths, J., Austin, L., & Luker, K. (2004). Interdisciplinary teamwork in the community rehabilitation of older adults: an example of flexible working in primary care. *Primary Health Care Research and Development (5)*, 228–239.

Hall, B. & Chantigian, R. (2003). *Anesthesia. A comprehensive review.* Philadelphia, PA: Mosby. Hammer, C., Detwiler, J.S., Detwiler, J. Blood, G; Dean Qualls, C. (2004) Speech-Language Pathologists' training and confidence in serving Spanish-English Bilingual children. *Journal of Communication Disorders* 37, 2, 91–108.

Hampton, J.R., Harrison, M.J., Mitchell, J.R., Prichard, J.S., & Seymour, C. (1975). Relative contributions of history-taking, physical examination, and laboratory investigation to diagnosis and management of medical outpatients. *British Medical Journal, 2*(5969), 486.

Harris, B., Lovett, L., Newcombe, R., Read, G., Walker, R. & Riad-Fahmy, D. (1994). Maternity blues and major endocrine changes: Cardiff puerperal mood and hormone study II. *British Medical Journal, 308*:949–953.

Hart I., Sathasivam S. & Sharshar T. (2007). Immunosuppressive agents for myasthenia gravis. *Cochrane Database of Systematic Reviews*, 4. doi: 10.1002/14651858. CD005224.pub2.

Heaney R. & Rafferty K. (2001). Carbonated beverages and urinary calcium excretion. *American Journal of Clinical Nutrition,*74 (3):343–347.

Hedrick, J. (2003). Acute bacterial skin infections in pediatric medicine: current issues in presentation and treatment. *Pediatric Drugs, 5*(Supplement 1), 35–46.

Hwa-Froelich, D. & Westby, C. (2003). Considerations when working with interpreters. *Communication Disorders Quarterly 24*, 2, 78–85.

Isaac, K. (2002). *Speech pathology in cultural and linguistic diversity.* London, England: Whurr.

International Classification of Primary Care (ICPC). Retrieved from http://www.globalfamilydoctor.com/wicc/icpcstory.html

Jang, I., Gold, H., Ziskind, A., Fallon, J., Holt, R., Leinbach, R., May, J. & Collen, D. (1989). Differential sensitivity of erythrocyte-rich and platelet-rich arterial thrombitolysis with recombinant tissue- type plasminogen activator. A possible explanation for resistance to coronary thrombolysis. *Circulation, 79*(4):920–8.

Jenkins, D., Kendall, C., McKeown-Eyssen, G., Josse, R., Silverberg, J. & Booth,G. (2008). Effect of a low–glycemic index or a high–cereal fiber diet on Type 2 Diabetes. *Journal of the American Medical Association, 300*(23):2742–2753.

Jenkins, D., Wolever, T., Taylor, R., Barker, H., Fielden, H. Baldwin, J., Bowling, A, Newman, H., Jenkins, A. & Goff, D. (1981). Glycemic index of foods: a physiological basis for carbohydrate exchange. *American Journal of Clinical Nutrition 34,* 362–366.

Johnston M. (2011) Encephalopathies. In R. Kliegman, R. Behrman, H. Jenson & B. Stanton (Eds.), *Nelson Textbook of Pediatrics.* (19th ed). Philadelphia, Pa: Saunders Elsevier.

Jones, R., Hunt, C., Stevens, R., Dalrymple, J., Driscoll, R., Sleet, S., & Smith, J.B. (2009). Management of common gastrointestinal disorders: quality criteria based on patients' views and practice guidelines. *The British Journal of General Practice, 59*(563), e199.

Kaemmerer H., Meisner H., Hess J. & Perloff J. (2004). Surgical treatment of patent ductus arteriosus: a new historical perspective. *American Journal Of Cardiology,* 94(9), 1153–4.

Kambanaros, M., van Steenbrugge, W. (2004). Interpreters and language assessment: Confrontation naming and interpreting. *Advances in Speech-Language Pathology* 6, 4, 247–252.

Kauffman, T, J. Barr, M. Moran (Eds.) (2007). *Geriatric rehabilitation manual. Second edition.* Edinburgh, Scotland & New York, NJ: Churchill Livingstone Elsevier.

Kemp, C. & Rasbridge, L. (2004). *Refugee and immigrant health: A handbook for health professionals.* Cambridge, England: Cambridge University Press.

Kingsnorth, A.(2011). *Fundamentals of surgical practice: A preparation guide for the Intercollegiate MRCS Examination.* Leiden, the Netherlands: Cambridge University Press.

Kitzmiller, J.L., Wallerstein, R., Correa, A., & Kwan, S. (2010). Preconception care for women with diabetes and prevention of major congenital malformations. *Birth Defects Research Part A: Clinical and Molecular Teratology, 88*(10), 791–803.

Kussmaul, W.G. (2012). Guidelines on diagnosis and treatment of stable Ischemic Heart Disease: Keeping up with a constantly evolving evidence base. *Annals of internal medicine, 157*(10), 749–751.

Langdon, H., Quintanar-Sarellana, R. (2003). Roles and responsibilities of the interpreter in interactions with Speech-Language Pathologists, parents, and students. *Seminars in Speech and Language* 24, 3, 235–244.

Leeseberg Stamler, L. & Yiu, L. (2005). *Community health nursing: A Canadian perspective.* Upper Saddle River, NJ: Prentice Hall.

Longmore, M., Wilkinson, I., Davidson, E., Foulkes, A., & Mafi, A. (2010). *Oxford handbook of clinical medicine.* Oxford, England: Oxford University Press.

Longo, D. (2012). *Harrisons Online: Principles of internal medicine.* New York, NY: McGraw-Hill. Mancia, G., Laurent, S., Agabiti-Rosei, E., Ambrosioni, E., Burnier, M., Caulfield, M.J., … & Zanchetti, A. (2009). Reappraisal of European guidelines on hypertension management: a European

Society of Hypertension Task Force document. *Journal of Hypertension, 27*(11), 2121–2158. Martinez, G. (2008). Language-in-healthcare policy, interaction patterns, and unequal care on the U.S.-Mexico border. *Language Policy* 7,345–363. doi 10.1007/s10993-008-9110-y

Marx, J., Hockberger, R., & Walls, R. (2009). *Rosen's emergency medicine-concepts and clinical practice*, (7th ed.). Maryland Heights, MI: Mosby/Elsevier.

Mayo Clinic. (2012). Cholesterol levels. Retrieved 28 June 2012 from http://www.mayoclinic.com/health/cholesterol-levels/CL00001 retrieved 28 June 2012

McLatchie, G., Borley, N., & Chikwe, J. (2007). *Oxford handbook of clinical surgery.* Oxford, England: Oxford University Press.

McVary K., Roehrborn C., Avins AL, et al. (2011). Update on AUA guideline on the management of benign prostatic hyperplasia. Journal of Urology, 185(5):1793–803. Epub 2011 Mar 21.

Melman, A. & Newnham, R. (2011). A what-comes-next guide to a safe and informed recovery. New York, NY: Oxford University Press.

Miller D. & Leary S. (2007). Primary-progressive multiple sclerosis. *Lancet Neurology,* (6), 903–912. Miller, B. (2010). *General surgical lists and reminders.* Brisbane, Australia: University of Queensland Press.

Nicodemus, B. (2009). *Prosodic markers and utterance boundaries in American Sign Language interpretation.* Washington, DC: Gallaudet University Press.

Nicolaides, K.H., Syngelaki, A., Ashoor, G., Birdir, C., & Touzet, G. (2012). Noninvasive prenatal testing for fetal trisomies in a routinely screened first-trimester population. *American Journal of Obstetrics and Gynecology,206* (2012), 322.e1–322.e15.

Nursing and Midwifery Council. (2010). *Changes to pre-registration nursing programmes: FAQs.*

Nursing and Midwifery Council. Retrieved from http://nmc-uk.org

Qaseem, A., Fihn, S.D., Williams, S., Dallas, P., Owens, D.K., & Shekelle, P. (2012). Diagnosis of Stable Ischemic Heart Disease: Summary of a Clinical Practice Guideline From the American College of Physicians/American College of Cardiology Foundation/American Heart Association/American Association for Thoracic Surgery/Preventive Cardiovascular Nurses Association/Society of Thoracic Surgeons. *Annals of internal medicine, 157*(10), 729–734.

Qureshi, A. (2011). *Textbook of interventional neurology.* Leiden, the Netherlands: Cambridge University Press.

Ramos, G.A., Chopra, I.J., & Bales, S.R. (2012). Endocrine disorders in pregnancy. *Women's health review: A clinical update in Obstetrics-Gynecology (Expert Consult-Online),* 226.

Reiss, U., Zucker, M. & Hanley, J. (2002). *Natural hormone balance for women.* New York, NY: Atria Books.

Robertson, A. (1998). *Preparing for birth: Background notes for pre-natal classes.* Third edition. Glebe, Australia: Ace Graphics.

Roehrborn, C. (2011). Male lower urinary tract symptoms (LUTS) and benign prostatic hyperplasia(BPH). Medical Clinics of North America, 95(1), 87–100.

Roseberry-McKibbin, C. (2002). *Multicultural students with special language needs* (2nd ed). Oceanside, CA: Academic Associates.

Schenker, Y, Wang, F, Selig, S.J., Ng, R. & Fernandez, A. (2007). The impact of language barriers on documentation of informed consent at a hospital with on-site interpreter services. *Journal of General Internal Medicine, 22* (Suppl 2), 294–299.

Sinclair, A., & Dickinson, E. (1998). *Effective Practice in Rehabilitation: The evidence of systematic reviews.* King's Fund.

Singh J., Christensen, R., Wells, G., Suarez-Almazor, M., Buchbinder, R., Lopez-Olivo, M., Tanjong Ghogomu, E. & Tugwell, P. (2012). Update of the 2008 ACR Recommendations for use of DMARDs and biologics in the treatment of Rheumatoid Arthritis. *Arthritis Care & Research,* 625–639.

Smyth R. & Openshaw P. (2006). Bronchiolitis. *Lancet* 368 (9532): 312–22. doi:10.1016/S0140-6736 (06)69077-6.

Sobin L., Gospodarowicz M., Wittekind C. (Eds.) (2009). *TNM Classification of Malignant Tumors,* (7th ed.). Oxford, England: Wiley-Blackwell.

Soper, N. & Kaufman, D. (2011). *Northwestern handbook of surgical procedures*. Evanston, Ill.: Northwestern University.

Sperry, L. (2006). Cognitive Behavior Therapy of DSM-IV-TR Personality Disorders 2. New York, NY: Routledge.

Tanner, J.M., Whitehouse, R.H., & Hughes, P.C.R. (1976). Relative importance of growth hormone and sex steroids for the growth at puberty of trunk length, limb length, and muscle width in growth hormone-deficient children. *The Journal of pediatrics*, *89*(6), 1000–1008.

Tarrant, A., Ryan, M., Hamilton, P. & Bejaminov, O. (2008). A pictorial review of hypovolaemic shock in adults. *British Journal of Radiology*, *81*, 252–257.

Tasker, R.C., McClure, R.J., & Acerini, C.L. (2013). *Oxford handbook of paediatrics*. Oxford, England: Oxford University Press.

Tesio, L.U.I. G. I. (2007). Functional assessment in rehabilitative medicine: Principles and methods. *Europa medicophysica*, *43*(4), 515.

Turner, S., Paton, J., Higgins, B., & Douglas, G. (2011). British guidelines on the management of asthma: What's new for 2011? *Thorax*, *66*(12), 1104–1105.

University of Virginia (2013). *Refusal of treatment of minors*. Retrieved from: http://www.med-ed.virginia.edu/courses/rad/consent/4/refusal_of_treatment.html

Van Tulder M, Malmivaara A. & Koes B (2007). Repetitive strain injury. *Lancet* 369 (9575): 1815–22. doi:10.1016/S0140-6736(07)60820-4

Varney, H., Kriebs, J.M., & Gegor, C.L. (2004). *Varney's Midwifery* (4th ed.). Burlington, MA: Jones & Bartlett Learning.

Walker, P. F., & Barnett, E. D. (2007). *Immigrant medicine*. Philadelphia, PA: WB Saunders.

Wiemels, J. (2012). Perspectives on childhood leukemia. *Chemico-biological Interactions* 2012 Apr 5;196(3):59-67. doi: 10.1016/j.cbi.2012.01.007. Epub 2012 Feb 2.

Wiesel, S.W., & Delahay, J.N. (Eds.). (2010). *Essentials of orthopedic surgery*. New York, NY: Springer. Wyatt, J.P., Illingworth, R.N., Graham, C.A., & Hogg, K. (2012). *Oxford handbook of emergency medicine*. Oxford, England: Oxford University Press.

Xiong, Lian. (2009). Complete lung whiteout. *Nursing Critical Care*, July 1, 2009.

Websites which are managed by bona fide professional bodies are an extremely useful source of information, as information tends to be continually updated and reviewed by the relevant (medical) professionals. Some recommended websites are:

부록

유용한 인터넷 사이트

Useful websites

American Association for Thoracic Surgery (AATS): http://www.aats.org/

American College of Cardiology: http://www.cardiosource.org/acc

American College of Emergency Physicians: http://www.acep.org/

American College of Gastroenterology: http://gi.org/

American College of Radiology: http://www.acr.org/

American College of Rheumatology: http://www.rheumatology.org/

American College of Surgeons: http://www.facs.org/

American Congress of Obstetricians and Gynecologists (ACOG): http://www.acog.org/

American Heart Association (AHA): http://www.heart.org/HEARTORG/

American Pregnancy Association: http://www.americanpregnancy.org/

American Society for Reproductive Medicine (ASRM): http://www.asrm.org/

Canadian Medical Association: http://www.cma.ca

Cancer Topics. National Cancer Institute: http://www.cancer.gov/cancertopics/

Clinical Nutrition Certification Board: http://www.cncb.org/

Graduate Medical School Admissions Test: http://www.gamsatuk.org/

Harrison's Online on Access Medicine: http://www.accessmedicine.com/public/learnmore_hol.aspx

Health Resources and Services Administration. Maternal and Child health: http://mchb.hrsa.gov/

International Council of Nurses (ICN). http://www.icn.ch/

National Cancer Institute at the National Institutes of Health.

National Council on Interpreting in Health Care. http://www.ncihc.org/

National Digestive Diseases Information Clearinghouse (NDDIC): http://digestive.niddk.nih.gov/

National Eye Institute: http://www.nei.nih.gov/

National Kidney Disease Education Program (NKEDEP): http://www.nkdep.nih.gov

Useful websites professional organizations

American Translators Association (ATA): http://ata.net.org

Auslan Medical Signbank: http://www.auslan.org.au/medical/

http://www.avlic.ca/ethics-and-guidelines

HIN – Healthcare Interpreter Network www.hcin.org

Healthcare Interpretation Network healthcareinterpretationnetwork.ca/

NCIHC – National Council on Interpreting in Health Care www.ncihc.org

IMIA – International Medical Interpreters Association www.imiaweb.org

ILCA – International Lactation Consultant Association. http://www.ilca.org/i4a/pages/index.cfm?pageid=1

Interpreting in health care settings: http://healthcareinterpreting.org/new/

Medical Interpreting: www.medicalinterpreting.org

Useful websites for health information (continually updated)

North American Registry of Midwives: http://www.narm.org

MedlinePlus: Health information from the National Library of Medicine http://www.nlm.nih.gov/medlineplus/

PubMed MEDLINEV: http://www.ncbi.nlm.nih.gov/pubmed/

Society for Cardiovascular Angiography and Interventions (SCAI) http://www.scai.org/Default. aspx

The American Board of Family Medicine: https://www.theabfm.org/

The Mayo Clinic: http://www.mayoclinic.com/

The Merck Manual Illustrated:. http://www.merckmanuals.com

U.S. Department of Health and Human Services, Centers for Medicare & Medicaid Services: U.S. National Library of Medicine. National Institutes of Health. http://www.nlm.nih.gov/

US Centers for Disease Control and Prevention: http://www.cdc.gov/US National Library of Medicine http://www.nlm.nih.gov.

World Health Organization (WHO): http://www.who.int

National Heart, Lung and Blood Institute. http://www.nhlbi.nih.gov/health/

영어 의료통역의 모든 것

산부인과에서 비뇨기과까지

초판 인쇄 2016년 8월 23일
초판 발행 2016년 8월 30일

지은이 이네커 크르제이(Ineke Crezee)
발행인 김인철
옮긴이 곽중철 · 백승희
총괄 · 기획 장지호 Director, University Press
편집장 신선호 Executive Knowledge Contents Creator
도서편집 김민정 Contents Creator
진수연 Contents Creator
전자책편집 최인우 Chief e-Contents Creator
마케팅 곽용창 Chief Marketing Creator
재무관리 권미경 Chief Managing Creator
김은혜 Managing Creator
발행처 한국외국어대학교 지식출판원
02450 서울특별시 동대문구 이문로 107
전화 02)2173-2493~7
팩스 02)2173-3363
홈페이지 http://press.hufs.ac.kr
전자우편 press@hufs.ac.kr
출판등록 제6-6호(1969. 4. 30)
디자인 · 편집 (주)이환디앤비 02)2254-4301
인쇄 · 제본 (주)에스제이씨성전 031)955-8800

ISBN 979-11-5901-099-6 93740 정가 25,000원

*잘못된 책은 교환하여 드립니다.

HUINE은 한국외국어대학교 지식출판원의 어학도서, 사회과학도서, 지역학 도서 Sub Brand이다. 한국외대의 영문명인 HUFS, 현명한 국제전문가 양성(International +Intelligent)의 의미를 담고 있으며, 휴인(携引)의 뜻인 '이끌다, 끌고 나가다'라는 의미처럼 출판계를 이끄는 리더로서, 혁신의 이미지를 담고 있다.